東醫寶鑑

쉽게 풀어쓴
동의보감
하권

약초류 · 나무류 · 가공류

국립농업과학원 지음

21세기사

쉽게 풀어쓴

동의보감

Korean Traditional Medicinal Foods
from Donguibogam 2022

04 약초류
Herbs

발간사

「동의보감(東醫寶鑑)」은 생활 속의 소재들이 질병의 예방이나 치료에 도움이 된다는 '약식동원(藥食同源)'에 기반한 의학도서로, 우리나라에서 생산되는 거의 모든 생물자원을 다루고 있습니다. 그러나 동의보감은 전문적인 용어들을 사용해 한의사나 동양의학을 이해해야만 읽을 수 있는 어려운 책으로 인식되어 왔습니다.

이에 농촌진흥청 국립농업과학원은 동의보감에서 식품으로 사용 가능한 재료를 골라 효능과 가공 방법을 알기 쉬운 용어로 풀이한 「식품보감(食品寶鑑)」을 발간하게 되었습니다.

「식품보감」은 식품 궁합과 그 유래를 포함하고 내용들을 현대적으로 해석하여 일반인도 이해하기 쉽도록 구성하였습니다. 또한, 식품의 주요 기능성 성분과 섭취 방법을 제시하여 일상에서뿐 아니라 농산업체나 연구자들도 다양한 각도로 접근해 활용할 수 있도록 했습니다.

책자에는 현재 우리가 섭취할 수 있는 식품만을 다뤄 「동의보감」 속의 모든 동·식물을 담지는 못하였으나, 앞으로 식의약 전반에 사용할 수 있는 소재로 확대해 내용을 계속 수정 보완해 나갈 계획입니다.

이번 「식품보감」 발간으로 농식품자원의 가치를 재발견하고, 전통의학을 좀 더 쉽게 이해하여 농업과 실생활에 널리 활용할 수 있길 바랍니다.

아무쪼록 이 책자가 농업인, 연구 및 지도기관 등 관계자뿐 아니라 국민에게 유용하게 활용되기를 기대합니다.

2022년 7월
국립농업과학원장 김 상 남

식품보감 해설

Ⅰ. 식품보감 개요

「식품보감(食品寶鑑)」은 동의보감 속 식재료 428종을 정리한 책으로서 총 6권으로 구성되어 있다. 식품보감의 기본 토대는 동의보감에 수록된 식재료를 알기 쉬운 용어로 해석하여 일반 국민, 농업인, 농산업체 및 연구자들에게 도움을 주고자 하였다.

1. 수집방법

「식품보감」은 「동의보감」 탕액편 1 ~ 3에 수록된 원료 중에서 식품원료(https://impfood.mfds.go.kr)로 사용 가능한 것만 수집하였다.

2. 자료정리

모든 자료는 표1과 같이 분류하고 정리하였는데, 소재명은 표준 소재명과 함께 이명 및 옛 한글이름을 기재하였다. 수집된 기초자료를 원료 기준 6종으로 분류하고, 효능, 성질, 가공, 섭취, 궁합, 유래에 대해서 알기 쉬운 용어로 소개하였다.

[표. 1] 식품보감 조사자료 양식

소재명		출처·원료		기초자료		자료 분석						
재료명 1	재료명 2	출처	원료	원문	해석	분류	효능	성질	가공	섭취	궁합	유래
표준 소재명	이명 옛 한글 이름	동의 보감 속 출처	식품	탕액편 1~3	알기 쉬운 용어	곡식류 등 6종	한의학적 효능, 현대적 설명, 주요 성분	한의학적 성질	가공 방법	효능별 섭취 방법, 주의 사항	보완, 상충 여부	유래, 특징

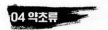

3. 자료출처

동의보감은 목차 2권, 의학 내용 23권의 총 25권으로 이루어져 있으며, 그 중 탕액편 1 ~ 3(21 ~ 24권)에서 구체적인 약으로 사용할 수 있는 재료의 가공·섭취방법 등 이론과 구체적인 치료방법 등이 수록되어 있다. 동의보감은 중국과 우리나라 역대의서 총 86종을 인용하고, 그 중 [본초(本草)] 서적을 바탕으로 선택적 인용을 통해 재편집되었는데, 주로 비용본초경사증류(備用本草經史證類)가 가장 많이 인용되었다. 이번에 발간한 「식품보감」은 동의보감 [본초]을 기본으로 하였고, 이외의 책자에서 인용된 경우 별도로 표시하였다(예 : 동의보감[입문(入門)]).

[표. 2] 동의보감 속 주요 인용문헌 표시

인용서명	출처약칭	인용표시
비용본초경사증류 (備用本草經史證類)	본초(本草)	동의보감 [본초]
의학입문(醫學入門)	입문(入門)	동의보감 [입문]
단계심법(丹溪心法)	단심(丹心)	동의보감 [단심]
득효방(得效方)	득효(得效)	동의보감 [득효]
의학정전(醫學正傳)	정전(正傳)	동의보감 [정전]
동원십서(東垣十書)	동원(東垣)	동의보감 [동원]
만병회춘(萬病回春)	회춘(回春)	동의보감 [회춘]
직지방(直指方)	직지(直指)	동의보감 [직지]
의방유취(醫方類聚)	유취(類聚)	동의보감 [유취]
속방(俗方)	속방(俗方)	동의보감 [속방]
의학강목(醫學綱目)	강목(綱目)	동의보감 [강목]
경험양방(經驗良方)	경험(經驗)	동의보감 [경험]
천금방(千金方)	천금(千金)	동의보감 [천금]

II. 식품보감의 분류 및 특징

1. 분류방법

「동의보감」탕액편 1 ~ 3에 수록된 방법을 기준으로 1권 곡식류, 2권 과실류, 3권 채소류, 4권 약초류, 5권 나무류로 분류하였고, 6권은 가공류로서 식품을 이용하여 가공된 소재만 엄선하여 수록하였다.

2. 한의학적 효능

한의학적 효능은 약리적 효과와 가장 관련 깊은 기능과 연계하여 표시하였으며, 한의학적 용어를 현대 질환에 맞게 표시하여 좀 더 이해하기 쉽게 서술하였다.

(예) 곽란(霍亂) → 토하고 설사한 급성 위장염(곽란, 霍亂)
이질(痢疾) → 설사 등 세균성 장염(이질, 痢疾)

3. 한의학적 성질

한의학적 성질로는 차갑거나 시원하며, 뜨겁거나 따뜻한 네 가지가 있다. 이외의 평이한 성질은 차갑거나 뜨겁지 않아 일반적으로 치우침 없이 다양하게 활용될 수 있다. 또한, 다섯 가지의 단맛, 쓴맛, 매운맛, 짠맛, 신맛과 독성에 대한 정보를 수록하였다.

4. 가공방법

재료의 채집과 간단한 물리적 손질뿐 아니라 각 재료별로 구체적인 가공방법과 활용법에 대해 제시하였다. 특히 한의학에서 쓰는 가공법(법제)은 독성 완화나 약효 증진을 위해 사용되었다.

5. 섭취방법

한의학적 효능에 맞춰 증상 혹은 질환별로 구체적인 섭취 예시를 제시하였다. 동의보감에 기재된 내용을 기반으로 서술했고, 식품으로 사용하지 못하는 재료는 안전성을 고려하여 대용품으로 작성하였다. 각 재료의 용량은 현대의 도량형에 맞춰 작성하였다.

(예) 1돈(3g), 1냥(30g), 1되(1.8L)

6. 궁합이 맞는 혹은 맞지 않는 재료

재료별로 궁합이 맞거나 맞지 않는 식재료를 표시하여, 음식이나 식품 가공 시에 참고할 수 있도록 하였다.

7. 유래 및 특징

재료의 유래, 모양, 주산지, 파종방법, 약효, 이명 등의 전반적인 특징은 주로 「속방」에 기재된 내용으로, 우리나라에서 생산되고 있는 식물의 다양한 특성을 보여준다.

8. 주요성분

각 재료의 주요성분은 기능 및 영양성분을 의미하며, 농식품올바로, 한국전통지식포탈, 한의학융합연구정보센터, 바이두백과(百度百科), 의학백과(醫學百科) 사이트를 참고하였다.

III. 기타사항

[표. 3] 주요 인용 사이트

인용서명	출처약칭	인용표시
한의학 고전 DB	https://mediclassics.kr	동의보감 탕액편 1~3 원문 및 해설
식품원료목록	https://impfood.mfds.go.kr	원료 여부, 학명
한국전통지식포탈	www.koreantk.com	주요성분, 이명, 학명
농식품올바로	https://koreanfood.rda.go.kr	주요성분
한의학융합연구정보센터	www.kmcric.com	주요성분
바이두백과(중국)	https://baike.baidu.com	주요성분
의학백과(중국)	www.a-hospital.com	주요성분
농촌진흥청	www.rda.go.kr	원료 사진
셔터스톡	www.shutterstock.com	원료 사진
한국학중앙연구원 디지털 장서각	https://jsg.aks.ac.kr	동의보감 원본 사진

* 유의사항

식품보감은 우리가 섭취할 수 있는 소재 중심으로, 일상생활에서 적용 또는 활용할 수 있도록 구성하였다. 그러나, 과학적 근거나 입증이 미흡한 부분이 있을 수 있으므로 참고용으로 활용하고, 실제 사용 시에는 의사, 한의사 및 영양사와 상담할 것을 추천한다.

Contents

4장 약초류

01 둥굴레 14
02 석창포 16
03 감국화 18
04 흰 국화 20
05 들국화 22
06 인삼 24
07 천문동 26
08 감초 뿌리 28
09 감초 잔뿌리 30
10 감초 마디 32
11 생 지황 34
12 마른 지황 36
13 삽주 38
14 창출 40
15 새삼 씨 42
16 쇠무릎 44
17 익모초 46
18 맥문동 48
19 땃두릅 50
20 질경이 52
21 목향 54
22 참마 56
23 원지 58
24 천궁 60
25 마삭줄 순 62
26 흰 남가새 64
27 남가새 씨 66
28 황기 뿌리 68
29 황기 잎·줄기 70
30 방풍 잎 72
31 애기부들 싹 74
32 속단 76
33 절굿대 잎·줄기 78
34 찔레 열매 80
35 결명자 82
36 결명 잎 84
37 단삼 86
38 오미자 88
39 메꽃 뿌리 90
40 인동초 92

41 사상자 94
42 꿩의 비름 잎 96
43 사철쑥 98
44 개사철쑥 100
45 도꼬마리 열매 102
46 칡 뿌리 104
47 생 칡 뿌리 106
48 칡 잎 108
49 칡 꽃 110
50 당귀 112
51 작약 114
52 백합 뿌리 116
53 삼지구엽초 118
54 속썩은 풀 뿌리 120
55 띠 뿌리 122
56 개미취 순 124
57 지치 126
58 바디나물 128
59 마타리 130
60 고본 132
61 약쑥 134
62 묵힌 쑥 136
63 우엉 138
64 왕과 140
65 엉겅퀴 142
66 조뱅이 144
67 쉽싸리 146
68 방기 148
69 천마 150
70 고량강 152
71 회향 154
72 잇꽃 씨 156
73 잇꽃 싹 158
74 강황 160
75 필발 162
76 울금 164
77 알로에 166
78 육두구 168
79 사인 170
80 봉출 172
81 털여뀌 잎 174
82 한련초 176

83 소두구 178
84 금불초 180
85 가락지나물 182
86 짚신 나물 184
87 맨드라미 꽃 186
88 소리쟁이 잎 188
89 수영 190
90 줄 192
91 마디풀 194
92 진득찰 196
93 하수오 198
94 갈대 뿌리 200
95 맑은 대쑥 202
96 뱀딸기 204
97 한삼 덩굴 206
98 호로파 208
99 민들레 210
100 괭이밥 212
101 바위솔 214
102 꿀풀 216
103 소귀 나물 218
104 떡쑥 220
105 어저귀 열매 222

5장 나무류

01 계피 226
02 육계 228
03 계지 230
04 버드나무 가지 232
05 솔잎 234
06 솔방울 236
07 소나무 마디 238
08 솔꽃 240
09 소나무 뿌리껍질 242
10 회화나무 열매 244
11 구기자 246
12 구기자 뿌리껍질 248
13 측백나무 잎 250
14 복령 252
15 복신 254

16 저령 256
17 느릅나무 껍질 258
18 산대추 씨 260
19 꾸지나무 열매 262
20 마른 옻 264
21 오가피 266
22 목련 꽃송이 268
23 뽕나무 뿌리껍질 270
24 뽕잎 272
25 뽕나무 어린 가지 274
26 오디 276
27 왕대 잎 278
28 조릿대 잎 280
29 오죽 잎 282
30 대나무 잎 284
31 오수유 286
32 산수유 288
33 두충 290
34 유핵 292
35 정향 294
36 침향 296
37 유향나무 수지 298
38 배초향 300
39 금앵자 302
40 치자 304
41 탱자 열매 306
42 탱자 열매껍질 308
43 초피 310
44 초피 잎 312
45 초피 씨 314
46 물약나무 수지 316
47 화살나무 잎 318
48 엄나무 껍질 320
49 가죽나무 잎 322
50 이스라지 씨 324
51 상수리 326
52 도토리 껍질 328
53 후추 330
54 필징가 332
55 익지 열매 334
56 마가목 줄기 336
57 목별 씨 338

58 무궁화 340

6장 가공류

01 검정 참깨기름 344
02 흰 참깨 기름 346
03 생 참깨 기름 348
04 콩가루 350
05 좁쌀가루 352
06 좁쌀 미숫가루 354
07 좁쌀죽 윗물 356
08 좁쌀 씻은 물 358
09 녹두가루 360
10 녹두죽 362
11 보리가루 364
12 메밀가루 366
13 밀가루 368
14 한식날 밀국수 370
15 칡가루 372
16 소금에 절인 매실 374
17 훈증 매실 376
18 곶감 378
19 불에 말린 감 380
20 숙지황 382
21 술 384
22 술지게미 386
23 조하주 388
24 두림주 390
25 총시주 392
26 포도주 394
27 오디주 396
28 구기주 398
29 지황주 400
30 솔잎주 402
31 송절주 404
32 창포주 406
33 꿀술 408
34 춘주 410
35 무회주 412
36 병자주 414
37 국화주 416

38 천문동주 418
39 섬라주 420
40 홍국주 422
41 동양주 424
42 금분로 426
43 추로백 428
44 소병주 430
45 금화주 432
46 마고주 434
47 소주 436
48 자주 438
49 이화주 440
50 청주 442
51 죽력 444
52 누룩 446
53 약누룩 448
54 두시 450
55 두부 452
56 간장 454
57 식초 456
58 쌀 식초 458
59 절인 배추 460
60 엿 462
61 설탕 464
62 보리즙 466
63 배즙 468
64 연근즙 470
65 연근 생즙 472
66 생강즙 474
67 순무즙 476
68 무즙 478
69 동아즙 480
70 부추즙 482
71 박하즙 484
72 생 칡즙 486
73 쑥즙 488
74 아욱 달인 물 490
75 작설차 492
76 뽕나무 가지 차 494
77 뽕나무 가지 달인 물 496
78 뽕나무 태운 물 498
79 소나무 가지 태운 물 500

둥굴레 둑댓불휘

Polygonatum koreanum Nakai
선인반(仙人飯), 황정(黃精)

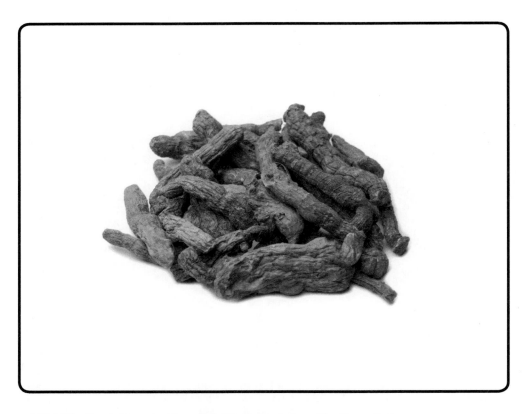

주요성분 : Convallamarin, Quercitol, Kaempferolglucoside, Convallarin

한의학적 효능

- (소화기계 건강) 위(胃)와 장(腸)의 기를 보강한다.
- (심장·호흡기 건강) 심장과 폐의 기능을 원활하게 한다.
- (근골 강화) 근육과 뼈를 튼튼하게 만든다.
- (항비만) 오래 먹으면 몸이 가벼워지고 배고프지 않게 된다.
- (항노화) 얼굴이 젊어지며, 늙지 않는다.
- (살충) 오래 먹으면 기생충을 몸 밖으로 내보낸다.

한의학적 성질
- 성질이 차갑거나 뜨겁지 않고 평이하며, 맛은 달고 독이 없다.

가공 방법
- 2월과 8월에 뿌리를 캐어 볕에 말린다.
- 둥굴레는 태양의 정기(精)를 받은 것으로 약에 넣을 때는 생것을 쓴다.
- 둥굴레의 뿌리는 건조 시켜도 말랑말랑하면서 윤기가 있다. [동의보감 [입문]]
- 오랫동안 두고 먹으려면 뿌리를 캐어 먼저 끓인 물에 우려 쓴맛을 빼낸 후, 아홉 번 찌고 아홉 번 말린다. [동의보감 [입문]]

섭취 방법
- (항비만·항노화) 몸이 가벼워지고 젊어지려면 뿌리를 캐어 먼저 끓인 물에 쓴 즙을 씻어내고 아홉번 찌고 말려 먹거나, 그늘에 말린 뒤 찧어서 가루 내고 매일 깨끗한 물에 타서 먹는다.
- (살충) 가루 내거나 환으로 오래 먹으면 기생충을 몸 밖으로 내보낸다.

궁합이 맞지 않는 재료
- 매실과 함께 먹는 것을 피한다.

유래·특징
- 선인반(仙人飯)이라고도 한다. 3월에 싹이 나서 1~2자(30~60cm) 높이까지 자란다. 잎은 대나무 잎 같이 생겼고 짧으며, 줄기에 둘러난다. 줄기는 부드럽고 연해서 마치 복숭아나무 가지 같은데, 뿌리 쪽 줄기는 노랗고, 끝부분의 줄기는 붉다. 4월에 청백색의 작은 꽃이 핀다. 씨는 희며 기장만 한데, 씨가 없는 것도 있다. 뿌리는 어린 생강 같이 누렇다.
- 우리나라에서는 평안도에만 있는데, 공납으로 올렸었다. [동의보감 [속방]]

＊문헌은 기본적으로 동의보감 (본초)에서 인용하였고, 이외의 문헌만 별도로 표시

석창포 셕챵포

Acorus gramineus Soland.
창포(菖蒲), 창본(昌本), 창양(昌陽),
구절창포(九節昌蒲)

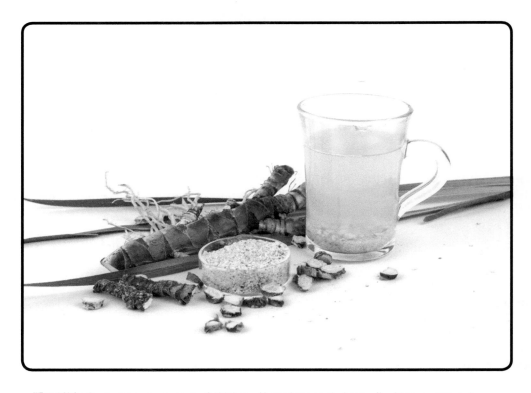

주요성분 : β-asarone, α-asarone, Sekishon, Methyleugenol, Acoradin, Neo-acorane A

한의학적 효능

- (눈·목·귀 건강) 눈과 귀를 밝게 하며, 목소리가 잘 나오게 한다.
- (관절 건강) 풍(風)과 습(濕)으로 인한 관절질환을 치료한다.
- (살충) 이와 벼룩을 없애고, 뱃속의 기생충을 죽인다.
- (항치매) 건망증을 치료하며 지혜롭게 한다.
- (통증개선) 위가 아픈 것을 멎게 한다.
- (항비만·항노화) 몸을 가볍게 하며 늙지 않고 오래 살게 한다.
- (뇌 건강) 간질을 치료한다. 동의보감 [정전]

한의학적 성질
- 성질이 따뜻하고 맛은 매우며 독이 없다.

가공 방법
- 5월과 12월에 뿌리를 캐어 그늘에서 말린다.

섭취 방법
- (항비만·항노화) 몸을 가볍게 하고 늙지 않고 오래 살려면 뿌리를 쌀뜨물에 하룻밤 담갔다가 볕에 말린 후 찧어서 가루 낸다. 찹쌀죽에 졸인 꿀을 넣고 반죽하여 오자대로 환을 만든다. 술이나 미음과 함께 먹는데, 아침에는 30알, 저녁에는 20알씩 먹는다.
- (항치매) 건망증이 있을 때에는 석창포와 원지를 곱게 갈아 하루에 3번 1돈(3g)씩 술이나 미음과 함께 먹는다. 동의보감 [입문]
- (목 건강, 살충) 목소리를 나오게 하며 뱃속의 여러 가지 기생충을 죽이려면 달이거나 가루 내어 먹거나 환으로 만들어 먹는 게 좋다.
- (귀 건강) 귀가 먹었을 때는 석창포 1촌(3cm)과 파두육 1알을 함께 찧어서 환으로 만들어 솜으로 싸서 귀를 막는다. 하루에 한 번씩 바꿔준다.
- (귀 건강) 귀가 아플 때는 생즙을 내어 귀에 넣어 주면 효과가 아주 좋다.
- (뇌 건강) 간질이 있을 때 석창포 가루 2돈(6g)을 돼지 염통(심장) 달인 물에 타서 빈속에 먹는다. 동의보감 [정전]

유래·특징
- 산골짜기 개울가 모래더미 및 지대가 낮은 습한 곳에서 자란다. 요즘은 5월 5일에 캐는데, 지상에 드러난 뿌리는 쓸 수 없다. 볕에 말리면 단단해지는데, 썰어 보면 한가운데가 약간 붉으며 씹어보면 맵고 향기로우며 섬유질이 적다.

＊문헌은 기본적으로 동의보감 (본초)에서 인용하였고, 이외의 문헌만 별도로 표시

감국화 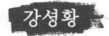 강성황

Chrysanthemum morifolium
국화(菊花), 감국(甘菊), 의국(薏菊)

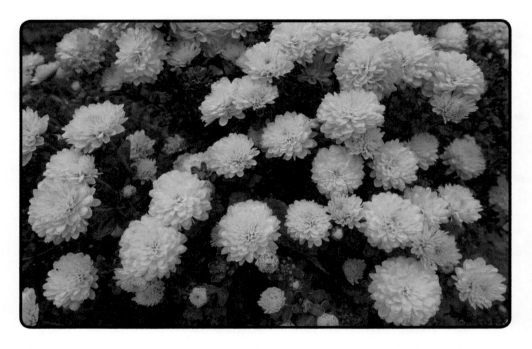

주요성분 : Acacetin, Acacetin-7-O-b-D-galactopyranoside, Chrysanthemin, Arteglasin A, Chrysetunon, Chrysannol A, Chrysindins A, Chrysindins B, Chrysindins C, Chrysindins D

🔹 한의학적 효능

- (소화기계 건강) 위와 장(腸胃)을 편안하게 만든다.
- (항염증) 감기로 인한 어지러움을 치료한다.
- (항균) 종기나 두드러기로 죽을 것같이 아픈 증상을 치료한다.
- (관절 건강) 풍과 습으로 관절이 저리고 아픈 증상(풍습비, 風濕痺)을 치료한다.
- (항비만·항노화) 몸을 가볍게 하며 늙지 않고 오래 살게 한다.
- (눈 건강) 백내장을 없애고 눈을 밝게 한다.
- (숙취해소) 술을 잘 깨게 한다.
- (뼈 건강·면역증진) 근육과 뼈를 강하게 하고 골수(척수)를 튼튼하게 만든다. 동의보감 [입문]

한의학적 성질

- 성질이 차갑거나 뜨겁지 않고, 평이하며 맛은 달고, 독이 없다.

가공 방법

- 정월에 뿌리를 캐고 3월에 잎을 따며, 5월에 줄기를 베고 9월에 꽃을 따며, 11월에 씨를 받는다.

섭취 방법

- (항염증) 감기로 어지러움증이 있을 때는 마른 국화를 달여서 마시거나, 술에 담그거나, 빚어 먹는다.
- (항균) 종기나 두드러기로 죽을 것같이 아픈 경우에는 국화 잎을 찧어 즙을 내어 1되(1.8L)를 마시면 아주 효과가 좋다.
- (항균) 두드러기에는 줄기와 잎을 두드러기 위에 찧어 붙여도 효과가 좋다. 이것을 도잠고(陶潛膏)라 한다. 동의보감 [의감]
- (항비만·항노화) 싹 · 잎 · 뿌리 · 꽃을 모두 먹는데, 그늘에 말린 후 찧어서 가루 내어 술과 함께 먹거나 꿀로 환을 만들어 먹으면, 몸을 가볍게 하며 늙지 않고 오래 살게 한다.
- (눈 건강) 백내장(內障)과 바람 불어 눈물이 날 때는 가루내거나 달여 먹는 게 좋다.
- (숙취해소) 술이 깨지 않는 경우에는 좋은 국화를 가루 내어 물로 1~2돈(3~6g)을 먹는다.

유래·특징

- 국화의 종류는 매우 많다. 이 중에 꽃잎은 홑잎이고 꽃은 작고 노란색이며, 잎은 짙은 녹색이면서 작고 얇으며 제철에 꽃피는 것이 가장 좋다.

* 문헌은 기본적으로 동의보감 (본초)에서 인용하였고, 이외의 문헌만 별도로 표시

흰 국화 백감국(白甘菊)

Chrysanthemum morifolium Ramat

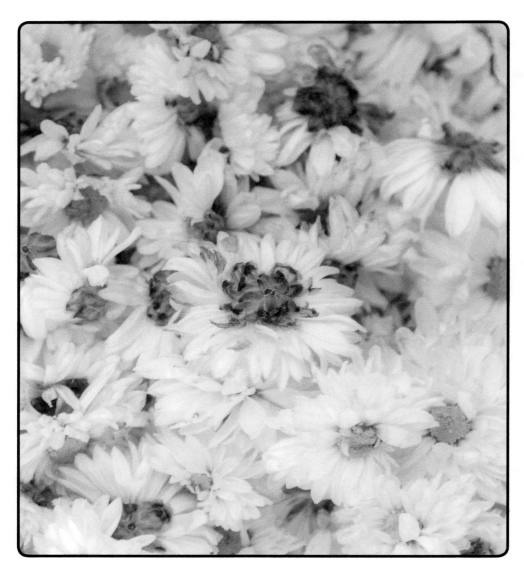

주요성분 : Luteolin 7-O-β-D-glucoside, Cosmosiin, Robinin, Palmitate acid, Chrysanthenone, Chlorogenic acid, Caffeoyquinic acid

한의학적 효능
- (뇌 건강) 중풍으로 인한 현기증(풍현, 風眩)에 주로 쓴다.
- (항노화) 머리가 희어지지 않게 한다.
- (항염증) 감기로 인한 어지러움과 두통(풍현두통, 風眩頭痛)을 치료 한다.
- (혈행개선) 뱃속에 뭉친 피를 풀어준다.

한의학적 성질
- 성질이 차갑거나 뜨겁지 않고 평이(平)하며 맛은 맵지만 달고 독이 없다.

가공 방법
- 8~9월에 꽃을 따서 볕에 말린다.

섭취 방법
- (항염증) 감기로 인한 어지러움과 두통(현운두통, 風眩頭痛)이 있을 때는 어린줄기와 잎을 따서 국을 끓여 먹거나 나물로 무쳐 먹어도 좋으며 흰 국화가 가장 효과가 좋다.

유래·특징
- 잎은 쑥잎만 하고 줄기는 푸르며, 뿌리는 가늘고 꽃은 희며, 꽃술은 노랗다. 잎과 줄기가 모두 감국화와 비슷한데, 단지 꽃만 희다.

*문헌은 기본적으로 동의보감 (본초)에서 인용된 것임

들국화 야산국(野山菊)

Chrysanthemum indicum L.

고의(苦薏), 의국(薏菊)

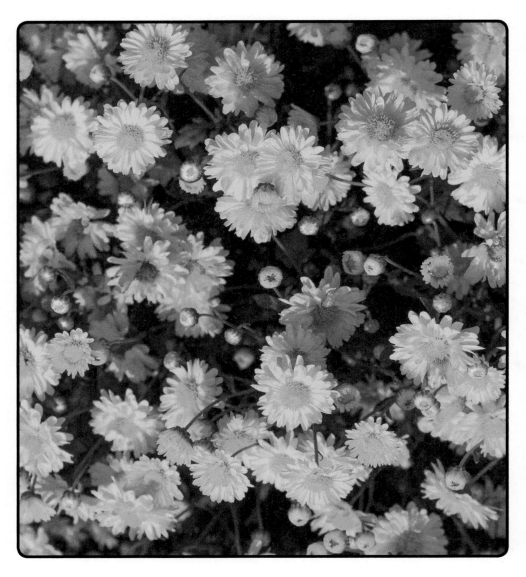

주요성분 : Chrysol, Chrysanthenone, Yejunualactone, Astoglasin A, Acaciin, Linarin, Chrysanthemin, Luteolin

🍃 한의학적 효능
- (항염증) 종기와 두드러기를 치료한다.
- (혈행개선) 뱃속에 뭉친 피를 풀어준다. 동의보감 [입문]

🍃 한의학적 성질
- 맛이 쓰다. 동의보감 [입문]

🍃 섭취 방법
- (항염증) 종기와 두드러기가 있을 때는 들국화·녹두를 가루 내어 술에 타서 마시고 잠을 잔다. 깨어나면 아픔이 멎고 열이 내린다. 동의보감 [입문]

🍃 궁합이 맞는 재료
- 녹두(綠豆) 동의보감 [입문]

🍃 유래·특징
- 들국화는 의국(薏菊)이라고도 한다. 꽃이 작고 향이 강하며 줄기가 파란 것이 들국화다.

* 문헌은 기본적으로 동의보감 (본초)에서 인용하였고, 이외의 문헌만 별도로 표시

인삼 심(人蔘) *Panax ginseng C.A.Meyer*

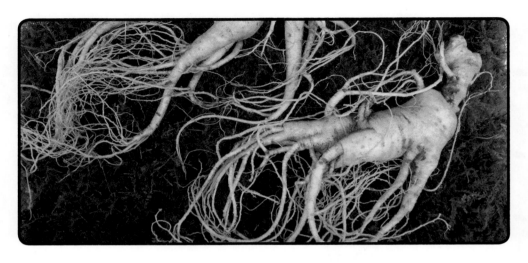

주요성분 : Ginsenoside Rg1, Ginsenoside Rb1, Ginsenoside Rd, Ginsenoside Re, Ginsenoside Ro

한의학적 효능
- (위·호흡기 건강) 위장 및 폐의 기(氣)를 보강한다.
- (면역증진) 원기를 보강한다.
- (눈 건강) 눈을 밝게 한다.
- (심장 건강) 정신을 안정시키고 가슴이 뛰는 증상을 없앤다.
- (항스트레스) 권태감 및 피로감(허손, 虛損)을 치료한다.
- (장 건강) 급성 위장염으로 구토하고 설사하는 것을 멎게 한다.
- (항치매) 마음을 열어 지혜롭게 하고 건망증을 없앤다.

한의학적 성질
- 성질이 약간 따뜻하고, 맛은 달며 약간 쓰고 독은 없다.

가공 방법
- 2월·4월·8월 상순에 뿌리를 캐어 칼로 껍질을 벗긴 후에 볕에 말린다.
- 쓸 때는 뇌두를 없애야 한다. 없애지 않고 섭취하면 토하게 된다.
- 인삼은 좀 먹기 쉽다. 그릇에 넣고 단단히 밀봉하거나 세신(細辛)과 함께 넣으면 몇 해가 지나도 좀먹지 않는다.

🌿 **섭취 방법**

- (위 건강) 입맛을 돋우며 음식을 잘 소화시키고 싶을 때는 달여 먹거나 가루 내어 먹는 게 좋다.
- (위 건강) 음식을 먹은 다음 토하는 반위(反胃)가 있을 때는 인삼가루 3돈(9g), 생강즙 5홉(900ml), 좁쌀 1홉(180ml)으로 죽을 쑤어 빈속에 먹는다. 또는 인삼 2냥(60g)을 썰어 물에 달여서 하루에 2번 나누어 마신다. 동의보감 [입문]
- (호흡기 건강) 갑자기 기가 올라와(상기, 上氣) 가래 끓는 소리를 내며 숨을 헐떡이고 어깨를 들썩이고 숨이 끊어질 것 같은 것은 폐의 기가 약하기 때문이다. 인삼을 졸여 고(膏)를 만들거나 인삼만 단독으로 탕으로 끓이거나 인삼 가루를 하루에 5~6번씩 복용한다
- (호흡기 건강) 기가 허약하여 숨이 찰 때는 인삼 1촌(3cm), 호두 2개를 썰어서 생강 5쪽을 넣은 물에 달여 먹는다. 동의보감 [직지]
- (호흡기 건강) 오래된 기침으로 열이 뭉쳤을 때는 인삼을 쓸 수 없다. 오히려 더욱 숨이 차고 가슴이 답답하고 기침이 극심해지면 더덕으로 대신한다. 동의보감 [단심]
- (면역증진) 기가 부족할 때는 달이거나, 가루 내거나, 졸여서 먹으면 효과가 좋다.
- (심장 건강, 항치매) 마음을 열어 지혜롭게 하고 건망증을 없애려면 인삼 가루 1냥(60g)과 돼지기름 10푼(3g)을 술과 섞어서 100일 동안 먹으면 하루에 천 마디 말을 외울 수 있고 피부에 윤기가 나게 된다고 한다.

🌿 **궁합이 맞는 재료**

- 인삼은 쓰며 약간 따뜻하여 오장의 양기를 보강하고, 더덕은 쓰며 약간 차서 오장의 음기를 보강한다. 동의보감 [단심]

🌿 **유래·특징**

- 보통 깊은 산 속의 그늘진 곳에서 자라는데, 개오동나무나 옻나무 근처의 습한 곳에서 자란다. 한가운데서 줄기 하나가 뻗어 올라오는 것이 도라지와 비슷하다. 꽃은 3~4월에 피고, 씨는 가을이 지나서 여문다.

* 문헌은 기본적으로 동의보감 (본초)에서 인용하였고, 이외의 문헌만 별도로 표시

천문동 천문동(天門冬)

Asparagus cochinchinensis (Lour.) Merr.

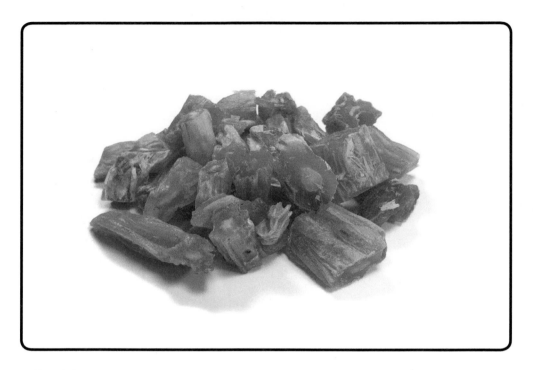

주요성분 : Nyasol, Asparacoside, Asparacosin A, Asparacosin B, Asparadediol

한의학적 효능

- (호흡기 건강) 폐의 기가 허약하여 숨이 가쁘고 기침 및 가래가 있을 때 치료한다.
- (항비만·항노화) 몸이 가벼워지며 수명을 늘린다.
- (신장 건강) 신장의 기(氣)를 통하게 하여 소변을 잘 나오게 한다.
- (항우울) 마음을 안정시키며 얼굴이 밝아진다.
- (살충) 기생충을 죽인다.
- (항당뇨) 당뇨병을 치료한다.
- (면역증진) 온몸에 영양이 골고루 미치도록 한다.
- (지혈) 피 토하는 것을 멎게 한다.

🍂 **한의학적 성질**　　•성질이 차고 맛은 쓰고 달며 독이 없다.

🍂 **가공 방법**　　•2월 · 3월 · 7월 · 8월에 뿌리를 캐어 볕에 말린다. 사용할 때는 끓는 물에
　　　　　　　　　담갔다가 쪼개어 심을 버리고 쓴다. 뿌리가 크고 맛이 단 것이 좋다.

🍂 **섭취 방법**　　•(호흡기 건강) 폐의 기를 안정시킬 때는 달이거나 가루 내어 먹거나 술에
　　　　　　　　담가 먹는 것이 좋다.
　　　　　　　　•(항비만·항노화) 오래 복용하면 몸이 가벼워지고 수명이 늘어나며 배가
　　　　　　　　고프지 않게 된다. 뿌리를 캐어 껍질과 심을 제거하고 찧어서 가루를
　　　　　　　　낸 것을 술에 타서 먹거나 혹은 생것을 찧어서 짜낸 즙을 졸여서 1~2
　　　　　　　　숟가락씩 술에 타서 복용한다.
　　　　　　　　•(항우울) 정신을 안정시켜 부정맥 · 건망증 · 간질을 치료할 때는
　　　　　　　　심을 제거하고 가루 내어 2돈(6g)씩 술이나 미음과 함께 먹는데 오래
　　　　　　　　먹을수록 좋다.
　　　　　　　　•(살충) 기생충이 있을 때는 가루 내거나 환으로 먹는 게 좋다.

🍂 **궁합이 맞지 않는 재료**　　•잉어와 함께 먹으면 안된다. 동의보감 [입문]

🍂 **유래·특징**　　•충청도 · 전라도 · 경상도에서 주로 생산된다. 동의보감 [속방]

*문헌은 기본적으로 동의보감 (본초)에서 인용하였고, 이외의 문헌만 별도로 표시

감초 뿌리 감초(甘草)

Glycyrrhiza uralensis Fischer

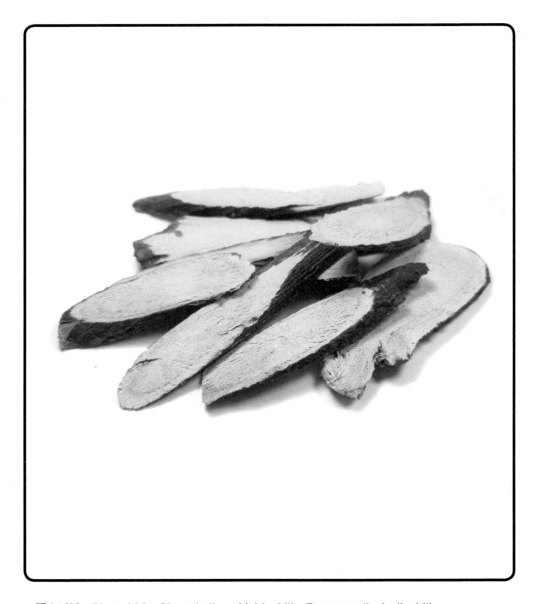

주요성분 : Glycyrrhizin, Glycyrrhetic acid, Liquiritin, Formononetin, Isoliquiritin, 3,5-diarylpyrazole analogues

한의학적 효능
- (해독) 온갖 약의 독을 풀어주며 광물성 및 식물성 약재를 조화시킨다.
- (항염증) 외부 감염으로 인한 몸이 차갑고 열이 날 때 쓴다.
- (혈행개선) 모든 혈액을 소통시킨다.
- (뼈 건강) 뼈와 근육을 튼튼하게 하고 건강하게 만든다.
- (심장 건강) 부정맥(結代)과 심장이 두근거리는 것을 치료한다.
- (소화기계 건강) 위(胃)와 장(腸)의 기를 보강한다. 동의보감 [탕액]

한의학적 성질
- 성질이 차갑거나 뜨겁지 않으며 평이하고 맛은 달며 독이 없다.

가공 방법
- 2월 · 8월 그믐날에 뿌리를 캐어 볕에 말리며 단단하고 잘 꺾어지는 것이 좋다.
- 구워서 쓰면 위(胃)와 장(腸)의 기를 조화롭게 하고, 생것으로 쓰면 열(火)을 내린다. 동의보감 [탕액]

섭취 방법
- (심장 건강) 부정맥(結代)과 심장이 두근거릴 때는 구운 감초 2냥(120g)을 썰어 물 3되(5.4L)가 반이 될 때까지 달인 뒤 3번에 나누어 먹는다.
- (주의사항) 구토하거나 속에 가스가 자주 차고 술을 즐기는 사람은 오랫동안 먹거나 많이 먹으면 안 된다. 동의보감 [정전]

유래 · 특징
- 우리나라 여러 지역에서 재배되고 있는데, 함경북도에서 자란 것이 가장 좋다. 동의보감 [속방]

* 문헌은 기본적으로 동의보감 (본초)에서 인용하였고, 이외의 문헌만 별도로 표시

감초 잔뿌리 감초초(甘草梢)

Glycyrrhiza uralensis Fischer

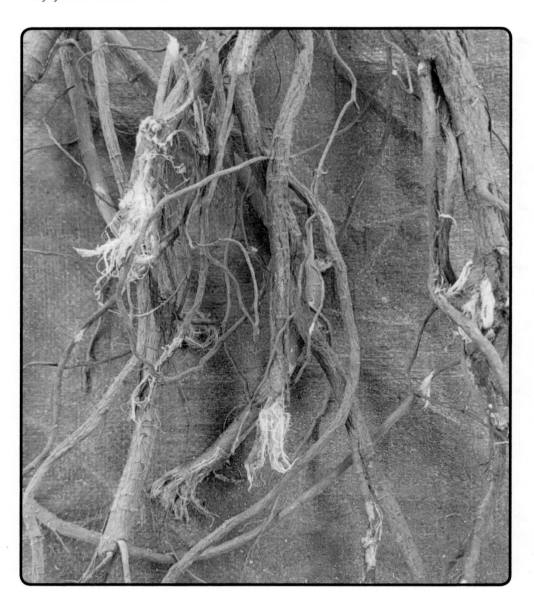

주요성분 : Glycyrrhizin, Glycyrrhetic acid, Liquiritin, Formononetin, Isoliquiritin

한의학적 효능
- (남성 생식기 건강) 음경 속이 찌르듯 아픈 데 주로 쓴다.
- (이뇨개선) 요도가 껄끄럽고 아픈 것을 치료한다. 동의보감 [입문]

한의학적 성질
- 맛이 담담하면서 달지 않다. 동의보감 [입문]

가공 방법
- 달지 않은 것을 쓴다. 동의보감 [입문]

섭취 방법
- (남성 생식기 건강) 음경 속이 찌르듯 아플 때는 맛이 담담한 것을 천궁(川芎)과 함께 달여 빈속에 먹는다.
- (이뇨개선) 요도가 껄끄럽고 아플 때는 달지 않은 것을 쓴다.
  동의보감 [탕액]

궁합이 맞는 재료
- 천궁(川芎)

유래·특징
- 가늘고 작다. 동의보감 [입문]

*문헌은 기본적으로 동의보감 (본초)에서 인용하였고, 이외의 문헌만 별도로 표시

감초 마디 감초절(甘草節)

Glycyrrhiza uralensis Fischer

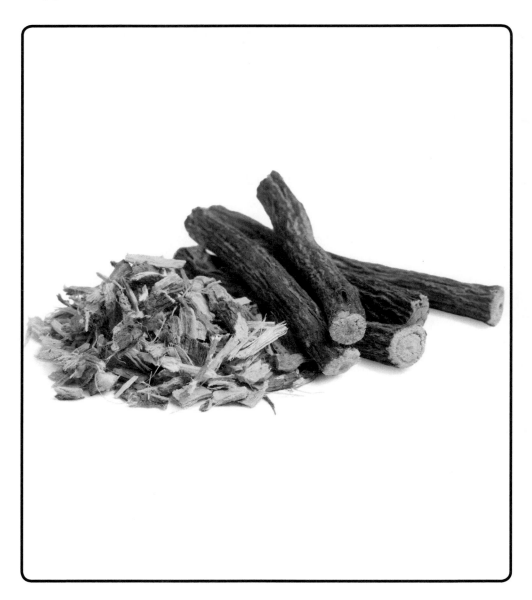

주요성분 : Glycyrrhizin, Glycyrrhetic acid

한의학적 효능 • (항염증) 종기로 부은 것을 없앤다. 동의보감 [입문]

한의학적 성질 • 성질이 차갑거나 뜨겁지 않으며 평이하고 맛은 달며 독이 없다.

가공 방법 • 생것으로 쓴다. 동의보감 [입문]

섭취 방법 • (항염증) 생것으로 쓰면 부은 것을 가라앉히고 독을 빼낸다.
동의보감 [입문]

＊문헌은 기본적으로 동의보감 (본초)에서 인용하였고, 이외의 문헌만 별도로 표시

생 지황 생지황(生地黃)

Rehmannia glutinosa (Gaertn.) Libosch. ex Steud.

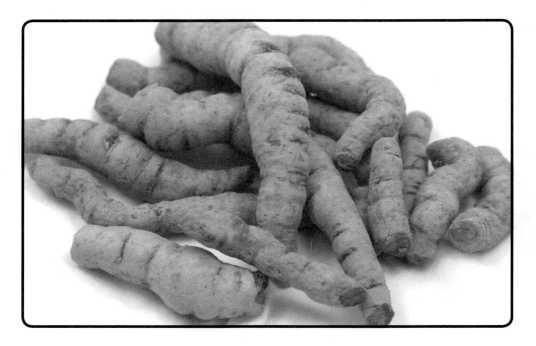

주요성분 : Aucubin, Catalpol, Melittoside, Rehmannioside A, Rehmannioside B

한의학적 효능

- (혈행개선) 몸 안에 뭉친 피(어혈, 瘀血)를 풀어준다.
- (여성 건강) 월경을 조절하고 비정상 과다출혈(崩中)에 주로 쓴다.
- (지혈) 토혈 · 코피 · 혈변 · 혈뇨 등 온갖 출혈을 멈추게 한다.
- (귀 건강) 귀가 울리거나 먹먹한 것을 치료한다.
- (심장 건강) 혈액을 만들고 심장 통증을 완화시킨다.
- (해열) 뼈가 타는 듯한 열을 내린다.
- (항염증) 종기로 부은 것을 가라앉힌다.
- (통증개선 살충) 회충으로 인한 위장 통증을 완화시킨다.

한의학적 성질

- 성질이 차고 맛은 달며 쓰고 독이 없다.

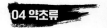

🌿 가공 방법

- 2월과 8월에 뿌리를 캐어 그늘에서 말린다. 쪄서 말린 것은 따뜻하게 기를 보강(온보, 溫補)하고, 생것으로 말린 것은 고르게 잘 소통시킨다.

🌿 섭취 방법

- (여성 건강) 임신 중 자궁에서 피(태루, 胎漏)가 멎지 않으면 자궁이 마르며 태아가 죽는데 생 지황즙 1되(1.8L), 술 5홉(0.9L)을 3–5번 끓게 달여서 2–3번 마시면 좋다.
- (지혈) 토혈 · 코피 · 혈변 · 혈뇨 등 온갖 출혈이 있을 때는 즙을 내어 반되(0.9L)씩 하루에 3번 먹거나, 박하즙이나 생강즙과 섞어서 마신다. 동의보감 [단심]
- (심장 건강) 심장의 음기를 보강하고, 열을 내릴 때는 즙을 내거나 달여 먹는다.
- (해열) 고열이 있을 때는 즙을 내어 매번 1~2홉(180~360ml)씩 먹되, 몸이 차가워질 때까지 먹는다. 또는 즙을 내어 흰죽에 섞어 빈속에 먹으면 좋다.
- (항염증) 종기로 부었을 때는 지황을 찧어 천 위에 펼쳐 놓고 목향(木香) 가루를 그 속에 뿌린다. 다시 지황 찧은 것을 펼치고 부은 곳(腫) 위에 붙인다. 3번 붙이면 많이 좋아진다.
- (통증개선·살충) 위장이 아플 때는 생 지황을 찧어서 즙을 짜내고 밀가루로 반죽하여 수제비나 경단을 만들어 먹는다. 이때 소금은 쓰지 말아야 한다. 오래 먹으면 기생충이 나온다고 한다.
- (주의사항) 생 지황은 위(胃)를 상하게 하니 위의 기(胃氣)가 약한 사람은 오래 먹으면 안 된다. 동의보감 [정전]

🌿 궁합이 맞는 재료

- 박하(薄荷), 생강(生薑) 동의보감 [단심]

🌿 유래·특징

- 갓 캐낸 것을 물에 담갔을 때 뜨는 것을 천황(天黃), 반쯤 가라앉고 반쯤 뜬 것을 인황(人黃), 가라앉는 것을 지황(地黃)이라고 한다. 가라앉는 것이 효력이 좋기 때문에 약에 쓰고, 반쯤 가라앉는 것이 그 다음이다. 뜨는 것, 즉 천황은 약으로 쓰지 않는다. 캘 때 구리나 쇠붙이로 된 도구를 사용하지 않도록 한다.

* 문헌은 기본적으로 동의보감 (본초)에서 인용하였고, 이외의 문헌만 별도로 표시

마른 지황 건지황(乾地黃)

Rehmannia glutinosa (Gaertn.) Libosch. ex Steud.

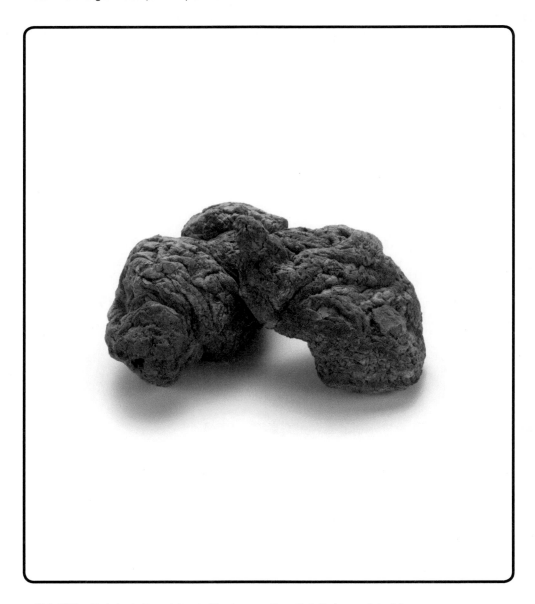

주요성분 : Catalpol, Daucisterol, Stachyose, Mannitol, Rehmanninioside

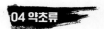

한의학적 효능
- (뇌·뼈 건강) 골수(척수)를 튼튼히 하고 뼈와 관련된 잘환을 치료한다.
- (심장·간 건강) 심장과 쓸개(心膽)의 기(氣)를 돕는다.
- (여성 건강) 자궁의 피가 날 때 치료한다.
- (항비만, 항노화) 몸이 가벼워지고 늙지 않으며 수염과 머리를 검게 만든다.
- (혈행개선) 혈액을 소통시켜 순환시킨다.

한의학적 성질
- 성질이 차갑거나 뜨겁지 않고 평이하다.

가공 방법
- 찌거나 볕에 말리지 않고 그늘에 말린 것을 생건지황이라 한다.

섭취 방법
- (심장·간 건강) 심장과 쓸개(心膽)의 기가 원활하지 않거나 자궁의 피가 날 때는 달이거나 환으로 먹는 게 좋다.
- (항비만·항노화) 오래 복용하면 몸이 가벼워지고 늙지 않는다. 뿌리를 캐어 씻은 뒤 찧어서 짜낸 즙을 걸쭉하게 졸인 뒤 꿀[白蜜]을 넣고 다시 졸여서 오자대로 환을 만들고 술로 30알씩 하루에 3번 빈속에 먹는다.
- (혈행개선, 뇌·뼈 건강) 살찌고 혈액의 순환을 돕는다. 뼈 질환을 치료하며, 수염과 머리를 검게 하고 싶을 때는 환을 만들어 먹는다. 술을 빚어 오랫동안 먹으면 더욱 좋다.

궁합이 맞지 않는 재료
- 파 · 마늘 · 무와 함께 먹는 것을 피하며, 쇠그릇에 닿지 않도록 해야 한다.

* 문헌은 기본적으로 동의보감 (본초)에서 인용된 것임

삽주 삽듯불휘

Atractylodes macrocephala Koidzumi
백출(白朮), 걸력가(乞力伽)

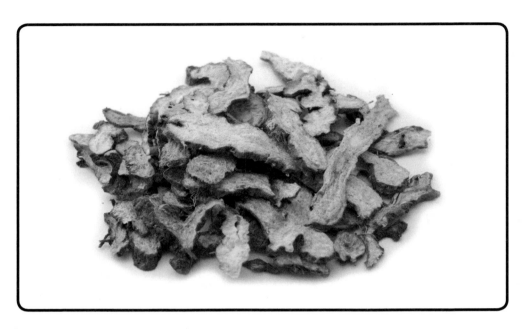

주요성분 : Atractylon, Atractylenolide I, Atractylenolide Ii, Atractylenolide Iii, Atractyloside A, Biatractylenolide Ii, 9-nor-atractylodin

🍃 한의학적 효능

- (위·장 건강) 위와 장을 튼튼하게 하고 설사를 멎게 하며 위가 당기면서 가스 찬 것을 치료한다.
- (지한) 습(濕)을 없애고 땀을 멈추게 한다.
- (소화기계 건강) 사지가 부은 것을 가라앉힌다.
- (항염증) 급성 위장염으로 토하고 설사하는 것을 치료한다.
- (뇌 건강·신경보호) 중풍, 다리 절임(瘴痺), 입을 열지 못하거나 사람을 알아보지 못하는 증상을 치료한다.

🍃 한의학적 성질

- 성질이 따뜻하고 맛은 맵고 쓰고 달며 독이 없다.

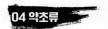

가공 방법

- 쌀뜨물에 한나절 동안 담갔다가 뇌두를 떼버린 후, 희고 기름기 없는 것을 쓴다. 동의보감 [입문]
- 위의 열(胃火)을 내릴 때는 생으로 쓰고, 위가 허약(胃虚)할 때는 황토와 같이 볶아서 쓴다. 동의보감 [입문]

섭취 방법

- (위 건강) 위(胃)와 장(腸)의 기를 보강할 때는 쌀뜨물에 하룻밤 담갔다 썰어서 말리며 가루 내거나 달여 먹는 게 좋다. 동의보감 [단심]
- (장 건강) 설사를 할 때는 달이거나 가루 내거나 환으로 먹는 게 좋다. 백작약·백복령과 함께 달여 먹으면 설사를 더욱 잘 멈추게 한다. 동의보감 [탕액]
- (지한) 식은 땀(盜汗)을 치료하는데 아주 좋다. 백출(작은 덩어리로 썬 것)을 밀쭉정이(부소맥) 1되(0.8kg), 물 1말(18L)과 함께 물이 마를 때까지 달인 후 얇게 썰어 불에 쬐어 말린다. 밀쭉정이(부소맥)는 버리고 백출만 곱게 갈고, 따로 부소맥을 달인 물에 2돈(6g)씩 타서 먹는다. 동의보감 [득효]
- (소화기계 건강) 사지가 부은 경우에는 삽주 3냥(90g), 대추 3개를 물에 달여 하루에 3~4번 먹는다. 동의보감 [강목]
- (뇌 건강, 신경보호) 중풍이나 다리 절임(癱瘓), 입을 열지 못하거나 사람을 알아보지 못하는 경우에는 삽주 4냥(120g)에 술 3되(5.4L)를 넣고 1되(1.8L)가 될 때까지 달여 한 번에 먹는다.

궁합이 맞는 재료

- 백출(白朮)과 창출(蒼朮)을 보통 같이 쓴다.

유래·특징

- 산에서 자라는데, 뿌리껍질은 거칠면서 연한 갈색이다. 약간 맵고 쓰면서 강하지 않으며 걸력가(乞力伽)라고 한다.

*문헌은 기본적으로 동의보감 (본초)에서 인용하였고, 이외의 문헌만 별도로 표시

창출 창출(蒼朮)

Atractylodes lancea (Thunb.) DC.
산정(山精)

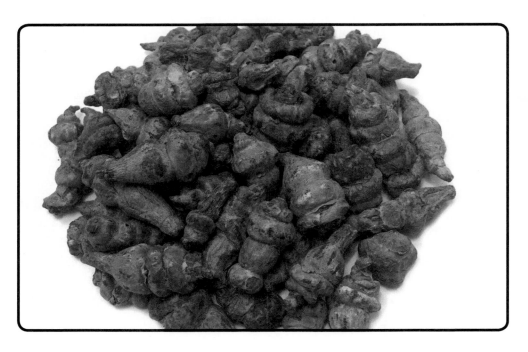

주요성분 : Atractylenolide III, Atractylon, β-eudesmol, Atractylenolide I, Atractylenolide II

한의학적 효능
- (혈행개선) 모든 습(濕)으로 인한 질환을 치료한다.
- (소화기계 건강) 설사를 멈추게 하고 속을 편안하게 만든다.
- (호흡기 건강) 기침이나 천식을 치료한다.
- (항염증) 말라리아 열병(장기, 瘴氣), 급성 위장염으로 토하고 설사하는 것을 치료한다.
- (눈 건강) 백내장 및 야맹증을 치료한다.
- (항노화·항비만) 몸이 가벼워지며 늙지 않는다. 동의보감 [역로]

한의학적 성질
- 성질이 따뜻하고 맛은 쓰고 매우며 독이 없다. 동의보감 [본초]

🍃 가공 방법

- 반드시 쌀뜨물에 하룻밤 담갔다가 물을 바꾸어 하루 더 담근 후, 거친 껍질을 벗기고 누렇게 볶아 써야한다.

🍃 섭취 방법

- (혈행개선) 체내의 수액이 잘 순환하지 못하여 생긴 담수(痰水)와 특히 낭종이 생긴 것을 치료할 때 아주 효과적이다. 산정환(山精丸)으로 치료하는데 창출을 쌀뜨물에 담갔다 가루 내고 약누룩(신곡)으로 쑨 풀로 반죽해서 환을 만든다.
- (소화기계 건강) 위와 장을 든든하게 하고 습기를 제거하고 싶을 때는 쌀뜨물에 하룻밤 담갔다 썰어서 말리며 가루 내거나 달여 먹는 게 좋다. 동의보감 [단심]
- (장 건강) 습으로 인해 설사할 때는 복령(茯苓)이나 작약(芍藥)과 배합하여 5돈(30g)씩 물에 달여 먹기도 한다. 만약 감기에 의해 설사하면 방풍(防風)과 배합하여 물에 달여 먹는다. 동의보감 [탕액]
- (눈 건강) 백내장이 있을 때는 창출 4냥(120g)(썰어서 청염 1냥(30g)과 함께 누렇게 볶은 후 청염을 제거한 것), 목적(동변에 법제한 것) 2냥(60g). 이 약들을 함께 가루내어 1돈(3g)씩 하루에 2–3번 따뜻한 쌀뜨물에 타서 먹으면 가장 효과가 좋다. 동의보감 [직지]
- (눈 건강) 야맹증이 있을 때는 창출 가루 3돈(9g)을 돼지간(猪肝) 2냥(60g) 속에 넣고 삼끈으로 묶는다. 이것을 좁쌀 1홉(600g)과 함께 물 한 사발에 넣고 푹 달여 그 증기를 눈에 쐰 후 먹으면 큰 효과가 있다. 동의보감 [강목]
- (항노화·항비만) 창출이 들어간 선출탕(仙朮湯)을 자주 복용하면 수명이 늘어나고 눈이 밝아지며 얼굴이 젊어지고 몸이 가벼워진다. 동의보감 [국방]

🍃 궁합이 맞는 재료

- 복령(茯苓), 작약(芍藥), 방풍(防風), 목적(木賊) 동의보감 [탕액] 동의보감 [직지]

🍃 유래·특징

- 산정(山精)이라고도 한다.

*문헌은 기본적으로 동의보감 (본초)에서 인용하였고, 이외의 문헌만 별도로 표시

새삼 씨 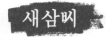 새삼씨

Cuscuta japonica Choisy
토로(菟蘆), 토사자(菟絲子)

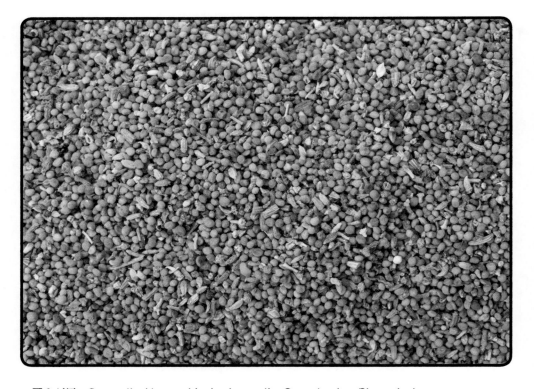

주요성분 : Quercetin, Hyperoside, Isorhamnetin, Cuscutamine, Pinoresinol

한의학적 효능

- (남성 생식기 건강) 음경 속이 차가워 정액이 절로 새어 나오는 것과 소변이 찔끔찔끔 나오는 것을 치료한다.
- (해열) 입이 쓰고 마르면서 갈증이 나는 것에 도움이 된다.
- (신장 건강) 신장의 정기를 보강한다.
- (관절 건강) 허리가 아프고 무릎이 찬 것을 없애 준다.
- (뇌 건강) 척수를 채워준다.
- (눈 건강) 눈이 밝아진다.

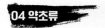

한의학적 효능
• (피부 건강) 기미와 반점을 없앤다.

한의학적 성질
• 성질이 차갑거나 뜨겁지 않으며 평이하고 맛은 맵고 달며 독이 없다.

가공 방법
• 9월에 씨를 따서 볕에 말린다.
• 물에 씻어서 모래와 흙을 없애고 볕에 말린 후에 봄에는 5일, 여름에는 3일, 가을에는 7일, 겨울에는 10일 동안 술에 담가 둔다. 꺼내어 쪄서 익힌 후, 짓찧어 얇고 편평하게 만들어 볕에 말린다. 그리고 다시 짓찧어 가루내어 약에 쓴다. 급하게 쓰려면 술에 넣고 흐물흐물하게 달여서 볕에 말린 후에 짓찧어 가루 내어 사용한다.
• 즙을 내어 사용한다.

섭취 방법
• (신장 건강) 허리가 아프고 무릎이 차가울 때는 술로 삶아서 가루 내어 따뜻한 술로 2돈(6g)씩 먹는다. 또는 새삼씨와 쇠무릎(우슬) 1냥(30g)씩을 술에 5일 동안 담근 후 볕에 말려 가루 낸다. 이것을 술을 넣은 밀가루 풀로 반죽하고 환을 만들어 먹는다. 또, 토사자(가루) 2냥(60g)과 두충(꿀을 발라 구워 가루 낸 것) 1냥(30g)을 산약 가루에 술을 넣고 달여서 쑨 풀로 반죽하고 환을 만든다. 술로 50~70알씩 먹는다.
• (피부 건강) 기미와 반점이 있을 때는 싹을 찧어 낸 즙을 늘 발라 준다.

궁합이 맞는 재료
• 우슬(牛膝), 두충(杜沖), 산약(山藥)

유래·특징
• 대부분 콩밭에서 자란다. 뿌리 없이 다른 식물에 기생하고, 가늘게 덩굴지어 자라며, 노란색이다. 6~7월에 씨가 맺히는데, 몹시 자잘한 것이 누에알 같다.

＊문헌은 기본적으로 동의보감 (본초)에서 인용된 것임

쇠무릎 쇠무릎디기

Achyranthes bidentata Blume

백배(百倍), 우슬(牛膝)

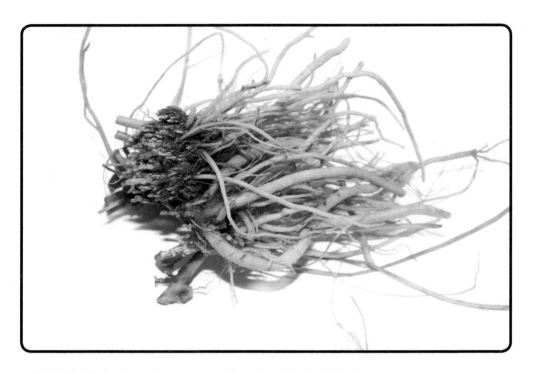

주요성분 : Ecdysterone, Inokosterone, Ponasteroside A, Rubrosterone

🌿 한의학적 효능

- (성기능개선) 남자 발기가 안 될 때(음소, 陰消) 사용한다.
- (관절 건강) 허리와 관절이 아플 때 치료한다.
- (통증개선) 여자의 성교통을 완화시킨다.
- (뇌 건강) 골수(척수)에 영양을 준다.
- (신장 건강 · 항노화) 머리가 희어지지 않게 하며 노인이 소변을 참지 못하는 데 주로 쓴다.
- (항암) 갑자기 뱃속에 덩어리가 생겨 뾰족한 돌이 찌르는 듯이 아플 때 사용한다.
- (항염증) 말라리아 감염이 오래되어도 낫지 않을 때 사용한다.
- (혈행개선) 혈액을 잘 순환시켜 하체로 약을 이끌어 준다.

동의보감 [입문]

한의학적 성질
- 성질이 차거나 뜨겁지 않으며 평이하고 맛은 쓰고 시며 독이 없다.

가공 방법
- 2월 · 8월 · 10월에 뿌리를 캐어 그늘에서 말린다.
- 술에 씻어 쓴다. 동의보감 [입문]

섭취 방법
- (성기능개선) 발기가 안 될 때는 달이거나 술을 빚어 먹는다.
- (통증개선) 여자의 성교통에 쇠무릎 2냥(60g)을 술에 달여 먹는다.
- (항암) 갑자기 뱃속에 덩어리가 생겨 뾰족한 돌이 찌르듯이 아플 때는 쇠무릎 1냥(30g)을 얇게 썰어 술로 달여 빈속에 따뜻하게 먹는다.
- (항염증) 말라리아 감염이 오래되어도 낫지 않을 때는 크고 살진 쇠무릎 1줌을 썰어 물과 술을 반반씩 넣어 달여 먹으며 3첩이면 효과가 나타난다.
- (혈행개선) 피를 잘 순환시키며 피를 만드는 약으로, 모든 약 기운을 이끌고 허리와 다리로 내려간다. 동의보감 [입문]

유래·특징
- 마디가 학의 무릎이나 소의 무릎과 비슷하여 우슬(牛膝) 또는 백배(百倍)라고 하는데, 길고 크며 부드럽고 윤기 있는 것이 좋다.

* 문헌은 기본적으로 동의보감 (본초)에서 인용하였고, 이외의 문헌만 별도로 표시

익모초 암눈비얏(益母草)

Leonurus japonicus. Houtt.

야천마(野天麻), 충울(茺蔚)

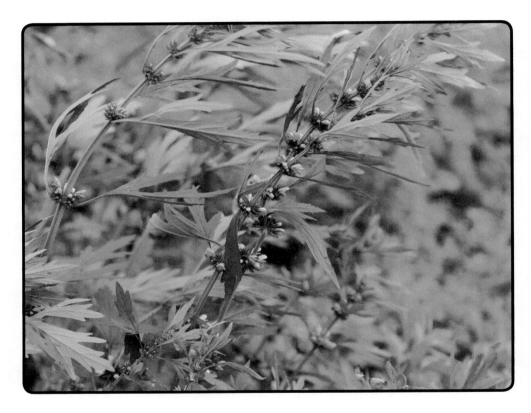

주요성분 : Leonurine, Stachydrine, Rutin, Prehispanolone, Leosibirin, Leonoside E, Leonoside F, Isoleojaponin, 15,16-dinorlabdane

🌿 한의학적 효능

- (여성 건강) 임신을 할 수 있게 만들고 월경을 고르게 한다. 출산 전·후의 여러 가지 병에 쓰며 흰색 및 붉은색 냉 분비물을 치료한다.
- (피부 건강) 여드름 · 기미를 없앤다.
- (항염증) 젖 몽우리가 염증이 되려는 것을 막는다.
- (항균) 두드러기로 가려운 데 주로 쓴다.

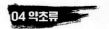

한의학적 성질

- 성질이 약간 따뜻하고 차며, 맛은 맵고 달며 독이 없다.

가공 방법

- 줄기와 잎을 따서 즙을 내어 은그릇이나 돌그릇에 넣고 졸여 고약(膏藥)을 만든다.
- 9월에 채취한다.

섭취 방법

- (여성 건강) 흰색 및 붉은색 냉 분비물이 있을 때는 꽃이 필 때 캔 것을 찧어서 가루 내어 2돈(6g)씩, 하루에 3번 술에 타서 빈속에 먹는다.
- (여성 건강) 출산 전후의 여러 가지 병에는 줄기와 잎을 따서 즙을 내어 은그릇이나 돌그릇에 넣고 졸여 고약(膏藥)을 만든다. 술에 타서 먹으면 난산 및 태반이 나오지 않는 데 가장 좋다. 또는 작은 잔으로 익모초즙 1잔에 술 1홉(180ml)을 섞어 데워 먹는다.
- (피부 건강) 여드름·기미가 있을 때는 음력 5월 5일에 뿌리와 잎을 따서 볕에 말린 후 찧어 가루 내며 이 가루를 물에 타서 달걀만한 덩어리로 만들어 한 번 밥을 지을 시간 동안(30분) 센 불에 굽고 하룻동안 놓아둔 뒤에 꺼낸다. 이것을 자기(磁器)에 담고 다시 간 후 체로 쳐서 가루 비누처럼 발라 주면 얼굴에서 광택이 난다.
- (항염증) 젖 몽우리가 염증이 되려 할 때는 생것을 짓찧어 붙이고 증상이 나아지고 마르면 가루 내어 물에 개어 붙인다.
- (항균) 두드러기로 가려울 때는 진하게 달인 물로 목욕한다

유래·특징

- 익모초(益母草) 또는 야천마(野天麻)라고도 한다. 잎은 대마의 잎과 비슷하고 줄기는 각졌으며 꽃은 자주색이다. 잎은 들깻잎 같고 줄기는 각졌으며, 꽃은 마디 사이에서 나고, 열매는 맨드라미 씨같이 검다고 한다.
- 부인의 출산 전후의 여러 병을 잘 치료하여 익모초(益母草)라고 부른다. 임신하게 하고 월경을 고르게 하며 특히, 부인과에서 신기하게도 효과가 좋은 약(선약, 仙藥)으로 알려져 있다. 동의보감 [입문]

* 문헌은 기본적으로 동의보감 (본초)에서 인용하였고, 이외의 문헌만 별도로 표시

맥문동 겨으사리불휘(麥門冬)

Liriope platyphylla F.T.Wang & T.Tang

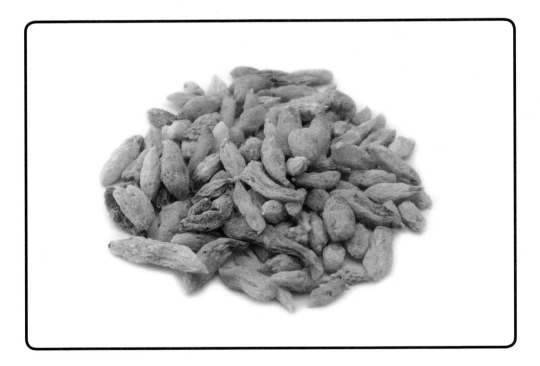

주요성분 : Ophiopogonin A, Ophiopogonin B, Ophiopogonin D, Ophiopogonone A, Ophiopogonanone A, Ophioside A, Steroidal saponin

한의학적 효능

- (항피로) 원기가 부족하고 피로가 지나쳐서 생긴 열(객열, 客熱)에 주로 쓴다.
- (항당뇨) 당뇨병으 입이 건조하고 갈증이 나는 경우를 치료한다.
- (호흡기 건강) 폐가 위축되어 기침할 때 가래와 침을 뱉거나 고름 같은 것을 토하는 것을 치료한다.
- (심장 건강·해열) 심장의 기를 보강하고 폐의 열을 식혀 준다.
- (정신 건강) 정신(神)과 맥박(脉氣)을 안정시킨다.
- (간 건강) 열로 몸이 검어지면서 눈이 누렇게 되는 것을 치료한다.
- (심장 건강) 심장의 열을 내리고 기를 보강한다.
- (여성 건강) 젖을 나오게 한다. 동의보감 [득효]

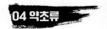

한의학적 성질

• 성질이 약간 차고 맛은 달며 독이 없다.

가공 방법

• 2~3월과 9~10월에 뿌리를 캐어 그늘에서 말리는데, 살지고 큰 것이 좋다. 쓸 때는 끓는 물에 불려 심을 빼야 한다. 그렇게 하지 않으면 가슴이 답답해진다.

섭취 방법

• (항당뇨) 당뇨병으로 입이 건조하고 갈증이 날 때는 심을 뺀(去心) 뒤 달인 물을 마신다.

• (호흡기 건강) 폐의 열이 있을 때는 맥문동 · 인삼 · 오미자를 배합하여 생맥산(生脈散)을 쓴다. 폐 속에 잠복한 열(火)로 기가 끊어지려 하는 것을 치료한다. 동의보감 [탕액]

• (여성 건강) 젖을 나오게 하려면 심을 뺀 맥문동을 2돈(6g)씩 가루 내어 술에 영양뿔(서각 가루) 1돈(3g) 정도 함께 타서 먹는데 2번 복용하기 전에 젖이 나온다. 동의보감 [득효]

궁합이 맞는 재료

• 인삼(人蔘), 오미자(五味子) 동의보감 [탕액]

유래·특징

• 잎은 푸르고 향부자와 비슷한데, 사계절 내내 시들지 않는다. 뿌리에 겉보리 낟알같이 생긴 덩이뿌리가 달려있어서 맥문동(麥門冬)이라고 부른다.

• 경상도 · 전라도 · 충청도에서 많이 생산되며, 비옥한 땅이나 섬에서 자란다. 동의보감 [속방]

* 문헌은 기본적으로 동의보감 (본초)에서 인용하였고, 이외의 문헌만 별도로 표시

땃두릅 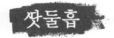 *Aralia cordata Thunb*

독활(獨活), 독요초(獨搖草)

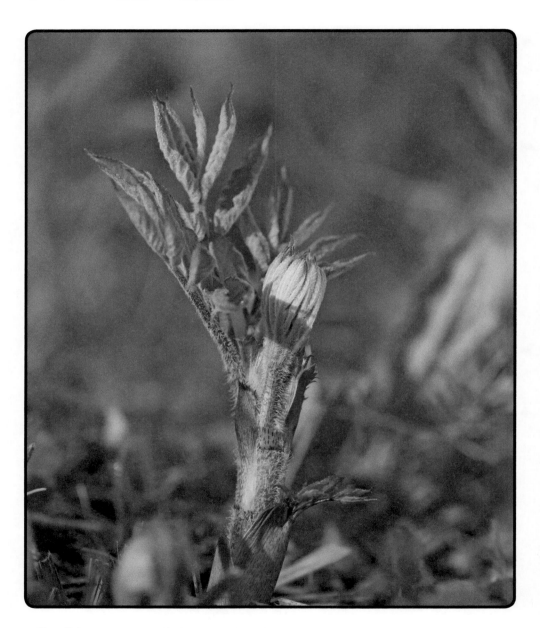

주요성분 : Kaurenoic acid, Continentalic acid

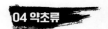

한의학적 효능
- •(통증개선) 관절에 생긴 통풍을 치료한다.
- •(뇌 건강·신경보호) 중풍으로 말을 못하는 것, 구안와사, 반신불수와 온몸에 감각이 없는 것을 치료한다.
- •(간 건강) 근육에 경련이 일면서 아픈 것을 완화시킨다.
- •(관절 건강) 차가운 기(氣)와 습(湿)으로 다리를 움직일 수 없을 때는 이것이 아니면 치료할 수 없다.

한의학적 성질
- •성질이 약간 따뜻하고 맛은 달고 쓰며 맵고, 독이 없다.

가공 방법
- •산이나 들에서 자라며 2월·3월·9월·10월에 뿌리를 캐어 볕에 말린다.
- •어린 순은 삶아서 나물을 무치거나 절여서 먹으면 좋다. 동의보감 [속방]

섭취 방법
- •(간 건강) 근육이 오그라들고 경련이 일 때에는 달인 물을 마신다.
- •(관절 건강) 목을 펼 수 없을 때는 썰어서 술이나 물에 달여 먹는다.

유래·특징
- •줄기 하나가 곧게 서서 바람에도 흔들리지 않아 독요초(獨搖草) 또는 독활(獨活)이라고 하는데, 독활은 향이 약하고, 강활은 향이 강하다.
- •어린 순은 주변 여러 곳에 있고 초봄에 딴다. 동의보감 [속방]

* 문헌은 기본적으로 동의보감 (본초)에서 인용하였고, 이외의 문헌만 별도로 표시

질경이 <mark>질경이, 뵈짱이</mark>

Plantago asiatica L.
차전초(車前草), 부이(芣苢)

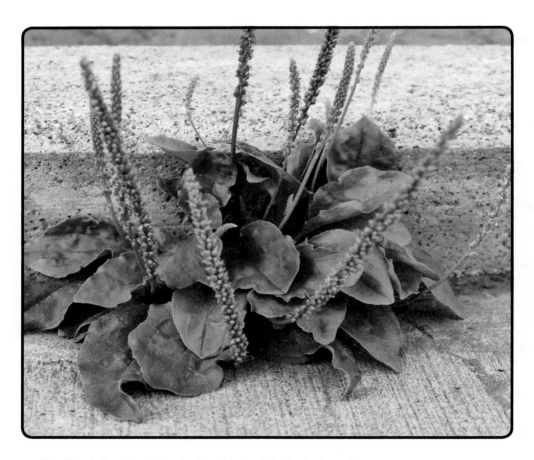

주요성분 : Acteoside, Syringin, Aucubin, Catalpol, Plantagoside

🌿 한의학적 효능

- •(이뇨개선) 결석증, 임균 감염증과 소변이 나오지 않을 때 주로 쓴다.
- •(지혈) 토혈, 코피, 혈뇨에 주로 쓴다.
- •(해열) 열로 인한 설사(熱泄)를 멎게 한다.
- •(장 건강) 장의 독소로 인한 하혈을 치료한다. 동의보감 [단심]
- •(간 건강) 황달 치료에 좋다. 동의보감 [직지]

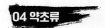

🌿 **한의학적 성질**
- 성질이 차고 맛은 달고 짜며 독이 없다.

🌿 **가공 방법**
- 5월에 싹을 캐고, 즙을 짜서 사용한다.

🌿 **섭취 방법**
- (이뇨개선) 임질 감염증과 소변이 나오지 않을 때에는 뿌리와 잎을 찧어서 낸 즙 1잔에 꿀 1숟가락을 타서 먹으면 소변이 잘 나온다.
- (이뇨개선) 결석증에는 즙을 내어 한수석(쇠무릎으로 대체) 가루를 타서 먹고, 피가 나오는 임균 감염증에는 즙만을 내어 빈속에 먹는다.
- (지혈) 토혈, 코피, 혈뇨가 있을 때 즙을 짜서 복용한다.
- (해열) 열로 인해 설사(熱泄)를 할 때는 줄기와 잎을 찧어서 낸 즙 1잔에 꿀 1홉(180㎖)을 넣고 2번에 나누어 데워 먹는다.
- (장 건강) 장의 독소로 인해 하혈(下血)을 할 때는 뿌리가 달린 질경이 한 주먹과 생강 작은 덩어리를 물에 넣고 갈아 즙을 낸다. 하혈을 할 듯 하여 허리 주위가 무거워질 때 바로 1잔을 마시면 하혈이 멎는다. 심한 사람도 2잔 이상 먹을 필요가 없다. 동의보감 [단심]
- (간 건강) 황달이 있을 때는 찧어서 즙을 내어 마신다. 동의보감 [직지]

🌿 **유래·특징**
- 잎이 크고 이삭이 길며 길가에서 잘 자란다. 소가 다니는 길에서 잘 자라기 때문에 차전(車前)이라고 한다.

*문헌은 기본적으로 동의보감 (본초)에서 인용하였고, 이외의 문헌만 별도로 표시

목향 목향(木香)

Inula helenium L.
청목향(靑木香)

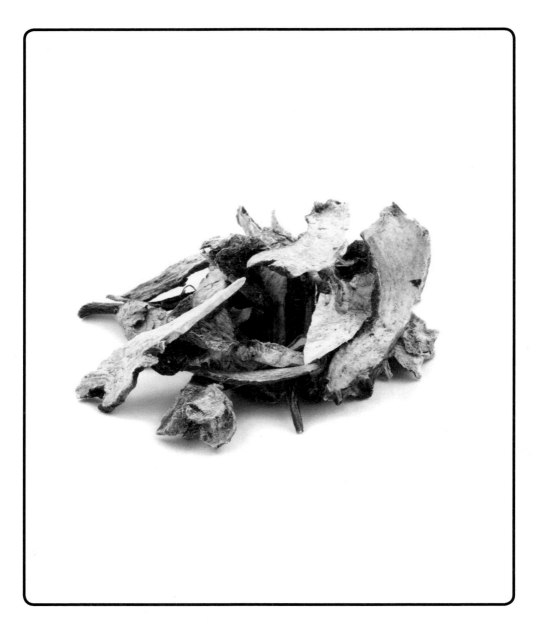

주요성분 : Costunolide, Dehydrocostuslactone, Cyclocostunolide

한의학적 효능
- (통증개선) 오래된 냉기로 가스가 차거나 위장 통증을 가라 앉힌다.
- (호흡기 건강) 기침이나 가래를 뱉을 때 땅기고 아픈 병증(현벽, 痃癖)을 치료한다.
- (항암) 기(氣)와 혈(血)이 뭉친 덩어리를 풀어준다.
- (장 건강) 설사 · 급성 위장염 · 장염을 멎게 한다.
- (혈행개선) 몸에서 피를 잘 돌게 한다.

한의학적 성질
- 성질이 따뜻하고 맛은 매우며 독이 없다.

가공 방법
- 기를 돌리려면 불을 쬐지 말고 생것으로 갈아 복용한다.
- 설사를 멎게 하고 대장을 튼튼하게 하려면 젖은 종이에 싸서 잿불에 묻어 구워서 쓴다. 동의보감 [입문]

섭취 방법
- (혈행개선) 체기(滯氣)로 뱃속의 기(氣)가 제대로 소통되지 못할 때는 가루 내어 먹거나 달여 먹거나 모두 좋다.
- (장 건강) 설사와 장염이 있을 때는 달이거나 가루 내어 먹는다. 황금과 합하여 환을 만들기도 한다.
- (통증개선) 위장 통증이 있을 때는 가루 내어 술에 타서 먹는다.

궁합이 맞는 재료
- 굴피(橘皮) · 육두구(肉荳蔲) · 생강(生薑)과 같이 쓰면 효과가 아주 좋다.

유래 · 특징
- 청목향(靑木香)을 말하는데, 마른 뼈같이 생긴 것이 좋다.

＊문헌은 기본적으로 동의보감 (본초)에서 인용하였고, 이외의 문헌만 별도로 표시

참마 마

Dioscorea batatas Decaisne
산약(山藥), 서여(薯蕷), 산우(山芋), 옥연(玉延)

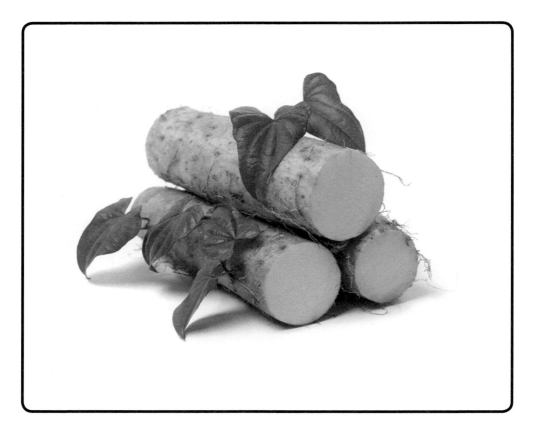

주요성분 : Dioscin, Coreajaponins A, B

🐟 한의학적 효능

- •(항피로) 피로 회복에 도움이 되며 살 찌운다.
- •(뼈 건강) 근육과 뼈를 튼튼하게 만든다.
- •(정신 건강) 정신을 안정시키며, 의지를 강하게 한다.
- •(피부 건강) 피부가 건조한 것을 윤기 있게 만든다. 동의보감 [탕액]
- •(여성 건강) 젖 몽우리가 붓고 아픈 것을 완화시킨다. 동의보감 [탕액]

한의학적 성질
- 성질이 따뜻하고 맛은 달며 독이 없다.

가공 방법
- 2월과 8월에 뿌리를 캐어 껍질을 깎아 사용하는데, 흰 것이 제일 좋고 검푸른 것은 약으로 쓰지 못한다.
- 굵고 큰 것을 골라 누런 껍질을 깎아 물에 담그고 약간의 백반 가루를 넣고 다음날 꺼내어 침같이 끈적끈적한 것을 씻고 불에 쬐어 말린다.
- 마는 생것을 말린 것이 좋아 약에 사용한다. 말리지 않은 것은 진액이 있어 미끌미끌한데, 단지 종기만 없앨 뿐 약에 쓰이지 않는다.

섭취 방법
- (항피로) 피로로 몸이 말랐을 때는 생것을 질게 갈아 우유와 섞어 죽을 쑤어 먹으면 아주 좋다.
- (피부 건강) 피부가 건조할 때는 쪄서 먹으며 갈아서 죽을 쑤어 먹기도 한다. 동의보감 [탕액]
- (여성 건강) 젖 몽우리로 붓고 아플 때는 생것을 짓찧어 붙이면 붓기와 통증이 사라지며 증상이 없어지면 빨리 떼어내야 한다. 동의보감 [외감]

유래·특징
- 산우(山芋) 또는 옥연(玉延)이라고도 한다. 송나라 때 임금의 이름을 피하여 산약(山藥)이라고 부르게 되었다.

* 문헌은 기본적으로 동의보감 (본초)에서 인용하였고, 이외의 문헌만 별도로 표시

원지 아기플불휘(遠志)

Polygala tenuifolia Willdenow

소초(小草)

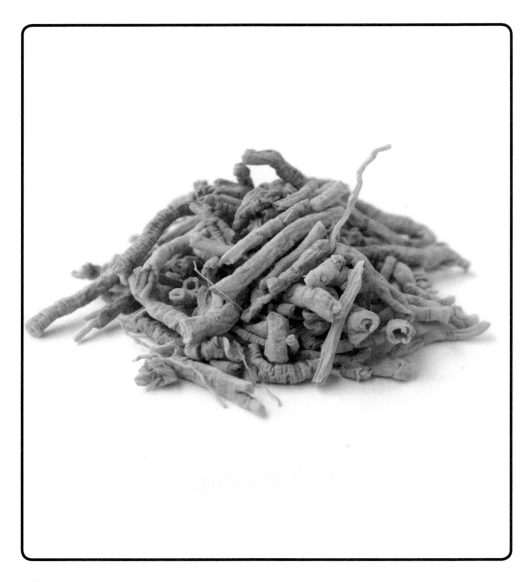

주요성분 : Polygalasaponin, Tenuifolin, Senegenin, 1,2,3,7-teteramethoxyxanthone,
Tenuiside A, Tenuiside E, Tenuiside F, Tenuifoside A, Tenuifoliose Q

🌿 **한의학적 효능**
- •(눈·귀 건강, 항치매) 눈과 귀를 밝게 하여 건망증을 치료한다.
- •(심장 건강) 정신을 안정시키고 놀라서 가슴이 두근거리는 것을 멈추게 한다.
- •(신장 건강) 신장의 정기(精)를 보강하고 몽정(夢精)을 멈추게 한다.

🌿 **한의학적 성질**
- •성질이 따뜻하고 맛은 쓰며 독이 없다.

🌿 **가공 방법**
- •감초 물에 달인 후에 심을 빼버리고 생강즙에 버무려 볶아 쓴다.
- •4월과 9월에 뿌리를 캐고 잎을 따서 볕에 말린다. 동의보감 [특효]

🌿 **섭취 방법**
- •(항치매) 정신이 혼란스럽고 건망증이 있을 때는 감초를 우린 물에 담갔다가 달인 후 심을 제거하고 가루 내어 2돈(6g)씩 술이나 미음과 함께 먹는다
- •(심장 건강) 심장의 기를 안정시킬 때는 심을 빼고 가루 내거나 달여 먹는 게 좋다.

🌿 **궁합이 맞는 재료**
- •감초(甘草), 생강(生薑)

🌿 **유래·특징**
- •소초(小草)라고도 한다. 산에서 자라며 잎은 마황과 비슷하면서 푸르고 뿌리는 누렇다.

* 문헌은 기본적으로 동의보감 (본초)에서 인용하였고, 이외의 문헌만 별도로 표시

천궁 궁궁이(川芎)

Cnidium officinale Makino
작뇌궁(雀腦芎), 관궁(貫芎), 무궁(蕪芎)

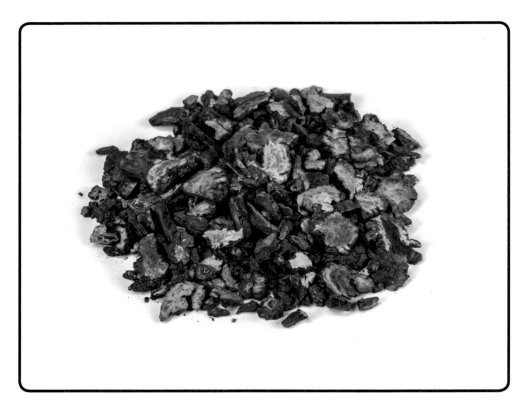

주요성분 : Ligustilide, Cnidilide, Senkyunolide A, Neocnidilide, Chuanxiongdiolides A, B,
Dimeric phthalides

한의학적 효능
- (통증개선) 피가 부족하여 생긴 두통을 치료하는 최고의 약(聖藥)이다.
- (혈행개선) 뭉친 피를 풀어주고 새로운 피를 만든다.
- (지혈) 토혈, 코피, 혈뇨, 혈변을 멈추게 한다.
- (항염증) 감기로 머리가 아프고 눈물이 나는 것을 치료한다.
- (위 건강) 위와 옆구리가 차고 아픈 것을 완화시킨다.

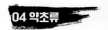

한의학적 성질

- 성질이 따뜻하고 맛은 매우며 독이 없다.

가공 방법

- 3월과 9월에 뿌리를 캐어 볕에 말린다.
- 뿌리 덩이가 크고 흰빛이 나며 기름기가 없는 것이 좋은 것이다.

섭취 방법

- (통증개선) 편두통과 두통이 있을 때는, 늘 복용하면 병의 뿌리를 뽑을 수
  있다. 천궁 2냥(60g), 울금 4냥(120g)을 가루 내어 2돈(6g)씩 찻물에 타서
  먹는다. 동의보감 [특효]
- (통증개선) 열로 인한 두통이 있을 때는 천궁과 칡뿌리를 같은 양으로
  썰어 물에 달여 먹는다. 동의보감 [강목]
- (통증개선·항염증) 편두통 및 콧물이 많이 나올 때는 얇게 썰어 술에
  담가 먹는데 달이거나 가루 내어 먹어도 좋다.
- (지혈) 출혈이 있을 때는 달이거나 가루 내어 먹는다.
- (지혈) 여성의 질(陰道)에서 많은 양의 출혈이 있을 때 1냥(30g)을
  썰어서 술 5잔이 1잔이 남을 때까지 달이고 찌꺼기는 버린다. 여기에
  생 지황즙 1잔을 넣고 다시 2–3번 끓어오를 동안 달여서 3번에 나누어
  먹는다. 동의보감 [양방]

궁합이 맞는 재료

- 생 지황(生地黃), 칡뿌리(葛根), 울금 동의보감 [양방] 동의보감 [특효]
  동의보감 [강목]

유래·특징

- 뿌리가 덩이지고 무거우면서 단단하며 참새골처럼 생긴 것을
  작뇌궁(雀腦芎)이라고 하여 귀하게 여긴다. 뿌리 덩이가 크고 흰빛이
  나며 기름기가 없는 것이 약효가 제일 좋다.

* 문헌은 기본적으로 동의보감 (본초)에서 인용하였고, 이외의 문헌만 별도로 표시

마삭줄 순 담쟁이

Trachelospermum asiaticum

낙석(絡石), 석벽려(石薜荔)

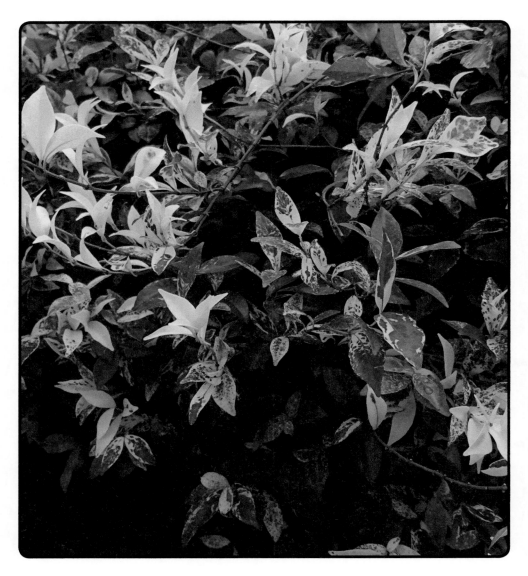

주요성분 : Arctiin, Tracheloside, Matairesinoside, Nortracheloside, Dambonitol, Cymarose, β-sitosteryl glucoside

한의학적 효능

- (항염증) 피부 종기로 붓거나(옹종, 癰腫), 부스럼(옹저, 癰疽)을 치료한다.
- (항알레르기) 목구멍과 혀가 부은 것에 쓴다.
- (해독) 뱀독으로 가슴이 답답한 것을 없애며 상처난 곳에도 쓴다.
- (해열) 입과 혀가 마르는 것을 없앤다.

한의학적 성질

- 성질이 약간 차고 맛은 쓰며 독이 없다.

가공 방법

- 6~7월에 줄기와 잎을 뜯어서 볕에 말린다.

유래·특징

- 바위나 나무에 달라붙어서 자라고, 추운 겨울에도 시들지 않으며 잎은 작은 귤잎 비슷하고, 그늘진 곳에서 나무와 바위에 붙어 덩굴로 뻗어 자란다. 줄기의 마디가 붙은 곳에 잔 뿌리를 내려서 돌에 붙어 자라며, 꽃은 희고 씨는 검다.
- 잔 뿌리가 바위에 달라붙어 자란다. 잎이 작고 둥근 것이 좋으며 나무에 달라붙은 것은 쓰지 않는다. 동의보감 [입문]

* 문헌은 기본적으로 동의보감 (본초)에서 인용하였고, 이외의 문헌만 별도로 표시

흰 남가새 남거시

Tribulus terrestris L.

백질려(白蒺藜), 두질려(杜蒺藜)

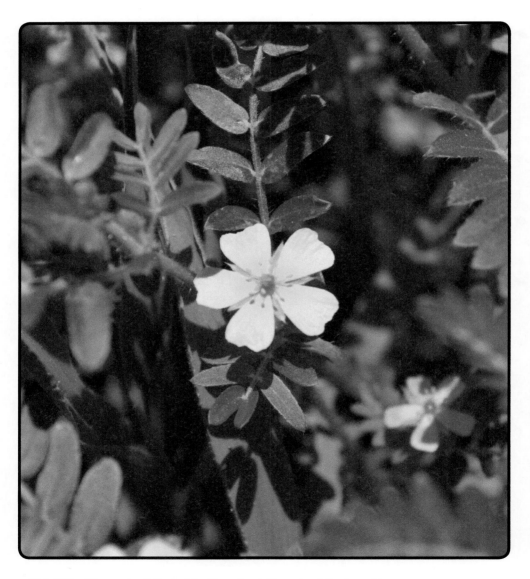

주요성분 : Diosgenin, Tribuloside, Kaemferol, Kaemferol-3-glycoside

한의학적 효능
- (통증개선) 몸이 가렵고 감기로 인한 두통에 주로 쓴다.
- (호흡기 건강) 폐가 위축되어 가래같은 고름을 토하는 것에 주로 쓴다.
- (신장 건강) 신장(水藏)이 차서 소변이 많은 것을 치료한다.
- (혈행개선) 복통(奔豚)·신기(腎氣)·자궁탈수(陰瘄)를 치료한다.
- (치아 건강) 풍치(風牙痛) 및 치아 염증(齶蝕)을 치료한다.

한의학적 성질
- 성질이 따뜻하고 맛은 쓰고 매우며 독이 없다.

가공 방법
- 7월·8월·9월에 씨를 받아 볕에 말린다.
- 지금은 가시가 있는 것을 많이 쓰는데, 볶아서 가시를 없앤 후에 짓찧어 쓴다.

섭취 방법
- (치아 건강) 풍치(風牙痛) 및 치아 염증(齶蝕)이 있을 때는 흰 남가새를 가루 2돈(6g)에 소금 한 숟가락을 넣고 물에 달여 뜨거운 채로 양치하면 통증이 멈추고 치아가 튼튼하게 된다.

유래·특징
- 들판에 덩굴지어 자라며 잎이 작고, 씨는 마름과 닮았으나 작고 삼각형의 가시가 달려있어 사람을 찌른다.
- 질려에는 두가지가 있다. 두질려(杜蒺藜)는 씨에 가시가 달려 있는 것인데, 중풍에 많이 쓴다. 백질려는 중국 동주(同州)의 사원(沙苑) 지방에서 많이 생산된다.

*문헌은 기본적으로 동의보감 (본초)에서 인용된 것임

남가새 씨 납거시삐

Tribulus terrestris L.

질려자(蒺藜子)

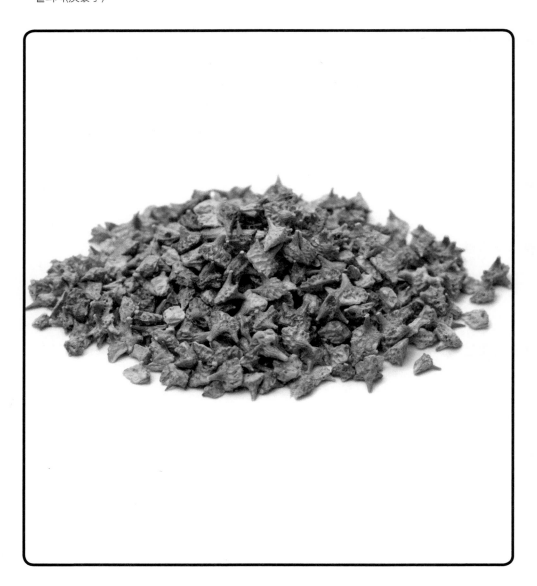

주요성분 : Quercetin-3-gentiobioside, Tribulusamide D, Hecogenin, Terrestriamide

한의학적 효능
- (신장 건강) 허리가 아픈 것을 완화시킨다.
- (항염증) 두드러기로 가려운 것이나 백반증에 주로 쓴다.

한의학적 성질
- 성질이 따뜻하고 맛은 쓰고 매우며 독이 없다.

가공 방법
- 가루 내어 사용한다.

섭취 방법
- (신장 건강) 허리가 아플 때는 가루 내어 꿀로 환을 만들거나, 술에 타서 먹는 게 좋다.
- (항염증) 두드러기로 가렵거나 백반증이 있을 때는 달인 물을 먹고, 그 물로 목욕을 한다.

유래·특징
- 씨가 콩팥과 비슷한데, 신장(腎)을 보강하는 약으로 쓰인다.

*문헌은 기본적으로 동의보감 (본초)에서 인용된 것임

황기 뿌리 돈녀삼불휘(黃耆)

Astragalus membranaceus Bunge

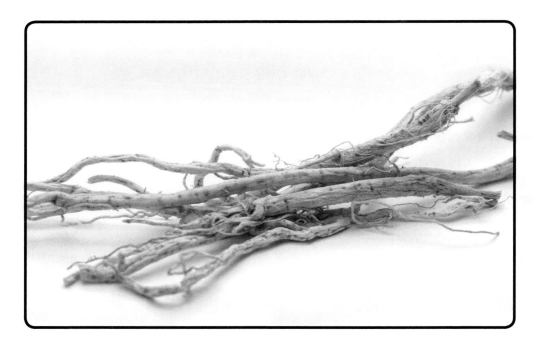

주요성분 : Astraisoflavan, Formonetin, Astrapterocarpan, Astragaloside I, Isoastragaloside

🍃 한의학적 효능

- (면역증진) 기를 보강하고 살찌우며 기가 허약하여 생긴 땀을 멈추게 한다.
- (신장 건강) 신장(腎)이 쇠약해져 귀가 먹먹한 것을 치료한다.
- (피부 건강·항염증) 종기(瘡)가 오래된 것을 치료하여, 고름을 빼내고 통증을 멎게 한다.
- (소아 건강) 소아의 온갖 병을 치료한다.
- (여성 건강) 여성의 비정상적인 과다출혈(崩漏)과 냉 분비물을 치료한다.
- (항당뇨) 당뇨병을 치료한다.
- (지혈) 각혈(咯血)을 멈추게 한다.

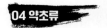

한의학적 성질
- 성질이 약간 따뜻하고 맛은 달며 독이 없다.

가공 방법
- 2월과 10월에 뿌리를 캐어 그늘에 말린다.
- 부드러우면서 화살대같이 생긴 것이 좋다.
- 종기에는 생것을 쓰고, 폐가 허약할 때에는 꿀물에 축여 볶으며, 신장이 허약할 때는 소금물에 축여 볶는다. 동의보감 [입문]

섭취 방법
- (면역증진) 몸이 뚱뚱하고 희어 기가 허약한 사람은 오히려 많이 먹어야 하고, 몸이 검어서 기가 실한 사람은 먹어서는 안 된다. 동의보감 [동원]
- (면역증진) 땀이 저절로 날 때에는 황기(꿀물에 축여 볶은 것)에 감초(구운 것) 약간을 넣고 물에 달여서 자주 마시며, 봄과 여름에는 황기를 쓴다. 동의보감 [동원]
- (면역증진) 바깥 피부 기(衛氣)를 든든하게 하며 몸 전체 수액대사를 원활하게 하는 물에 달여 먹는다. 동의보감 [탕액]
- (항염증) 염증으로 오래된 종기(瘡)가 있을 때는 진하게 달여 먹으면 고름을 피부로 돋게 만들고 아픔을 멎게 한다. 동의보감 [동원]
- (항당뇨) 당뇨병으로 종기(瘡)가 생기려고 하거나, 염증을 앓고 난 뒤에 갈증이 생겼을 때는 황기를 많이 달인 물을 먹으면 효과가 좋다. 동의보감 [강목]

궁합이 맞는 재료
- 감초(甘草) 동의보감 [동원]

유래·특징
- 주로 들판에서 자란다.

* 문헌은 기본적으로 동의보감 (본초)에서 인용하였고, 이외의 문헌만 별도로 표시

황기 잎·줄기 · 둔녀삼닙·느정이

Astragalus membranaceus Bunge

황기경엽(黃耆莖葉)

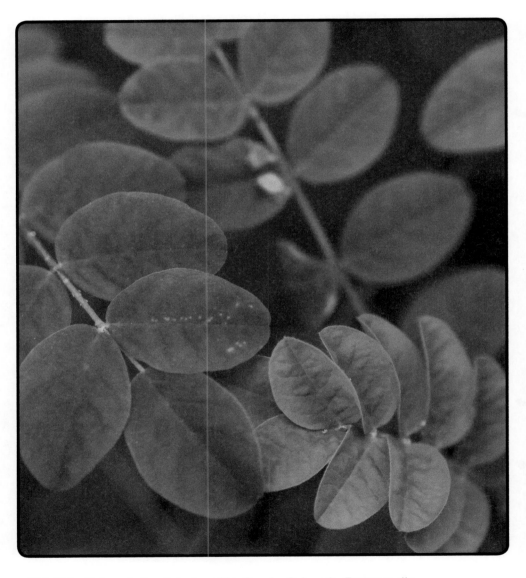

주요성분 : Calycosin-7-o-β-d-glucoside, Ononin, Calycosin, Formononetin

한의학적 효능

- (간 건강) 힘줄에 경련이 생기는 것을 치료한다.
- (해열) 갈증을 해소한다.
- (항염증) 피부 종기로 부은 것(癰腫)을 가라 앉힌다.

한의학적 성질

- 성질이 약간 따뜻하고 맛은 달며 독이 없다.

유래·특징

- 들판에서 자란다.

* 문헌은 기본적으로 동의보감 (본초)에서 인용된 것임

방풍 잎 병풍ㄴ물(防風葉)

Glehnia littoralis Fr. Schmidt ex Miq

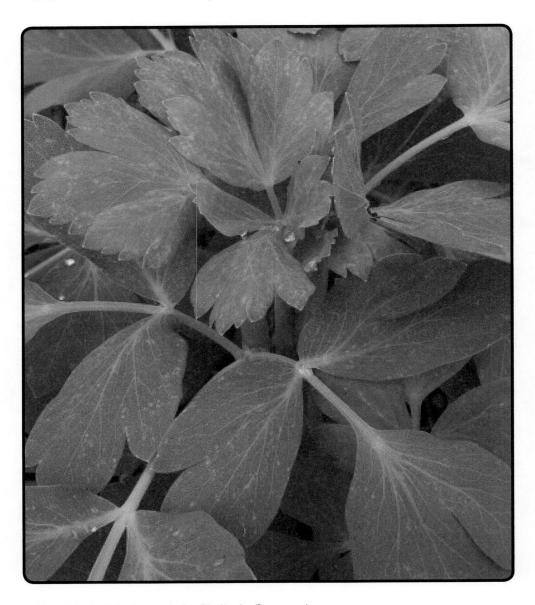

주요성분 : Deltoin, Imperatorin, Cimifugin, Panaxynol

한의학적 효능　•(항염증) 감기로 열이 나면서 땀나는 데에 주로 쓴다.

한의학적 성질　•성질이 따뜻하고 맛은 달고 매우며 독이 없다.

섭취 방법　•(항염증) 식은땀이 날 때는 물에 달여 먹는데, 잎이 더 좋다.

유래·특징　•산과 들에서 자란다.

* 문헌은 기본적으로 동의보감 (본초)에서 인용된 것임

애기부들 싹 부들근즈란싹

Typha angustifolia L.
포황묘(蒲黃苗), 감포(甘蒲)

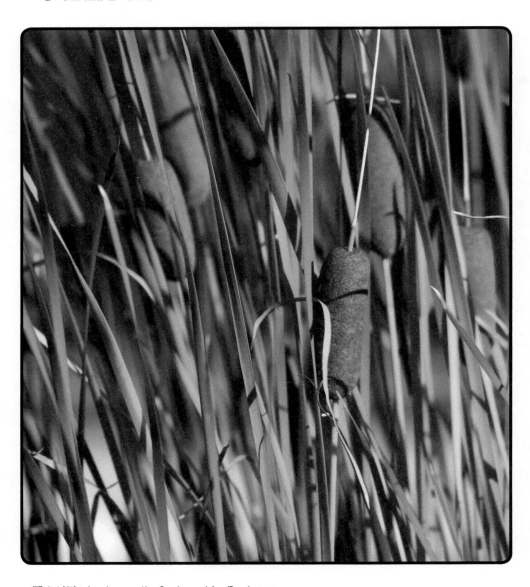

주요성분 : Isorhamnetin-3-glucoside, Pentacosane

한의학적 효능
- (구강 건강) 입안이 헐고 냄새나는 데 주로 쓰며 치아를 튼튼하게 만든다.
- (눈, 귀 건강) 눈을 밝게 하고 귀가 잘 들리도록 만든다.

한의학적 성질
- 성질이 차거나 뜨겁지 않으며 평이하고 맛은 달며 독이 없다.

가공 방법
- 생것으로 사용하거나 식초 및 소금에 절인다. 생것을 먹어 보면 달고 부드럽다.

섭취 방법
- 식초에 담가 먹으면 죽순같이 맛있다. 소금에 절여 먹거나 채소 절임을 해서 먹어도 된다.

유래·특징
- 연못에서 자라며 포황(蒲黃)의 싹이다.
- 돗자리를 만들 때 쓰는 감포(甘蒲)이다. 초봄에 어린 부들 꽃이 피는데 색이 붉고 희다.

* 문헌은 기본적으로 동의보감 (본초)에서 인용된 것임

속단 속단(續斷) *Phlomis umbrosa TURCZ.*

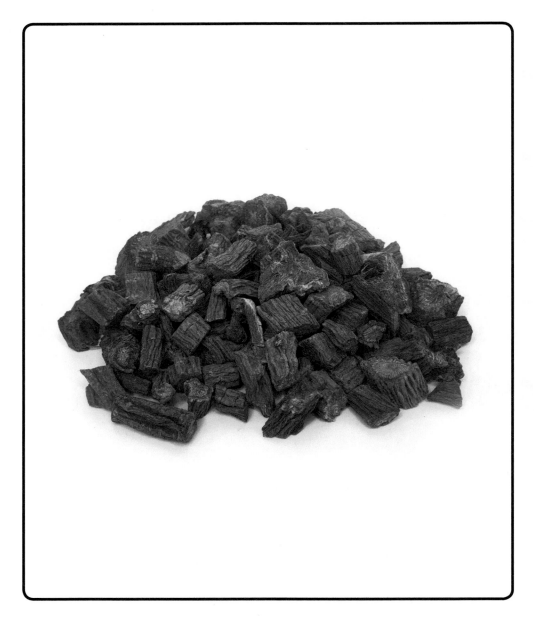

주요성분 : Qentianine, Triterpenoidal

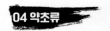

한의학적 효능
- (혈행개선) 혈액을 고르게 분포시킨다.
- (뼈 건강) 뼈와 근육을 튼튼히 하여 부러진 뼈를 빨리 붙게 만든다.
- (면역증진) 기를 북돋아 준다.
- (여성 건강) 여성 출산후의 질환을 치료한다.
- (여성 건강) 여성의 비정상적 과다출혈(崩漏) · 냉 분비물(帶下) · 혈뇨(尿血)에 가장 좋다. 동의보감 [입문]
- (신장 건강) 허리 통증에 주로 사용한다. 동의보감 [입문]
- (피부 건강) 새살을 돋게 한다. 동의보감 [입문]

한의학적 성질
- 성질이 약간 따뜻하고 맛은 쓰고 매우며 독이 없다.

가공 방법
- 7월과 8월에 뿌리를 캐어 그늘에서 말린다.
- 마디마디가 부러질 때 연기 같은 먼지가 나는 것이 좋으며 술에 담갔다가 불에 쬐어 말려서 쓴다. 동의보감 [입문]

섭취 방법
- (신장 건강) 허리 통증이 있을 때는 달이거나 가루 내어 먹는 게 좋다.

궁합이 맞는 재료
- 뽕나무 겨우살이(桑寄生)와 약효가 같아, 같이 쓰면 좋다. 동의보감 [입문]

유래·특징
- 산이나 들에서 자란다. 3월이 지나 싹이 돋아나는데, 줄기는 네모지고 잎은 모시풀잎 같으며 4월에는 연한 자주색 꽃이 핀다. 뿌리는 엉겅퀴 뿌리 같으면서 붉고 노란색이다. 마디마디가 끊어지고 껍질이 누렇고 주름진 것이 가장 좋다. 동의보감 [입문]
- 뼈가 부러진 것을 이어준다 하여 속단(續斷)이라고 한다. 동의보감 [입문]

* 문헌은 기본적으로 동의보감 (본초)에서 인용하였고, 이외의 문헌만 별도로 표시

절굿대 잎·줄기 졀국대닙·느정이

Echinops setifer Ilijin

누로경엽(漏蘆莖葉)

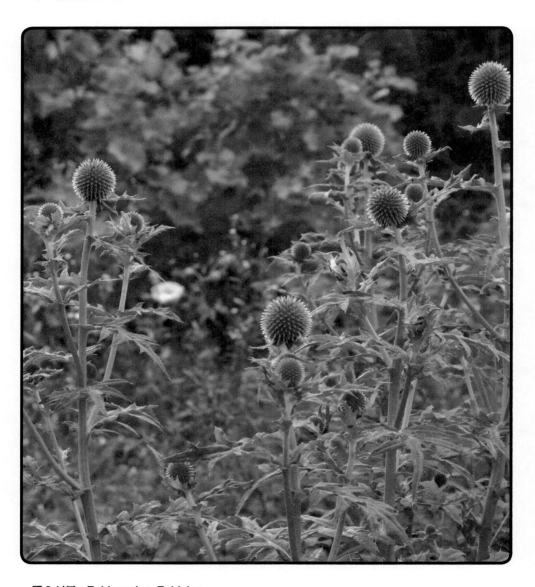

주요성분 : Echinopsine, Echinine

한의학적 효능
- (항염증) 피부 종기(감식창, 疳蝕瘡)를 치료한다.
- (살충) 기생충을 죽인다.

한의학적 성질
- 성질이 차고 맛은 쓰고 짜며 독이 없다.

유래·특징
- 산과 들에서 자란다. 줄기는 젓가락만 하고, 씨가 들어 있는 꼬투리는 참깨와 비슷한데 작으며, 뿌리는 검은색으로 순무와 비슷한데 가늘다.

＊ 문헌은 기본적으로 동의보감 (본초)에서 인용된 것임

찔레 열매 딜위여름

Rosa multiflora Thunb

영실(營實)

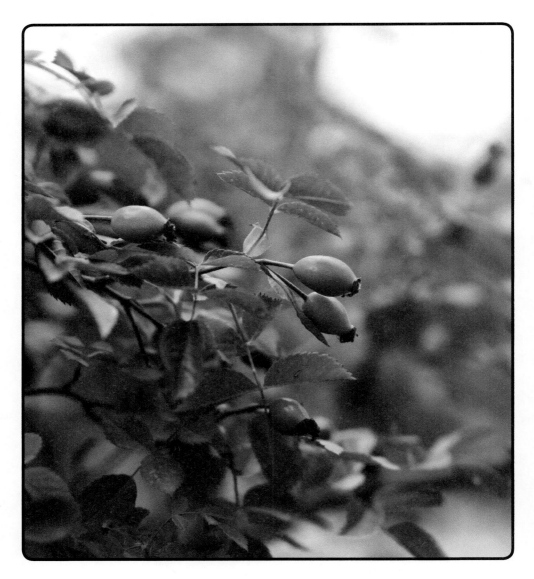

주요성분 : Rosamultin, Tormantic acid, Rosamultic acid, Quercitrin, Afzelin, Astragalin, Isoquercitrin, Multiflorin A

한의학적 효능
- (항염증) 피부 염증(옹저, 癰疽), 잘 낫지 않는 종기(악창, 惡瘡), 머리 종기(두창, 頭瘡)와 머리가 허옇게 빠지는 백반증(白禿瘡)에 주로 쓴다.

한의학적 성질
- 성질이 따뜻하고 맛은 시며 쓰고 독이 없다.

가공 방법
- 8~9월에 열매를 따서 좁쌀죽 윗물에 버무려 찐 후에 볕에 말려 쓴다.
  동의보감 [입문]

유래·특징
- 영실(營室)은 찔레꽃의 열매이다. 줄기 사이에 가시가 많고 덩굴지어 자라며, 열매는 팥과 비슷하며 꽃은 꽃잎이 5개인데 6~8개가 한곳에 뭉쳐 핀다. 붉거나 흰색을 띠는데, 그 중에 흰꽃이 좋다.

* 문헌은 기본적으로 동의보감 (본초)에서 인용하였고, 이외의 문헌만 별도로 표시

결명자 초결명(草決明)

Senna tora (L.) Roxb.

환동자(還瞳子), 마제결명자(馬蹄決明子)

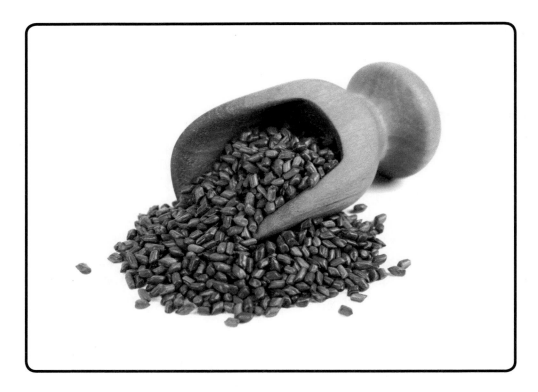

주요성분 : Chrysophanol, Physcion, Emodin, Obtusifolin, Obtusin

한의학적 효능

- (눈 건강) 청맹, 충혈, 눈물이 흘러 피부를 적시고, 눈에 군살이나 백내장에 주로 쓴다.
- (간·신장 건강) 간과 신장의 기(氣)를 북돋는다.
- (통증개선) 두통을 완화시킨다.
- (혈행개선) 입과 입술이 파래진 것을 없앤다.
- (지혈) 코피를 멎게 한다.

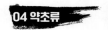

한의학적 성질
- 성질이 약간 차고 맛은 짜고 쓰며 독이 없다.

가공 방법
- 10월 10일에 씨를 받아 100일동안 그늘에서 말리는데, 약에 넣을 때는 약간 볶아 쓴다.

섭취 방법
- (눈 건강) 청맹, 눈에 군살, 각막염(雲瞖), 백내장 및 붓고 아플 때에는 매일 아침 1술씩 비벼 빈속에 먹는다.
- (눈 건강) 오랫동안 실명한 경우 결명자 2되(1.6kg)를 찧어 가루 내어 1돈(3g)씩 미음에 타서 식후에 먹으면 효과가 좋다.
- (눈 건강) 야맹증이 있을 때는 결명자 1냥(30g)과 댑싸리씨(지부자) 5돈(15g)을 가루 내어 죽이나 환을 만들어 먹는다. 동의보감 [천금]
- (간 건강) 간에 열이 있을 때에는 가루 내어 먹는다.
- (통증개선·눈 건강) 두통을 치료하고, 눈을 밝게 한다. 베개를 만들어 베면 녹두보다 좋다.
- (통증개선) 편두통이 있을 때는 결명자 가루를 물에 개어 태양혈(눈썹과 눈초리끝 부분이 만나 관자놀이에서 움푹하게 들어간 부위)에 붙이면 아주 효과가 좋다.
- (주의사항) 오래 먹으면 잠이 오지 않게 된다.

궁합이 맞는 재료
- 댑싸리씨(지부자) 동의보감 [천금]

유래·특징
- 잎이 목숙(苜蓿)과 비슷하나 더 크고, 7월에 옅은 노란색 꽃이 핀다. 그 열매는 콩 꼬투리 모양으로 달리는데, 푸른 녹두와 비슷하면서 뾰족하다.
- 열매 속의 씨가 말발굽 같아 민간에서는 마제결명자(馬蹄決明子)라고 부른다.

* 문헌은 기본적으로 동의보감 (본초)에서 인용하였고, 이외의 문헌만 별도로 표시

결명잎 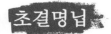 *Senna tora (L.) Roxb.*
결명엽(決明葉)

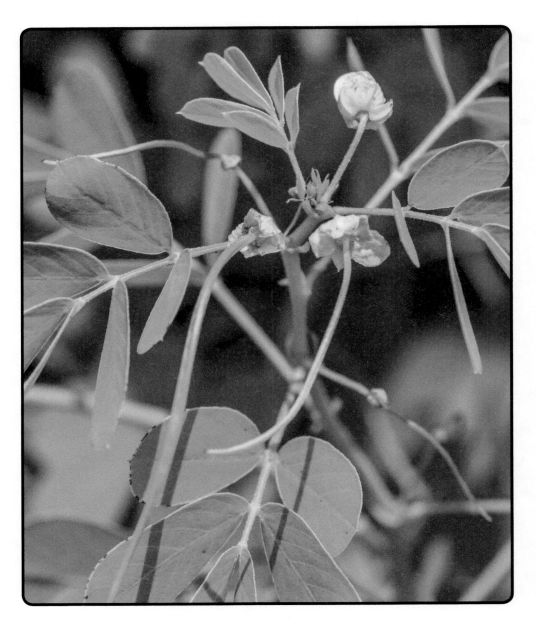

주요성분 : Emodin, Chrysophanol, Physcion, Obtusin, Obtusifolin

한의학적 효능
- (눈 건강) 눈을 밝게 한다.
- (혈행개선) 온몸의 혈액을 잘 소통시킨다.

한의학적 성질
- 성질이 약간 차며 맛은 짜고 쓰며 독이 없다.

가공 방법
- 나물로 무친다.

유래·특징
- (눈 건강) 결명자의 잎으로 나물을 무쳐 자주 먹으면 눈을 밝게 한다.

*문헌은 기본적으로 동의보감 (본초)에서 인용된 것임

단삼 단삼(丹蔘)

Salvia miltiorrhiza Bunge.
분마초(奔馬草)

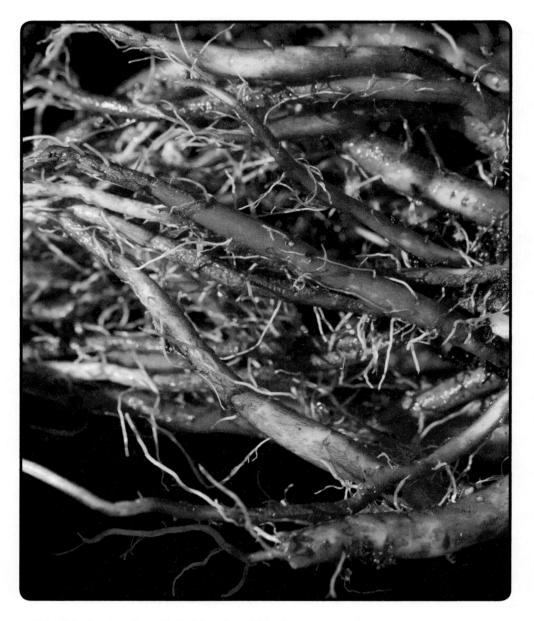

주요성분 : Salvianolic acid, Salvianolic acid B, Tanshinone I, Tanshinone IIA, Miltirone, Cryptotanshinone, Militibetin A

한의학적 효능
- (관절 건강) 다리가 연약하면서 저리고 아픈 것과 사지를 가누지 못하는 것을 치료한다.
- (항염증) 고름을 빼고 통증을 멎게 하며 새살을 돋게 한다.
- (여성 건강) 월경을 고르게 하고 갑자기 대량 출혈(崩漏)과 냉 분비물(帶下)을 멎게 하며 태반을 안정시킨다.
- (혈행개선) 오래된 뭉친 피를 풀어주며 새로운 피를 보충해준다.

한의학적 성질
- 성질이 약간 차고 맛은 쓰며 독이 없다.

가공 방법
- 9~10월에 뿌리를 캐어 볕에 말린다.
- 술에 씻었다가 볕에 말려 쓴다. 동의보감 [입문]

유래·특징
- 줄기와 잎은 박하와 비슷한데 털이 있고, 3월에 붉고 보라색의 꽃이 핀다. 뿌리는 붉은색으로 손가락만 하고 길이가 1자(30cm) 좌우이며, 싹 하나에 뿌리가 여럿 달려있다.
- 술에 담갔다가 먹으면 달리는 말을 좇아갈 수 있어서 분마초(奔馬草) 라고도 한다. 동의보감 [입문]

* 문헌은 기본적으로 동의보감 (본초)에서 인용하였고, 이외의 문헌만 별도로 표시

오미자 오미즈(五味子)

Schisandra chinensis (Turcz.) Baillon

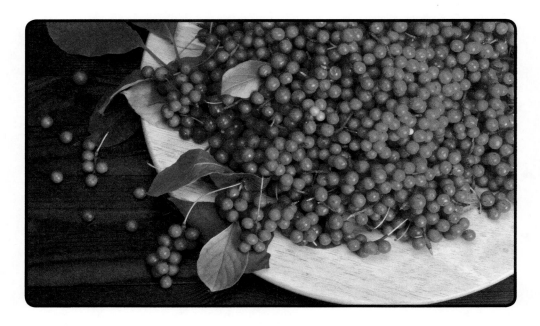

주요성분 : Schisandrin A, Schisandrin B, Schisandrol A, Gomisin A, Gomisin B

한의학적 효능
- (면역증진) 허약하고 피로(허로, 虛勞)로 야윈 것을 보강한다.
- (눈 건강) 눈을 밝게 한다.
- (신장 건강) 신장(水藏)을 따뜻하게 한다.
- (성기능개선) 남자의 정액을 보강하고 음경을 커지게 한다.
- (항당뇨) 당뇨병(消渴)을 치료한다.
- (해열) 열로 인한 답답함(煩熱)을 없앤다.
- (숙취해소) 술독을 풀어준다.
- (호흡기 건강) 기침(咳嗽)을 치료한다.

한의학적 성질
- 성질이 따뜻하고 맛은 시며, 약간 쓰고 독이 없다.

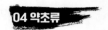

🌿 가공 방법

- 8월에 열매를 따서 볕에 말린다.
- 약에는 생것을 볕에 말려 씨를 버리지 않고 사용한다.

🌿 섭취 방법

- (성기능개선) 오미자고(五味子膏)는 정액이 잘 새어 나가지 않게 하며 몽유로 인한 몽정을 치료한다. 오미자 1근(600g)을 깨끗이 씻어 물에 하룻밤 담갔다가 비벼서 즙을 짜내고 씨를 뺀다. 베로 걸러서 솥에 넣고 겨울에 채취한 꿀 2근(1.2kg)과 함께 은근한 불로 졸여서 고약(膏藥)을 만든다. 1–2 숟가락을 떠서 끓인 물에 타서 빈속에 먹는다.
- (호흡기 건강) 기침할 때는 차나 환으로 만들거나 달여 먹는다. 인삼 · 오미자 · 맥문동은 폐가 허약하여 땀이 저절로 나거나 기운이 없고 숨이 찰 때 쓰는 최고의 약이다.
- (신장 건강) 신장을 따뜻하게 보강하고 근골을 튼튼하게 할 때는 환으로 먹거나 달여 먹는다.
- (항당뇨) 당뇨병을 치료할 때는 음료수를 만들어 자주 마시면 가장 좋다. 또, 환을 만들어 오래 먹으면 진액을 생겨나게 하고 갈증을 멎게 한다. 동의보감 [단심]
- (호흡기 건강) 오래된 기침에는 반드시 오미자를 써야 하는데 자주 쓰면 나쁜 기(邪氣)가 나가는 길을 막아 머무르게 하기 때문에 반드시 먼저 발산하는 계지(桂枝), 생강(生薑) 등을 쓰거나 혹은 같이 사용해야 한다. 동의보감 [단심]

🌿 궁합이 맞는 재료

- 인삼(人蔘), 맥문동(麥門冬)

🌿 유래·특징

- 깊은 산 속에서 자란다. 줄기는 붉은 빛이 나고 덩굴로 자라며, 잎은 살구나무 잎과 비슷하다. 꽃은 노랗고 흰색이다. 열매는 완두콩만 하고 줄기 끝에 무더기로 열리는데, 처음에는 푸르다가 익으면 붉은 보라색이 된다. 맛이 단 것이 좋다.
- 껍질과 살은 달고 시며 씨는 맵고 쓴데, 전체에는 짠맛이 있다. 이렇게 5가지 맛이 모두 나기 때문에 오미자(五味子)라고 한다.
- 우리나라에서는 함경도와 평안도에서 생산되는 것이 좋다. 동의보감 [속방]

* 문헌은 기본적으로 동의보감 (본초)에서 인용하였고, 이외의 문헌만 별도로 표시

메꽃 뿌리 멧꽃불휘

Calystegia japonica f. angustifoloa Makino ex Hara

선화근(旋花根), 미초(美草), 돈장초(独腸草)

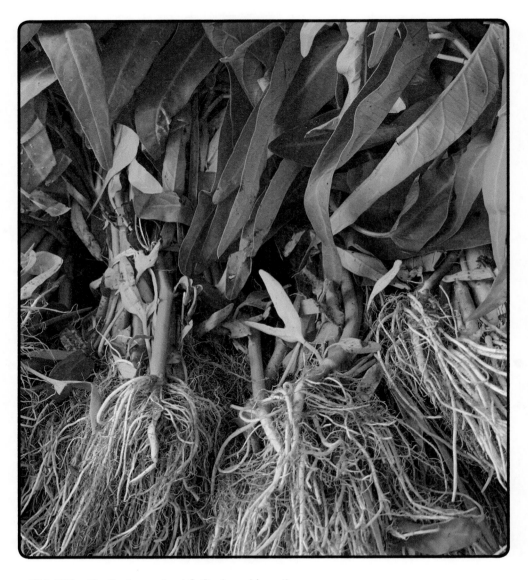

주요성분 : Afzelin, kaempferol 3-O-glucoside, rutin

한의학적 효능
- (소화기계 건강) 뱃속이 차갑거나 열이 날 때에 주로 쓴다.
- (이뇨개선) 소변을 잘 나오게 한다.
- (근력 강화) 근골을 튼튼하게 한다.
- (면역증진) 오래 먹으면 배가 고프지 않게 된다.
- (피부 건강) 다친 상처를 잘 아물게 한다.

한의학적 성질
- 성질이 따뜻하고 맛은 달며 독이 없다.

섭취 방법
- (면역증진) 뿌리에는 털과 마디가 없고 삶으면 먹을 만한데, 맛이 달고 좋으며, 먹으면 배고프지 않다.

유래·특징
- 미초(美草) 또는 돈장초(独腸草)라고도 한다.
- 밭과 들에서 자라며 평지나 연못가에 나는 메꽃으로 덩굴지어 자란다. 잎은 마잎과 비슷한데 대부분 폭이 더 좁으면서 길고, 꽃은 엷은 붉은색이다.

* 문헌은 기본적으로 동의보감 (본초)에서 인용된 것임

인동초 겨우사리느정이(忍冬草)

Lonicera japonica Thunberg

인동등(忍冬藤), 좌전등(左纏藤), 노옹수초(老翁鬚草), 노사등(鷺鷥藤), 수양등(水楊藤)

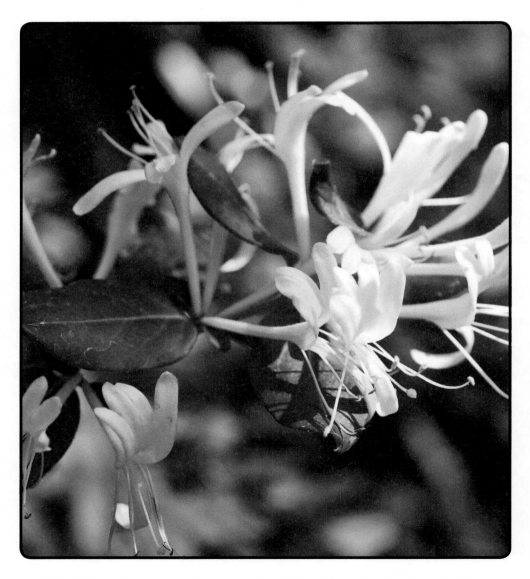

주요성분 : Loganin, Secologanin, Chlorogenic acid, Loniceroside A, Loniceroside C

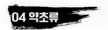

한의학적 효능

- (이뇨개선) 춥거나 열이 있으면서 몸이 붓는 것에 주로 쓴다.
- (항균) 열로 인해 설사에 피가 섞여 나오는 세균성 장염(혈리, 血痢)에 주로 쓴다.
- (해열) 피부 염증(옹저, 癰疽)으로 열이 몹시 나면서 답답하고 갈증이 나는 것을 치료한다.

한의학적 성질

- 성질이 약간 차고 맛은 달며 독이 없다.

가공 방법

- 12월에 뿌리를 캐어 그늘에서 말린다.

유래·특징

- 줄기는 붉은 보라색인데, 오래된 줄기에는 얇고 흰 피막이 있고 어린줄기에는 털이 있다. 꽃잎은 흰색이고 꽃술은 자주색이다.
- 인동은 덩굴식물로 그 줄기가 늙은 나무에 감기면서 자란다. 그 덩굴이 나무에 왼쪽으로 감겨 올라가면서 자라기 때문에 좌전등(左纏藤) 이라고도 한다. 겨울에도 시들지 않아 인동초(忍冬草)라고도 한다. 꽃은 노란 것과 흰 것의 두가지가 있어 금은화(金銀花)라고 부른다. 동의보감 [입문]
- 덩굴은 왼쪽으로 감기면서 자라고, 꽃잎은 5개로 갈라져 있고 희며 향기가 약간 있고, 줄기는 붉은 빛이다. 들에서 덩굴지어 자란다. 동의보감 [직지]

* 문헌은 기본적으로 동의보감 (본초)에서 인용하였고, 이외의 문헌만 별도로 표시

사상자 비얌도랏삐(蛇床子)

Torilis japonica (Houtt) DC.

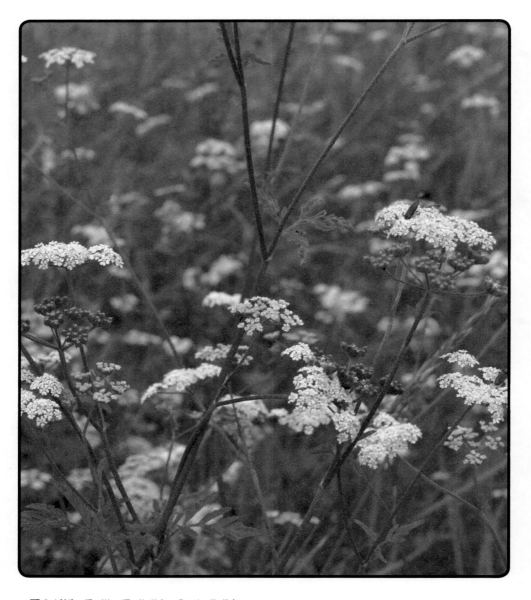

주요성분 : Torilin, Torilolide, Oxytorilolide

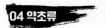

🌿 **한의학적 효능**
- (남성 생식기 건강) 남자의 음경을 강하게 만든다. 남자가 발기가 안
  되거나 음부가 축축하며 가려운 데 주로 쓴다.
- (여성 건강) 자궁을 따뜻하게 하고 성기가 붓고 아플 때나 붉고 흰
  질분비물(赤白帶下)을 치료한다.
- (항염증) 성기 주위에 땀이 나고 습진(濕癬)을 치료한다.
- (성기능개선) 성 기능을 보강한다.
- (소화기계 건강) 속을 따뜻하게 만들고 기를 내린다.
- (통증개선) 허리가 아픈 것을 치료한다.
- (신장 건강) 소변을 조절 해 준다.

🌿 **한의학적 성질**
- 성질이 따뜻하며 맛은 쓰고 맵고 달며 독이 조금 있다.

🌿 **가공 방법**
- 5월에 열매를 받아 그늘에서 말린다.
- 환ㆍ가루로 쓸 때는 약간 볶은 후, 비벼서 껍질을 버리고 깨끗한
  알맹이를 골라 쓴다. 이것을 달인 물로 환부를 씻을 때는 생것을 그대로
  쓴다. 동의보감 [입문]

🌿 **섭취 방법**
- (남녀생식기 건강·성기능개선) 달인 물로 남녀의 성기를 씻으면 차가움을
  없애고 정력이 세어지며 성기 주위의 땀이 사라진다. 또, 가루 내어
  쌀가루와 섞어 사용하기도 한다.

🌿 **유래·특징**
- 낮은 습지대에서 자란다. 소엽천궁[小葉芎藭]과 모양이 비슷한데, 꽃은
  희다. 열매는 기장 쌀알같고 누렇거나 흰색이며, 매우 가볍고 속이
  비었다.

* 문헌은 기본적으로 동의보감 (본초)에서 인용하였고, 이외의 문헌만 별도로 표시

꿩의 비름 잎 집우디기

Hylotelephium erythrostictum

경천엽(景天葉), 신화초(愼火草)

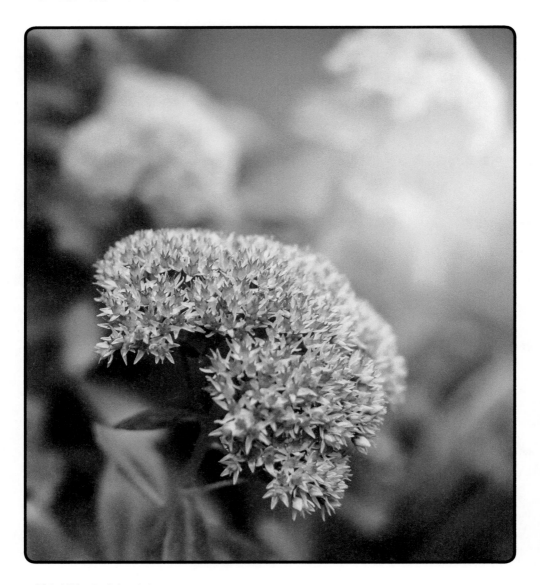

주요성분 : Sedoheptulose

한의학적 효능

- (항우울·해열) 가슴이 답답하고 열이 나서 미칠 것 같은 것을 치료한다.
- (눈 건강) 눈이 충혈되고 머리 아픈 것을 치료한다.
- (통증개선) 얼굴의 부종(遊風)으로 벌겋게 부은 것을 치료한다.
- (해열) 뜨거운 열이나 불에 덴 것을 치료한다.
- (여성 건강) 냉 분비물을 치료한다.
- (항균) 소아의 피부가 불에 지지듯이 화끈 달아오르면서 열이 나는 병(丹毒)을 치료한다.
- (항염증) 두드러기로 몹시 가려울 때 주로 쓴다.

한의학적 성질

- 성질이 차고 맛은 쓰고 시며 독이 없다.

가공 방법

- 4월 4일과 7월 7일에 뜯어서 그늘에서 말린다.
- 찧어서 즙을 내어 발라 준다.

섭취 방법

- (항염증) 두드러기로 몹시 가려울 때는 찧어서 즙을 내어 발라 준다.

유래·특징

- 화분에 심어 지붕에 올려놓아 화재를 예방하기 때문에 신화초(愼火草) 라고도 한다.
- 싹과 잎은 마치현과 비슷한데 더 크고, 층을 이루며 자란다. 줄기는 몹시 약하고, 여름에 붉은 보라색의 작은 꽃이 피고 가을이 지나면 말라 죽는다.

* 문헌은 기본적으로 동의보감 (본초)에서 인용된 것임

사철쑥 더위지기

Artemisia capillaris Thunberg
인진호(茵蔯蒿), 마선(馬先)

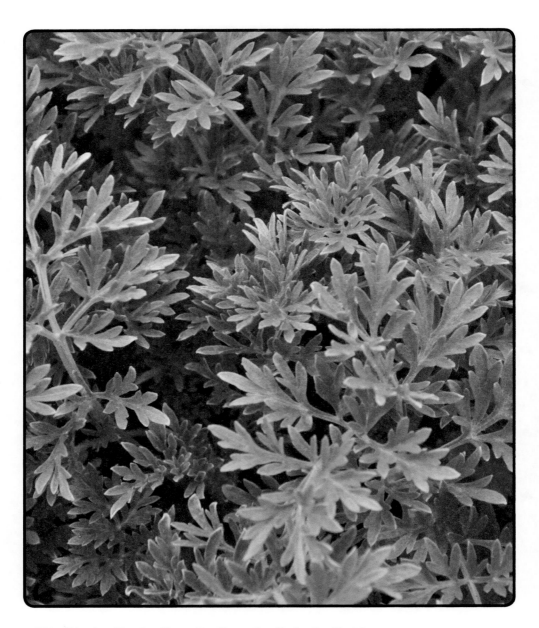

주요성분 : Capillin, Capillene, Capillone, Capillarin, Capillarisin

🍂 한의학적 효능

- (간 건강) 열이 뭉쳐 생긴 황달로 온몸이 누런 데에 쓴다.
- (이뇨개선) 소변이 잘 나오지 않는 데 주로 쓴다.
- (해열) 유행병으로 열이 날 때 주로 쓴다.
- (통증개선) 두통을 치료한다.
- (항균) 말라리아 감염증(장학, 瘴瘧)을 치료한다.
- (항염증) 온몸이 가렵고 종기나 두드러기가 생기려는데 주로 쓴다.

🍂 한의학적 성질

- 성질이 약간 차고 서늘하며 맛은 쓰고 매우며 독이 없다.

🍂 가공 방법

- 5월과 7월에 잎과 줄기를 따서 그늘에서 말리되, 불을 가까이하면 안 된다.
- 뿌리와 흙을 제거하고 얇게 썰어 쓴다. 동의보감 [입문]

🍂 섭취 방법

- (간 건강) 황달로 온몸이 누렇게 되고 소변이 진한 경우에는 물로 진하게 달여 먹는데, 생것으로 먹어도 좋다.
- (간 건강) 술로 인한 황달이 있을 때는 사철쑥 1냥(30g)을 청주(淸酒)로 달여 먹는다. 동의보감 [외감]
- (항균) 말라리아 감염이 있을 때는 달여서 먹으며 국을 끓여 먹거나 김치로 담가 먹어도 된다.
- (항염증) 온몸이 가렵고 종기나 두드러기가 생기려는 때에는 진하게 달인 물로 씻는다.

🍂 유래·특징

- 쑥갓(蓬蒿)과 비슷하나, 잎이 빳빳하고 가늘며 꽃과 열매가 없다. 잎은 가을에 시들지만, 줄기는 겨울에도 죽지 않고 이듬해에 이 줄기에서 다시 싹이 돋기 때문에 인진호(茵蔯蒿)라고 한다.

* 문헌은 기본적으로 동의보감 (본초)에서 인용하였고, 이외의 문헌만 별도로 표시

개사철쑥 겨비쑥

Artemisia apiacea Hance ex Walp.

청호(靑蒿), 초호(草蒿)

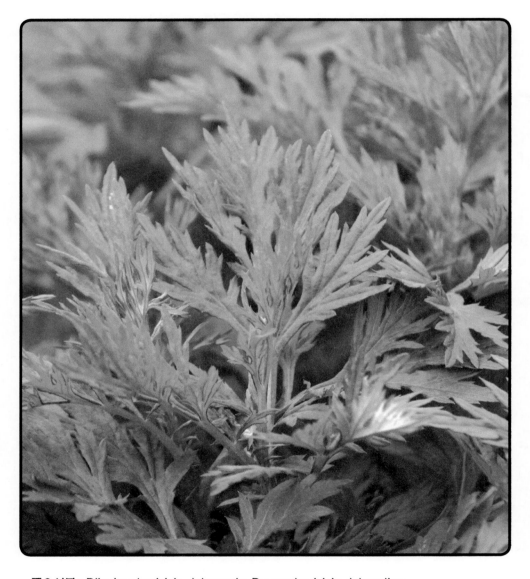

주요성분 : Dihydroartemisinin, Artesunate, Deoxyartemisinin, Artemether

한의학적 효능
- (해열) 뼈가 타는 듯한 열에 가장 좋으며 식은 땀을 멎게 한다.
- (간·위 건강) 열로 생긴 황달로 명치(위)가 아픈 경우를 치료한다.
- (항피로) 원기가 부족하고 피로가 지나쳐서 생기는 허로(虛勞)를 치료한다.
- (눈 건강) 눈을 밝게 한다.
- (소화기계 건강) 위(胃)와 장(腸)의 기를 보강한다.
- (항노화) 얼굴이 늙지 않게 하며 새치를 없앤다.

한의학적 성질
- 성질이 차고 맛은 쓰고 맵다.

가공 방법
- 소금물에 7일 동안 담갔다가 볕에 말려 쓴다.

섭취 방법
- (해열) 뼈가 타는 듯한 열이 있을 때는 물에 달이거나 환으로 만들어 먹는다.
- (간·위 건강) 열로 생긴 황달로 명치(위)가 아플 때에는 찧어서 즙을 내어 마신다.

유래·특징
- 봄에 가장 먼저 나오고, 줄기·잎은 보통 쑥과 같지만 색이 더 푸르고 향기롭다. 진한 녹색인 것이 좋다.

＊문헌은 기본적으로 동의보감 (본초)에서 인용된 것임

도꼬마리 열매 돈고마리

Xanthium strumarium L.
창이실(蒼耳實), 부래(羊負來), 도인두(道人頭)

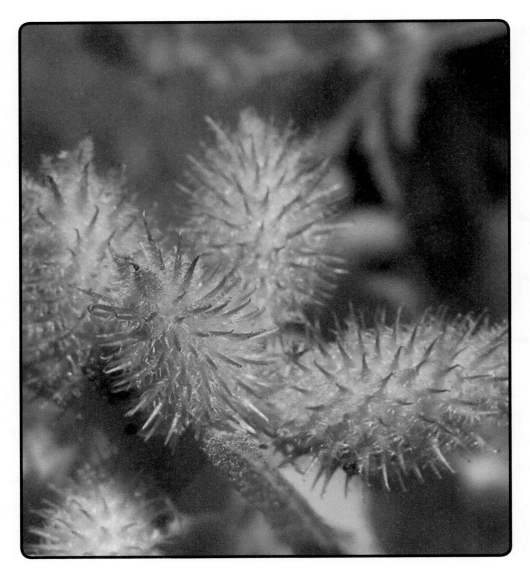

주요성분 : Xanthanol, Tomentosin, Xanthatin, Xanthostrumarin, Xanthostrunarin

한의학적 효능
- (해열, 간 건강) 간의 열(肝熱)을 내린다.
- (눈 건강) 눈을 밝게 한다.
- (통증개선) 사지의 경련과 통증을 완화시킨다.
- (항염증) 감기로 인한 두통에 주로 쓴다.

한의학적 성질
- 성질이 따뜻하고 맛은 쓰고 달며 독이 없다.

가공 방법
- 5월 5일과 7월 7일에 줄기와 잎을 따고, 9월 9일에 열매를 따서 그늘에 말린다.
- 약에 넣을 때는 찧어서 가시를 없애고 살짝 볶아서 쓴다.

섭취 방법
- (간·눈 건강) 간의 열을 내려주고 눈을 밝게 할 때는 달이거나 가루 내어 먹는 게 좋다.
- (통증개선) 사지의 경련과 통증이 있을 때는 3냥(90g)을 볶아서 찧어 가루 내고, 물 1되 반(2.7L)으로 달여서 물의 양이 반으로 줄어들면 찌꺼기를 버리고 마신다.
- (항염증) 감염이 되어 갑자기 어지러워 쓰러졌을 때 도꼬마리 열매의 어린 속심을 그늘에 말려 가루 내고 술로 2돈(6g)씩 먹는다. 이 약은 두개골까지 약효가 도달하고, 정수리를 잘 뚫어 주는데 가루 내거나 달여 먹는 게 좋다.

유래·특징
- 창이(蒼耳) 또는 갈기초(喝起草)라고도 한다. 그 열매를 양부래(羊負來) 라고 한다. 옛날 중국에 없다가 양털에 붙어서 중국에 들어왔기 때문에 양부래(羊負來)라고 부른 것이다.

* 문헌은 기본적으로 동의보감 (본초)에서 인용된 것임

칡 뿌리 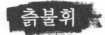 *Pueraria lobata (Wild.) Ohwi*

갈근(葛根), 녹곽(鹿藿)

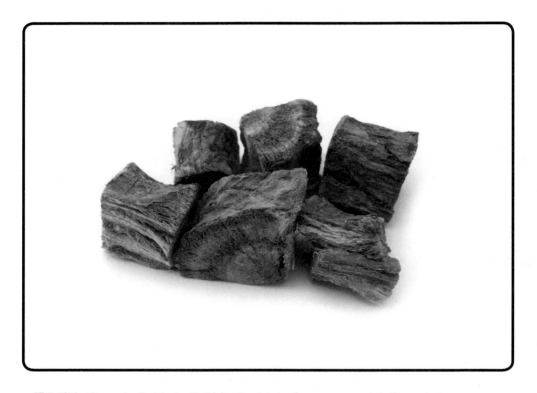

주요성분 : Puerarin, Daidzein, Daidzin, Genistein, Soyasapogenol A, Puerariafuran

한의학적 효능

- (항염증) 감기로 인한 두통에 주로 쓴다.
- (숙취해소) 술독을 풀어준다.
- (위 건강) 식욕을 돋우고 소화를 돕는다.
- (해열) 가슴의 열을 없애고 답답하고 목마른 것을 멎게 한다.
- (항당뇨) 당뇨병(消渴)을 치료한다.
- (항균) 말라리아 감염에 의한 학질을 치료한다.
- (장 건강) 소장을 잘 통하게 하여 소변으로 열을 내린다.
- (피부 건강) 다친 상처를 치료한다.

한의학적 성질 • 성질이 차고 맛은 달며 독이 없다.

가공 방법 • 5월 5일에 뿌리를 캐어 볕에 말리는데, 땅속 깊이 들어간 것이 약효가 좋다. 동의보감 [입문]

섭취 방법
• (항염증) 감기로 인한 두통이 있을 때는 물에 달여 먹으면 약간 땀을 내어 겉으로 발산하며 피부 모공(腠理)을 열어준다.
• (숙취해소) 술에 취해 깨어나지 않는 경우에는 찧어서 즙을 내어 1~2되(1.8~3.6L)를 마시면 깨어나는데 달여 마셔도 좋다. 술로 인한 갈증에는 뿌리를 짓찧어 물에 타서 가라앉히면 칡가루가 남는데, 이것을 끓인 물 속에 오래 넣어 두면 색깔이 아교처럼 된다. 이것을 꿀물과 섞어서 먹으며 생강을 약간 섞으면 더욱 좋다.
• (위 건강) 입맛을 돋우고 음식을 소화시키고자 할 때는 물에 달여 먹거나, 가루만 모아 물에 타서 먹는다.
• (항당뇨) 당뇨병이 있을 때는 5돈(15g)을 물에 달여 마신다. 생것을 찧어 즙을 내어 마셔도 좋다.
• (항염증·항균) 감기 초기에 머리가 아프고 몸에서 열이 날 때나 황달과 말라리아 감염일 때는 칡뿌리 1냥(30g)을 물에 달여 먹는다. 생칡의 즙을 내어 1되(1.8L)를 마셔도 효과가 좋다.

유래·특징 • 주로 산 속에서 자란다.

＊문헌은 기본적으로 동의보감 (본초)에서 인용하였고, 이외의 문헌만 별도로 표시

생 칡뿌리 갈생근(葛生根)

Pueraria lobata (Wild.) Ohwi

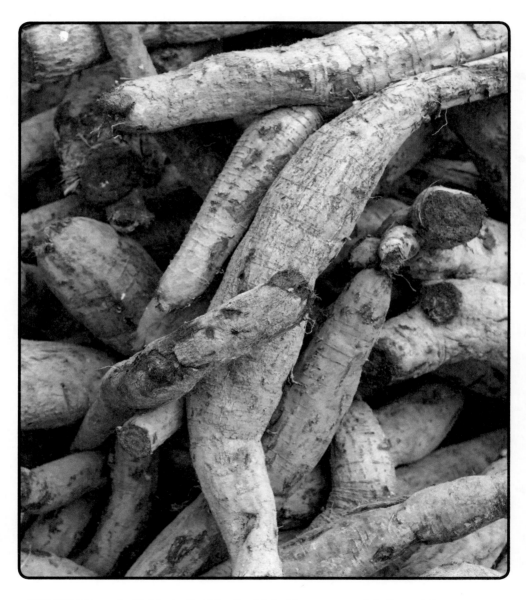

주요성분 : Puerarin, Daidzein, Daidzin, Genistein, Soyasapogenol A, Puerariafuran

🌿 **한의학적 효능**
- (혈행개선) 몸 안에 뭉친 피(瘀血)를 풀어준다.
- (항염증) 종기(瘡)를 아물게 한다.
- (숙취해소) 술독이나 열을 풀어준다.
- (간 건강) 술로 인한 황달(酒疸)을 치료한다.
- (이뇨개선) 소변이 진하면서 잘 나오지 않는 것을 치료한다.
- (항당뇨) 당뇨병(消渴)을 치료한다.
- (해열) 전염병 및 감염병으로 인한 열이 심한 경우를 치료한다.

🌿 **한의학적 성질**
- 성질이 차고, 맛은 달며 독이 없다.

🌿 **가공 방법**
- 즙을 내어 마신다.

🌿 **섭취 방법**
- (항당뇨, 해열) 생 뿌리를 찧어 즙을 내어 마시면 당뇨병(消渴)과 전염병 및 감염병으로 열이 심한 경우를 치료한다.
- (주의사항) 낙태를 시킬 수 있으니 임산부는 주의해야 한다.

* 문헌은 기본적으로 동의보감 (본초)에서 인용된 것임

칡 잎 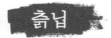 *Pueraria lobata (Wild.) Ohwi*
갈엽(葛葉)

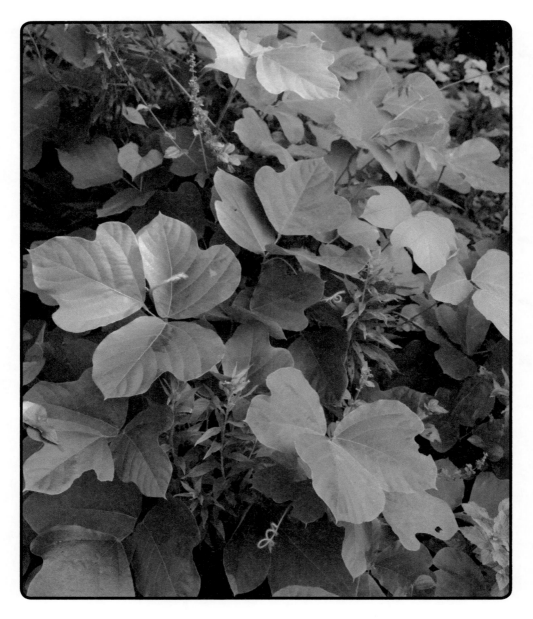

주요성분 : Puerarin, Daidzein

한의학적 효능 • (지혈) 피부 상처로 피가 나는 것을 멎게 하는 데 주로 쓴다.

한의학적 성질 • 성질이 차고 맛은 달며 독이 없다.

가공 방법 • 생 칡잎을 손으로 비벼 으깬다.

섭취 방법 • (지혈) 피부 상처로 피가 날 때는 손으로 비벼 으깬 것을 붙인다.

＊문헌은 기본적으로 동의보감 (본초)에서 인용된 것임

칡 꽃 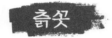 *Pueraria lobata (Wild.) Ohwi*
갈화(葛花)

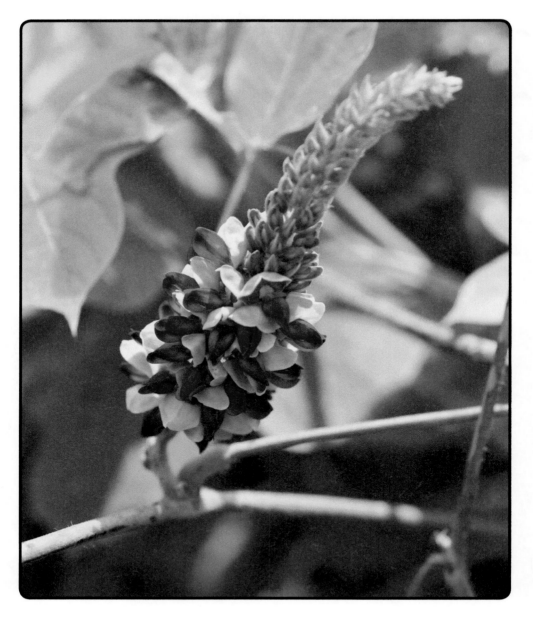

주요성분 : Tectorigenin, Tectoridin, Irisolidone, Kakkalidone, Kaikasaponin Iii

한의학적 효능   •(숙취해소) 술독을 풀어 주는데 효과가 좋다.

한의학적 성질   •성질이 차고 맛은 달며 독이 없다.

가공 방법   •건조하여 가루낸다.

섭취 방법   •(숙취해소) 칡꽃과 국화(菊花)를 같은 양으로 가루 내어 복용하면 술을
마셔도 취하지 않는다.

궁합이 맞는 재료   •팥꽃(赤小豆花) 또는 국화(菊花)

*문헌은 기본적으로 동의보감 (본초)에서 인용된 것임

당귀 숭엄초불휘(當歸)

Angelica gigas Nakai
승검초

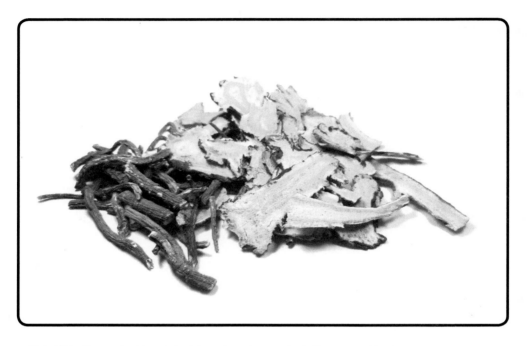

주요성분 : Decursin, Decursinol Angelate, Decursinol, Marmesin, Xanthotoxin

🌿 한의학적 효능
- (항피로) 원기가 부족하고 피로가 지나쳐서 생기는 허로(虛勞)를 치료한다.
- (혈행개선) 뭉친 피를 풀어주며, 새로운 피를 생기게 한다.
- (면역증진) 모든 장기(五藏)의 영양을 보충해 주고 새살을 돋게 한다.
- (항암) 기와 혈이 뭉친 덩어리를 풀어준다.
- (여성 건강) 갑자기 다량의 비정상적으로 출혈(崩漏)과 불임(不姙)에 주로 쓴다.
- (항염증) 종기(惡瘡)과 상처로 인해 피가 속에 뭉친 것을 치료한다.
- (항균) 세균성 장염(痢疾)의 복부 통증과 말라리아 감염을 치료한다.

🌿 한의학적 성질
- 성질이 따뜻하고 맛은 달고 매우며 독이 없다.

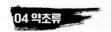

🌿 가공 방법

- 2월과 8월에 뿌리를 캐어 그늘에서 말린다.
- 술에 담갔다가 쓰는 것이 좋다. 동의보감 [동원]
- 상체의 질환을 낫게 하려면 술에 담가 쓰고, 감염 질환을 낫게 하려면 술에 씻어 쓴다. 혈액 질환에는 술에 쪄서 쓰고, 간 질환에는 생강즙에 축여 볶아 사용한다. 동의보감 [입문]

🌿 섭취 방법

- (항피로) 피가 부족하여 생긴 두통에는 얇게 썰어 술에 달여 먹는다.
- (혈행개선) 모든 혈액 질환을 치료할 때는 천궁과 당귀를 배합하여 사용하면 혈액약(血藥) 중에서 가장 좋다.
- (혈행개선) 뭉친 피로 찌르듯 아플 때는 천궁·단삼· 당귀 머리 부분(當歸頭)을 써야 한다. 동의보감 [단심]
- (항암) 피가 뭉친 덩어리(血積)가 있을 때에는 당귀 4돈(12g), 마른 옻 3돈(9g)을 가루 낸 후 꿀로 환을 만들어 술로 15알씩 먹는다.
- (여성 건강) 비정상적인 과다 출혈(崩漏) 및 월경이 잘 나오지 않을 때는 달이거나 가루 내어 먹는 게 좋다.
- (여성 건강) 여성의 질환 및 출산 후에 배가 아플 때에는 당귀 가루 3돈(9g)을 물에 타 먹는다. 동의보감 [양방]

🌿 궁합이 맞는 재료

- 천궁(川芎), 마른 옻(乾漆), 단삼(丹蔘) 동의보감 [강목] 동의보감 [양방] 동의보감 [단심]

🌿 유래·특징

- 산과 들에 자라는데, 심기도 한다. 살이 많고 마르지 않은 것이 좋다. 말꼬리와 같이 생긴 것이 좋다.
- 머리 부분을 쓰면 뭉친 피(瘀血)를 깨뜨려 없애주고, 잔 뿌리를 쓰면 피를 멎게 한다. 전체를 다 쓰면 뭉친 피를 풀어주고, 피를 멎게 한다. 동의보감 [탕액]

* 문헌은 기본적으로 동의보감 (본초)에서 인용하였고, 이외의 문헌만 별도로 표시

작약 함박곳불휘

Paeonia lactiflora Pallas
해창(解倉), 백작약(白芍藥)

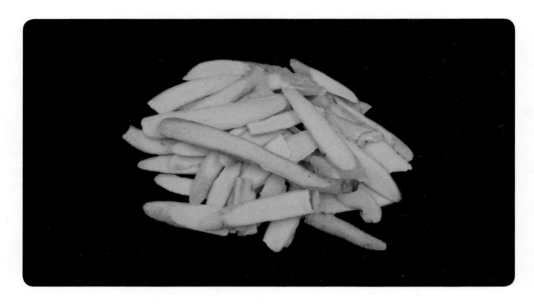

주요성분 : Albiflorin, Paeoniflorin, Oxypaeoniflorin, Benzoylpaeoniflorin, Paenoside A, Paeonin D

한의학적 효능

- (혈행개선) 뭉친 피(瘀血)를 깨뜨려 혈액을 잘 소통시키고, 피가 부족하여 생긴 손발 저림(혈비, 血痺)을 없앤다.
- (여성 건강) 여자의 온갖 질병과 출산 전후 질환에 주로 쓴다.
- (소화기계 건강) 배에 통증을 멎게 한다.
- (장 건강) 치질로 하혈 및 항문 염증(치루, 痔漏)을 치료한다.
- (항염증) 등의 종기 및 전염성 피부염(창개, 瘡疥)을 치료한다.
- (눈 건강) 눈이 충혈되거나 군살이 자란 것을 없앤다.
- (간 건강) 간(肝)의 기를 보강하고 간(肝)이 상했을 때 속을 이완시킨다.
- (항균) 설사와 세균성 장염(이질, 痢疾)을 치료한다. 동의보감 [탕액]

한의학적 성질

- 성질이 약간 차고, 맛은 쓰고 시며, 독이 조금 있다.

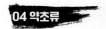

🌿 가공 방법

- 2월과 8월에 뿌리를 캐어 볕에 말린다.
- 술에 담갔다가 쓰면 혈액 순환에 도움이 된다. 술에 볶거나 잿불에 구워 쓰기도 한다. 동의보감 [입문]
- 배가 아플 때는 세균성 장염(痢疾)을 치료할 때는 반드시 볶아 써야 하고, 뒤가 묵직한 경우에는 볶지 않고 쓴다. 동의보감 [단심]

🌿 섭취 방법

- (여성 건강) 월경이 나오지 않을 때는 달이거나 가루 내고 환으로 먹는 게 좋다. 부인과 질환과 출산 전후의 여러 가지 병이 있을 때는 술과 물에 달여 먹는다.
- (소화기계 건강, 혈행개선) 뱃속이 꼬이듯 아플 때에는 작약과 감초를 배합하여 달여 먹는다. 동의보감 [단심]
- (간 건강) 가루 내거나 달여 먹으면 간(肝)의 기(氣)를 보강하고 속을 이완시킨다. 동의보감 [탕액]
- (항균) 설사와 세균성 장염(痢疾)이 있을 때는 달이거나 가루 내어 먹거나 환으로 만들어 먹어도 좋다. 신맛은 수렴하고 단맛은 부드럽게 하니 세균성 장염에는 반드시 써야 한다. 동의보감 [탕액]

🌿 궁합이 맞는 재료

- 인삼(人蔘), 백출(白朮), 감초(甘草) 동의보감 [단심]

🌿 궁합이 맞지 않는 재료

- 천궁(川芎)과 함께 쓰면 간의 기를 내려준다. 동의보감 [단심]

🌿 유래·특징

- 산과 들에 자란다. 반드시 꽃이 붉고 꽃잎이 홑잎이며 산속에서 자란 것을 써야 좋다.
- 해창(解倉)이라고도 하는데 2종류가 있다. 붉은 것은 소변을 잘 나오게 하고 기를 내리며, 흰 것은 통증을 멎게 하고 뭉친 피를 깨뜨린다. 흰 것은 피를 보강하고, 붉은 것은 기를 내린다.

* 문헌은 기본적으로 동의보감 (본초)에서 인용하였고, 이외의 문헌만 별도로 표시

백합 뿌리 개나리불휘(百合)

Lilium brownii var. viridulun Baker

참나리, 큰솔나리

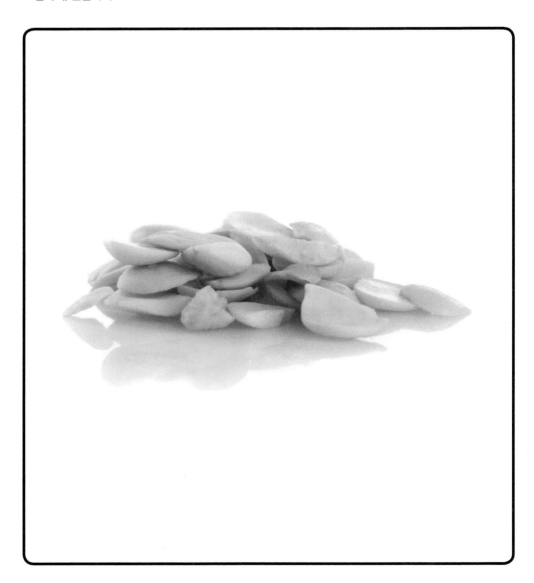

주요성분 : p-coumaric acid, Ferulic acid

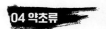

🍃 **한의학적 효능**
- (항우울) 신경 정신질환(백합병, 百合病) 및 미쳐 울부짖는 것을 치료한다.
- (장 건강) 대·소변을 잘 나오게 한다.
- (살충) 기생충을 죽인다.
- (항염증) 유방에 생기는 염증, 등의 종기, 종기로 부은 것(瘡腫)과 찬 기운 감염으로 인한 심각한 질환을 치료한다.
- (인지능력향상) 의지력을 강하게 만든다.

🍃 **한의학적 성질**
- 성질이 차거나 뜨겁지 않으며 평이하고 맛은 달며 독이 없다.

🍃 **가공 방법**
- 2월과 8월에 뿌리를 캐어 볕에 말린다.

🍃 **섭취 방법**
- (항염증) 감염으로 인한 위중증 질환이 있을 때는 백합 뿌리를 진하게 달인 물 1되(1.8L)를 마시면 좋다.
- (인지능력 향상) 의지력을 강하게 만들고 싶을 때는 물에 달여 먹는다.

🍃 **유래·특징**
- 산과 들에서 자라는데 두가지 종류가 있다. 한 종류는 잎이 가늘고 분홍색 꽃이 피며, 다른 한 종류는 잎이 크고 줄기가 길며 뿌리는 거칠고 흰 꽃이 핀다. 두 가지 모두 약으로 쓸 수 있다. 또 다른 한 종으로 검은 반점이 있는 노란색 꽃이 피고 잎은 가늘며, 잎, 겨드랑이에는 검은색의 살눈이 있는데, 약으로 쓸 수 없다.
- 붉은색 꽃이 피는 것은 산단(山丹)이라고 하는데 약효가 적다.
- 뿌리가 백 겹이 쌓인 모양때문에 백합이라 불리우며, 소변을 잘 나오게 하는 데 매우 좋으며 꽃이 흰색인 것이 좋다. 동의보감 [입문]

* 문헌은 기본적으로 동의보감 (본초)에서 인용하였고, 이외의 문헌만 별도로 표시

삼지구엽초 삼지구엽플

Epimedium koreanum Nakai

음양곽(淫羊藿), 선령비(仙靈脾)

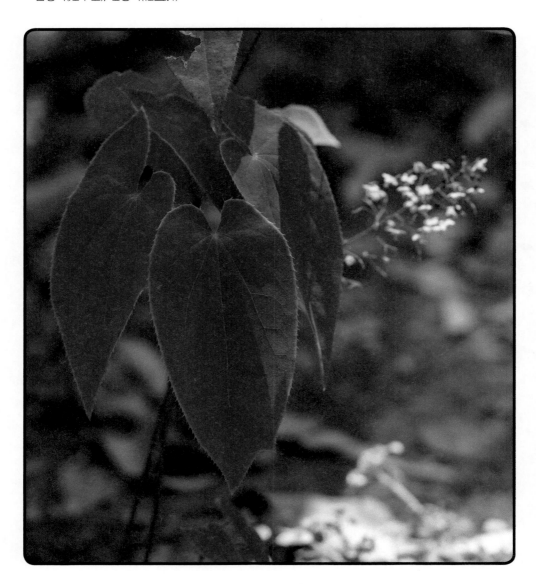

주요성분 : Icariin, Caffeic acid, Hyperoside, Ikarisoside A, (+)-Catechin

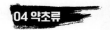

한의학적 효능

- (면역증진, 항피로) 기력을 보태주고, 원기가 부족하고 피로가 지나쳐서 생기는 허로(虛勞)에 주로 쓴다.
- (관절 건강) 허리와 무릎 관절을 튼튼히 한다.
- (성기능개선) 남자의 양기가 다하여 발기가 안 되는 것을 치료한다.
- (여성 건강) 여자의 음기가 다하여 자식이 없을 때 쓴다.
- (인지능력향상) 노인의 정신이 혼미한 것을 치료한다.
- (기억력향상) 중년의 건망증을 치료한다.
- (항염증) 성기 주위에 염증이 생겼을 때 쓴다.
- (항균) 만성 림프절염(나력, 瘰癧)을 없앤다.
- (신경보호) 중풍으로 인한 반신불수를 치료한다.

한의학적 성질

- 성질이 따뜻하고 맛은 매우며 달고 독이 없다.

가공 방법

- 5월에 잎을 따서 햇볕에 말리되, 물소리가 들리지 않는 곳에서 자란 것이 좋다.
- 술에 씻어 얇게 썰어서 불에 쬐어 말려 쓴다.

섭취 방법

- (관절 건강) 경련과 사지마비가 있을 때는 달인 물을 마시거나 술을 빚어 먹는다.
- (성기능개선) 발기가 안될 때에는 삼지구엽초 1근(600g)을 술에 담가 먹거나 환을 만들어 오래 먹어도 좋다.
- (신경보호) 중풍으로 인한 반신불수가 있을 때는 삼지구엽초 1근(600g)을 썰어 자루에 담아 술 2말(36L)에 오래 담갔다가 마시는데 늘 취기가 남아 있도록 한다.

유래·특징

- 선령비(仙靈脾)라고도 하고, 민간에서는 삼지구엽초라고 한다.
- 산과 들에서 자란다. 잎은 살구 잎과 비슷하고, 가장자리에 가시 같은 가는 털이 나 있으며, 줄기는 조의 줄기와 비슷하다.
- 양이 하루에 백 번 교미하는 것은 이 약초를 먹기 때문인 것으로 생각해서 음양곽(淫羊藿)이라 하였다.

*문헌은 기본적으로 동의보감 (본초)에서 인용된 것임

속썩은 풀 뿌리 속서근풀

Scutellaria baicalensis Georgi

황금(黃芩), 부장(腐腸), 자금(子芩), 숙금(宿芩)

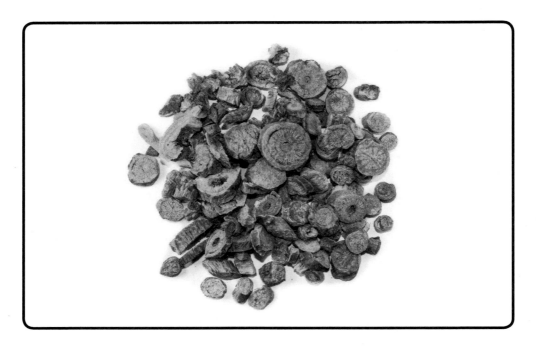

주요성분 : Baicalin, Baicalein, Wogonin, Skullcapflavone I, Chrysin

🌿 한의학적 효능

- (해열) 뼈가 타는 듯한 열과 추웠다 더웠다 하는 증상 및 열로 인한 갈증을 풀어준다.
- (간 건강) 황달을 치료한다.
- (위 건강) 위장의 열을 내리고 소장을 잘 소통시켜 준다.
- (항염증) 유방에 생기는 염증(乳癰) · 등창 · 악성 종기(惡瘡)를 치료한다.
- (호흡기 건강) 유행성 열병을 치료한다.
- (여성 건강) 태반을 든든히 하며 월경이 안 나오거나 갑자기 다량의 비정상 출혈(崩漏)을 치료한다.
- (항균) 세균성 장염(痢疾) 및 피가 섞인 임질을 치료한다.

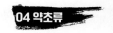

한의학적 성질
- 성질이 차고 맛은 쓰며 독이 없다.

가공 방법
- 3월 3일(2월과 8월이라 한 곳도 있다)에 뿌리를 캐어 볕에 말린다.
  `동의보감 [탄심]`
- 가늘고 속이 차고 단단한 것은 물에 넣으면 가라앉는데, 대장의 열을 내린다. 약에 넣을 때는 술에 볶으면 상체(위)로 가고, 어린아이 소금물에 볶으면 하체(아래)로 간다. 보통은 생것을 쓴다.

섭취 방법
- (해열) 폐(肺)의 열이 있을 때는 환이나 달이거나 가루 내어 먹는 게 좋다.
  `동의보감 [탕액]`
- (해열) 뼈가 타는 듯한 열이 있을 때는 편금(황금 중에서 굵고 속이 부서지는 것)을 술에 넣고 볶아서 쓰면 열을 내려준다. 조금(황금 중에서 가늘고 속이 찬 것)은 대장의 열을 내리는데 달이거나 환으로 먹는 게 좋다. `동의보감 [탄심]`
- (여성 건강) 갑자기 월경이 아닌 다량의 비정상 출혈(崩漏)이 있을 때는 황금가루 2돈(6g)을 불에 달군 저울추를 담갔던 술에 타서 빈속에 먹는다. `동의보감 [양방]`
- (여성 건강) 태반을 든든히 하는 데는 황금·삼주(백출)이 가장 좋다. 조금(條芩)이 최고로 좋으며, 반드시 가늘고 곧고 꽉 찬 것을 써야 한다. `동의보감 [탄심]`
- (항균) 열과 피가 섞인 임질이 있을 때는 물에 달여 먹는다.
  `동의보감 [탕액]`
- (항균) 세균성 장염(痢疾)으로 배가 아프고 몸에 열이 날 때는 작약과 함께 쓰며 달이거나 환으로 먹거나 가루 내어 먹어도 좋다.
  `동의보감 [탕액]`

궁합이 맞는 재료
- 작약(芍藥), 천문동(天門冬), 백출(白朮) `동의보감 [탕액]` `동의보감 [탄심]`

유래·특징
- 들에서 자라는데, 그 속이 모두 썩어 문드러져 있어서 부장(腐腸)이라고도 부른다. 색이 진하고 단단한 것을 쓰는 것이 좋다. 둥근 것을 자금(子芩)이라 하고, 부서진 것을 숙금(宿芩)이라고 한다.

＊문헌은 기본적으로 동의보감 (본초)에서 인용하였고, 이외의 문헌만 별도로 표시

띠 뿌리 뗏불휘

Imperata cylindrica Beauvois

모근(茅根)

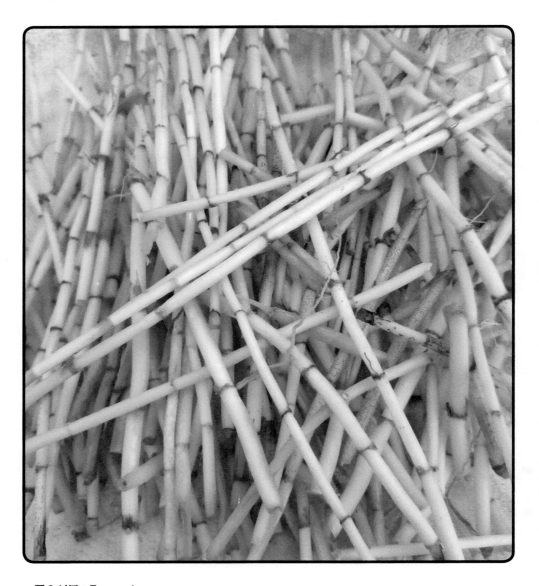

주요성분 : Farnesol

한의학적 효능
- •(혈행개선) 뭉친 피(瘀血), 월경이 나오지 않는 것을 치료한다.
- •(항염증) 외부 감염한 열(객열, 客熱)을 내린다.
- •(항균) 임질 감염증(五淋)을 치료한다.
- •(항당뇨) 당뇨병(消渴)을 치료한다.
- •(지혈) 토혈(吐血)·코피를 멎게 한다.
- •(이뇨개선) 소변을 잘 나오게 한다.

한의학적 성질
- •성질이 차고 서늘하며 맛은 달며 독이 없다.

가공 방법
- •6월에 뿌리를 캐어 볕에 말린다.

섭취 방법
- •(지혈) 토혈·코피·혈변·혈뇨 등 출혈이 있을 때는 물에 달여 먹는다.

유래·특징
- •띠의 뿌리이며, 꽃도 같은 효과가 있다.

* 문헌은 기본적으로 동의보감 (본초)에서 인용된 것임

개미취 순 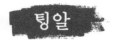 *Aster tataricus Linne Fil.*
자완(紫菀), 반혼초(返魂草)

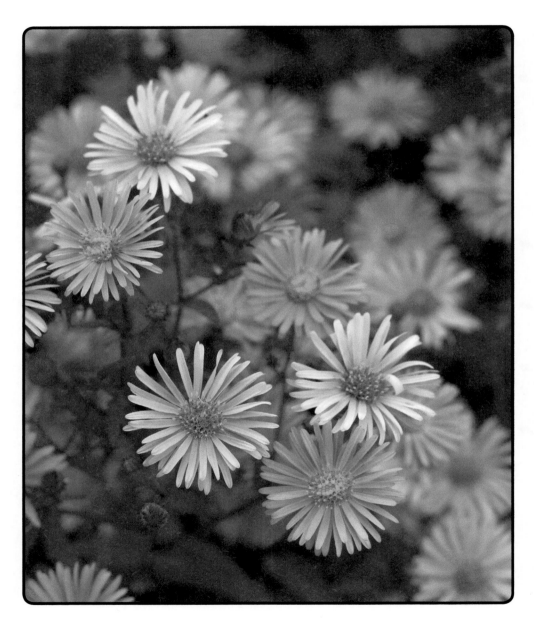

주요성분 : Quercetin, Astersaponin, Shionone, Friedelin, Anethole, Epifriedelinol, Friedelin

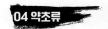

한의학적 효능
- (지혈) 폐 위축증(肺痿)으로 피를 토하는 것(吐血)을 치료한다.
- (호흡기 건강) 기침하며 피고름을 뱉는 것을 치료하여 가래를 삭이며 갈증을 멎게 한다.
- (피부 건강) 피부를 윤기나게 한다.
- (뇌 건강) 골수 및 척수를 튼튼하게 채운다.
- (근력강화) 다리가 위축되고 약하여 늘어지는 것을 치료한다.

한의학적 성질
- 성질이 따뜻하고 맛은 쓰고 매우며 독이 없다.

가공 방법
- 2월과 3월에 뿌리를 캐어 그늘에서 말린다. 자주색으로 윤기 있고 부드러운 것이 좋다.
- 꿀물에 담갔다가 불에 쬐어 말려서 쓴다. 동의보감 [입문]

섭취 방법
- (호흡기 건강)폐의 기를 보강하고 서늘하게 할 때는 달여 먹는 것이 좋다.

궁합이 맞는 재료
- 옹굿나물(白菀)

유래·특징
- 들에서 자라는데, 이른 봄에 땅에 넓게 깔리면서 자란다. 잎은 3~4개가 잇닿아 있고, 꽃은 5~6월에 노란색·자주색·흰색으로 피며, 뿌리는 흰털이 있으면서 매우 부드럽고 가늘다. 옹굿나물(백완, 白菀)이라는 것도 있는데, 곧 여완(女菀)을 말한다. 그 효능이 개미취와 같으니 개미취가 없을 때는 대용할 수 있다.
- 반혼초(返魂草)라고도 한다. 동의보감 [입문]

*문헌은 기본적으로 동의보감 (본초)에서 인용하였고, 이외의 문헌만 별도로 표시

지치 지최

Lithospermum erythrorhizon Siebold et Zuccarini

자초(紫草)

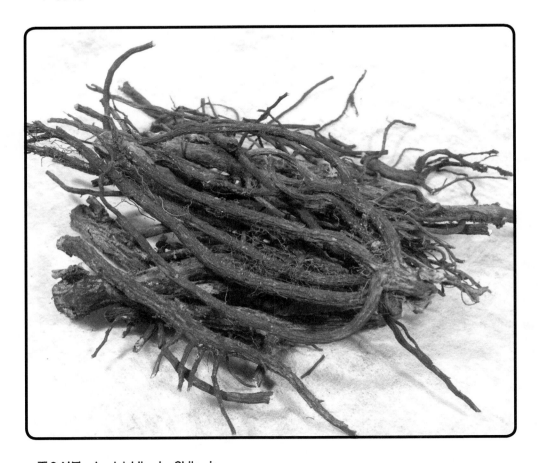

주요성분 : Acetylshikonin, Shikonin

한의학적 효능

- (간 건강) 황달에 주로 쓴다.
- (이뇨개선) 소변을 잘 나오게 한다.
- (소화기계 건강) 배가 붓고 가스가 가득찬 것을 치료한다.
- (항염증) 여드름과 종기, 부스럼(惡瘡)을 치료한다.
- (항균) 소아의 천연두(두창, 痘瘡)를 치료한다.

한의학적 성질

- 성질이 차고 맛은 쓰며 달며 독이 없다.

가공 방법

- 3월에 뿌리를 캐어 그늘에서 말린 후에 술에 씻어 쓴다.

섭취 방법

- (항균) 천연두가 시원하게 돋지 않고 3~4일 동안 돋지 않을 때는 지치 2냥(60g)을 얇게 썰어 끓인 물 1사발을 뿌리고 면포로 덮어 약 기운이 새지 않게 한 후 따뜻해 질 때 0.5~1홉(0.9~1.8L)을 먹이면 천연두가 돋아 나아진다. 동의보감 [탕액]

유래·특징

- 산과 들에서 자라는데, 자주색으로 염색할 때 쓴다.

* 문헌은 기본적으로 동의보감 (본초)에서 인용하였고, 이외의 문헌만 별도로 표시

바디나물 샤양칫불휘

Angelica decursiva (Miq.) Franch. & Sav.

전호(前胡)

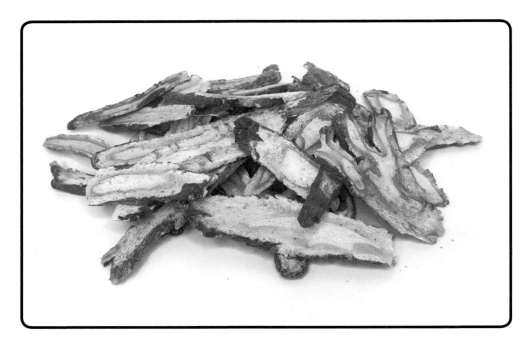

주요성분 : Podophyllotoxin, Deoxypodophyllotoxin, Morelensin, Praeruptorin A, Praeruptorin B

한의학적 효능
- (항피로) 원기가 부족하고 피로가 지나쳐서 생기는 허로(虛勞)를 치료한다.
- (혈행개선) 기를 조절하여 가슴과 옆구리가 땡기는 것을 치료한다.
- (위 건강) 가슴과 배에 기가 뭉친 것, 속이 막힌 증상을 치료한다.
- (호흡기 건강) 기를 내려서 기침을 멎게 한다.
- (소화기계 건강) 식욕을 돋우고 음식물을 잘 소화시킨다.

한의학적 성질
- 성질이 약간 차고 맛은 달고 매우며 독이 없다.

가공 방법
- 2월과 8월에 뿌리를 캐어 볕에 말려 쓴다.

섭취 방법
- (혈행개선) 열로 인해 가슴 답답할 때는 썰어서 3돈(9g)씩 물에 달여 먹는다.

유래·특징
- 주변에서 많이 자란다.

＊문헌은 기본적으로 동의보감 (본초)에서 인용된 것임

마타리 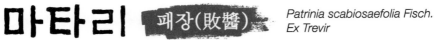 패장(敗醬)

Patrinia scabiosaefolia Fisch.
Ex Trevir

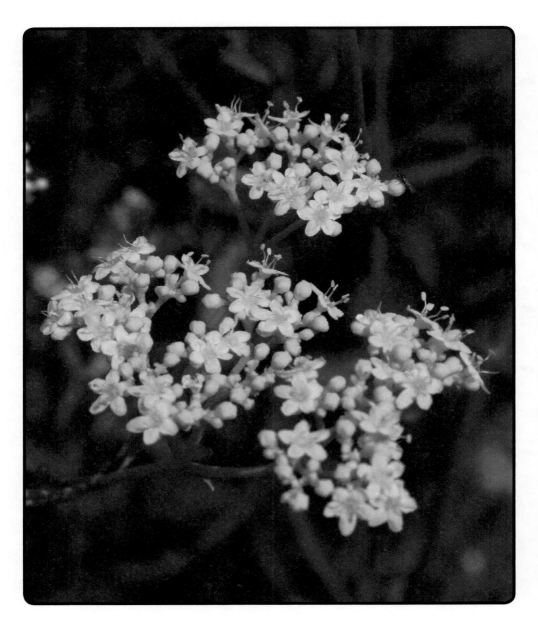

주요성분 : Oleanolic acid, Patrinoside C, Patrinoside D, Scabioside A

🍃 **한의학적 효능**
- (항암) 오랜 기간 응어리진 피를 풀어준다.
- (여성 건강) 분만을 촉진하며 산후의 모든 병에 쓴다.
- (항염증) 심한 열로 종기(瘡)이 생긴 것과 피부질환(창양, 瘡瘍)·진드기 감염증(개선, 疥癬), 피부가 불에 지지듯이 화끈 달아오르면서 열이 나는 병(단독, 丹毒)을 치료한다.
- (눈 건강) 백내장(예막, 翳膜), 눈의 군살(노육, 胬肉)과 충혈된 것을 치료한다.
- (귀 건강) 귓속에서 고름이 흘러나오는 질환(정이, 聤耳)을 치료한다.

🍃 **한의학적 성질**
- 성질이 약간 차며 맛은 쓰고 짜지만 독이 없다.

🍃 **가공 방법**
- 8월에 뿌리를 캐어 볕에 말린다.

🍃 **유래·특징**
- 산과 들에서 자라고, 뿌리는 보라색으로 시호(柴胡)와 유사하다.
- 오래 묵힌 된장 냄새가 나서 패장(敗醬)이라고 부른다.

* 문헌은 기본적으로 동의보감 (본초)에서 인용된 것임

고본 고본(藁本) *Angelica tenuissima Nakai*

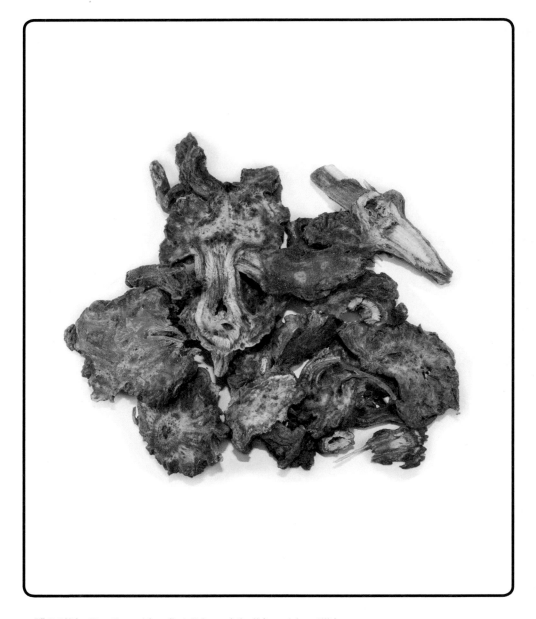

주요성분 : Ferulic acid, n-Butylidenephthalide, z-Ligustilide

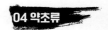

한의학적 효능
- (항염증) 바람을 싫어하는 증상(惡風)과 감기로 인한 두통에 주로 쓴다.
- (피부 건강) 기미·여드름을 없애고, 안색을 좋게 한다.
- (관절 건강) 상부의 감염으로 뼈마디가 쑤신 증상을 없애는 데 가장 좋다.
- (통증개선) 정수리 두통(巓頂痛)과 뇌·치통(腦齒痛)을 치료한다.
  동의보감 [단심]

한의학적 성질
- 성질이 약간 따뜻하거나 차고 맛은 맵고 쓰며 독이 없다.

가공 방법
- 정월과 2월에 뿌리를 캐어 볕에 말린 지 30일이 지나 약으로 쓴다.

섭취 방법
- (항염증) 바람을 싫어하는 증상(惡風)과 감기로 인한 두통이 있을 때는 고본 1냥(30g)을 썰어 물에 달여 먹는다.
- (피부 건강) 기미·여드름이 있을 때에는 얼굴 씻거나 세숫비누로 쓸 수 있으며 얼굴을 윤기 나게 한다.
- (관절 건강) 목향(木香)과 함께 써서 전염병을 없애며 상체의 뼈마디가 쑤신 증상을 없앨 때는 달여서 먹는다.
- (통증개선) 정수리 두통(巓頂痛)과 치아가 아플 때는 달이거나 가루 내어 먹는 게 좋다. 동의보감 [단심]

궁합이 맞는 재료
- 목향(木香)

유래·특징
- 잎은 구릿대나 천궁과 유사한데, 고본은 다만 잎이 가늘 뿐이다. 그 뿌리가 위에 있고 싹이 그 밑에서 나는 것이 고목과 비슷해서 고본(藁本)이라고 한다.
- 경상도 현풍(玄風) 지방에서 많이 자란다. 동의보감 [속방]

* 문헌은 기본적으로 동의보감 (본초)에서 인용하였고, 이외의 문헌만 별도로 표시

약쑥 스지빌뿍

Artemisia argyi Lev. et Vnt.
애엽(艾葉), 빙대(氷臺), 의초(醫草)

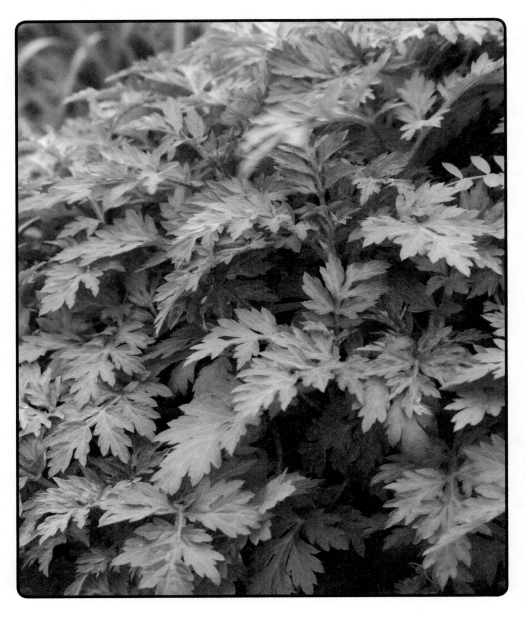

주요성분 : Eupatilin, 4',5-dihydroxy-3',6,7-trimethoxyflavone, 1,8-cineole, Camphene,
Camphene

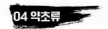

한의학적 효능

- (면역증진) 온갖 오래된 병에 쓴다.
- (여성 건강·지혈) 여성의 비정상적으로 출혈(붕루, 崩漏)과 자궁출혈(태루, 胎漏)에 주로 쓴다.
- (통증개선) 배가 아픈 증상을 완화시킨다.
- (신장 건강) 태반을 든든하게 하며 임신할 수 있게 한다.
- (장 건강) 곱과 피고름이 섞인 세균성 장염(적백리, 赤白痢)과 치질로 인한 하혈을 멎게 한다.
- (피부 건강) 새살이 돋게 한다.

한의학적 성질

- 성질이 따뜻하고 맛은 쓰며 독이 없다.

가공 방법

- 3월 3일과 5월 5일에 잎을 따서 볕에 말린다.
- 쌀가루를 조금 넣고 짓찧어 가루내어 약으로 복용한다.
- 단오날 해 뜨기 전에 말을 하지 않고 뜯은 것이 좋다. 찧어서 채로 걸러 푸른 찌꺼기를 제거하고 흰 것을 모은 후, 유황을 조금 넣어 뜸으로 사용한다. 동의보감 [입문]

섭취 방법

- (여성 건강) 갑자기 월경으로 다량의 비정상 출혈(崩漏)와 냉 분비물이 있을 때에는 달여서 먹는다.
- (여성·신장 건강·지혈) 자궁출혈(胎漏)에는 생 쑥즙 2잔, 대추 · 꿀 각 2냥(60g)을 반으로 줄어들 때까지 달여 먹는다. 또, 태반이 불안정하고 허리가 아프며 하혈이 멎지 않을 때는 쑥 반냥(15g)을 술로 달여 먹으며 식초에 달여 먹어도 좋다.
- (통증개선) 명치(위)가 아플 때에는 찧어서 즙을 내어 마시며 마른 것을 진하게 달여 먹는 것이 좋다.
- (장 건강) 피와 고름이 섞인 세균성 장염(赤白痢)이 있을 때에는 식초로 달여서 빈속에 먹는다.

유래·특징

- 빙대(氷臺) 또는 의초(醫草)라고도 한다. 길에 자라난 것이 좋다. 생것은 그 성질이 차고, 말린 것은 뜨겁다.

* 문헌은 기본적으로 동의보감 (본초)에서 인용하였고, 이외의 문헌만 별도로 표시

묵힌 쑥 진애엽(陳艾葉)

Artemisia argyi Lev. et Vnt.

3~5년 묵힌 쑥

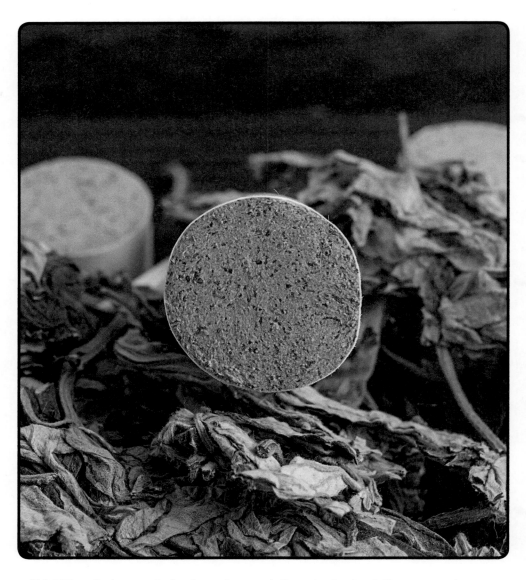

주요성분 : α-thujone, α-phellandrene, β-caryophyllene, l-α-terpineol, Trans-carveol

🌿 **한의학적 효능**
- (심장 건강) 갑자기 가슴과 명치(위) 밑이 아픈 증상(졸심통, 卒心痛)을 완화시킨다.
- (여성 건강) 갑자기 월경으로 다량의 비정상 출혈(血崩)을 치료한다.
- (항염증) 항문 염증(치루, 痔漏)과 기생충으로 인한 염증을 치료한다.

🌿 **한의학적 성질**
- 성질이 따뜻하고 맛은 쓰며 독이 없다.

🌿 **가공 방법**
- 달여서 사용한다.

🌿 **섭취 방법**
- (심장 건강) 갑자기 가슴과 명치(위) 밑이 아픈 증상(卒心痛)이 있을 때는 묵힌 쑥을 진하게 달여 먹으면 낫는다
- (여성 건강) 갑자기 음부에 다량의 비정상 출혈(血崩)이 있을 때에는 묵힌 쑥(계란 노른자만 한 양), 대추살 5돈(15g), 건강, 생강을(습지에 싸서 검게 구운 것) 1돈(3g)을 함께 달여 먹는다.
- (항염증) 항문 염증(痔漏)과 기생충으로 인한 염증이 있을 때는 묵힌 쑥 1묶음과 웅황(雄黃) 약간을 함께 불에 태우며 항문에 연기를 쏘이면 좋다.

🌿 **궁합이 맞는 재료**
- 건강(乾薑), 대추(大棗)

🌿 **유래·특징**
- 길에 자라난 것이 좋으며 오래 묵어야 약으로 쓸 수 있다.

* 문헌은 기본적으로 동의보감 (본초)에서 인용된 것임

우엉 우웡불휘

Arctium lappa L.
악근경(惡根莖)

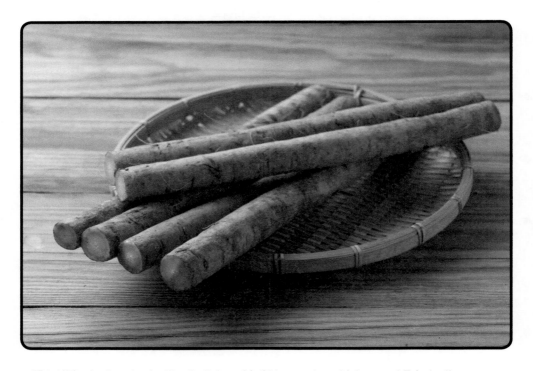

주요성분 : Arctigenin, Arctiin, Caffeic acid, Chlorogenic acid, Lappaol F, Luteolin, Quercetin, leucine

한의학적 효능 • (항염증) 외부 찬 기운(傷寒)과 감염으로 얼굴이 부은 것을 치료한다.
• (항당뇨, 소화기계 건강) 당뇨병(消渴)로 인한 소화기계 질환(熱中)을 치료한다.

한의학적 성질 • 성질이 따뜻하고 맛은 매우며 달고 독이 없다.

*문헌은 기본적으로 동의보감 (본초)에서 인용된 것임

왕과 쥐참외(王瓜)

Thladiantha dubia BUNGE

토과(土瓜)

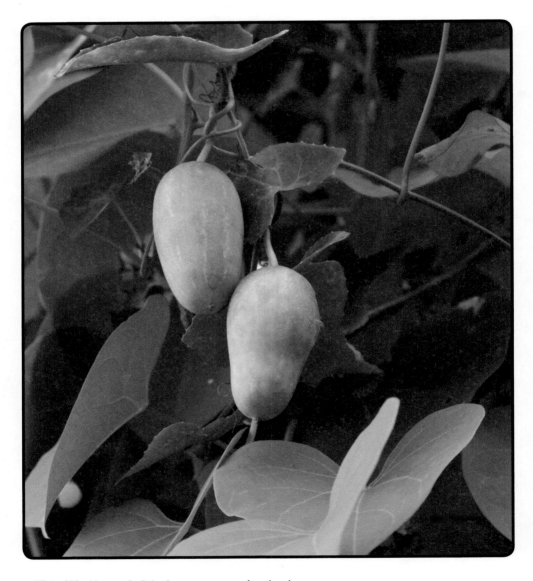

주요성분 : Kaempferitrin, Lycopene, α-spinasterol

한의학적 효능
- (혈행개선) 혈액을 소통시켜, 뭉친 피(瘀血)을 없앤다.
- (항염증) 유행성 열병을 치료한다.
- (해열) 열로 인한 눈이 누렇고 얼굴이 붉고 정신이 어지러운 증상(주황, 酒黃)과 가슴이 답답한 것을 치료한다.
- (항당뇨) 당뇨병(消渴)을 치료한다.
- (여성 건강) 젖이 나오게 한다.
- (피부 건강) 종기로 부은 것을 없애준다.

한의학적 성질
- 성질이 차고 맛은 쓰며 독이 없다.

가공 방법
- 생과를 먹는다.

섭취 방법
- (주의사항) 임신부는 복용해선 안된다.

유래·특징
- 5월에 노란 꽃이 피고 탄환같은 열매가 맺히는데, 처음에는 녹색이다가 나중에 붉게 익는다. 잎은 하늘타리와 비슷하다. 뿌리는 칡과 비슷한데, 가늘고 분말이 많다. 토과(土瓜)라고도 한다.

*문헌은 기본적으로 동의보감 (본초)에서 인용된 것임

엉겅퀴 항가시

Cirsium japonicum DC. var. ussuriense Kitamura

대계(大薊), 지정(地丁)

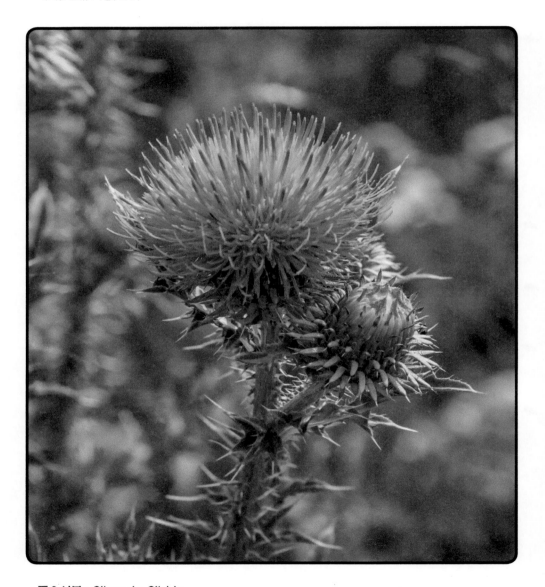

주요성분 : Silymarin, Silybin

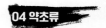

한의학적 효능
- (혈행개선) 뭉친 피(瘀血)을 풀어준다.
- (지혈) 토혈·코피를 멎게 한다.
- (항염증) 피부 농양 및 종기로 부은 것(癰腫), 전염성 피부병을 치료한다.
- (신장 건강) 신장의 기(氣)와 혈(血)을 북돋는다.
- (여성 건강) 월경으로 인한 비정상적으로 출혈(崩漏)와 붉고 흰 질 분비물(적벽대하, 赤白帶下)을 치료한다.

한의학적 성질
- 성질이 차거나 뜨겁지 않으며 평이하고 맛은 쓰며 독이 없다.

가공 방법
- 5월에는 싹과 잎을, 9월에는 뿌리를 캐어서 그늘에 말린다.

섭취 방법
- (여성 건강) 월경으로 인한 다량의 비정상 출혈(崩漏)과 붉고 흰 냉 분비물이 있을 때는 찧어서 즙을 내어 먹는다.
- (여성 건강) 갑자기 월경으로 다량의 비정상 출혈(血崩)이 있을 때에는 엉겅퀴 뿌리 5냥(150g), 띠 뿌리 3냥(90g)을 술로 달여 먹는다. 동의보감 [양방]

궁합이 맞는 재료
- 띠 뿌리(茅根), 조뱅이(小薊) 동의보감 [양방]

유래·특징
- 꽃이 노란색인 것을 황화지정(黃花地丁)이라 하고, 자주색인 것을 자화지정(紫花地丁)이라고 한다. 동의보감 [정전]

* 문헌은 기본적으로 동의보감 (본초)에서 인용하였고, 이외의 문헌만 별도로 표시

조뱅이 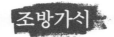 조방가시

Breea segeta (Bunge) Kitam.
소계(小薊), 자계(刺薊)

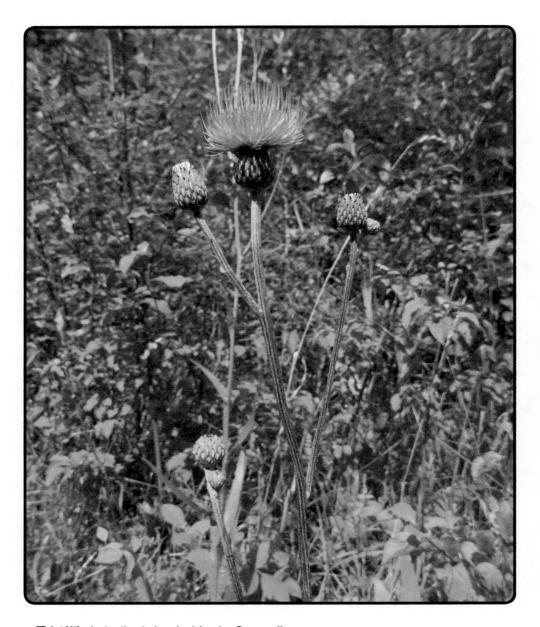

주요성분 : Luteolin, Apigenin, Linarin, Cosmosiin

한의학적 효능
- (해열) 열독으로 인해 피부에 열감이 있는 병증(열독풍, 熱毒風)을 치료한다.
- (혈행개선) 뭉친 피(瘀血)을 풀어준다.
- (지혈) 갑자기 하혈하거나 월경으로 비정상적으로 출혈(崩漏) 및 상처로 피나는 것을 멎게 한다.
- (여성 건강) 붉고 흰 냉 분비물을 치료한다.
- (살충) 거미·뱀·전갈 독을 풀어준다.

한의학적 성질
- 성질이 서늘하고 독이 없다.

가공 방법
- 찧어서 즙을 내어 사용한다.

섭취 방법
- (지혈) 출혈이 있을 때는 생것을 찧어서 즙을 내어 작은 잔으로 1잔씩 마시거나 꿀을 조금 타서 마신다.

궁합이 맞는 재료
- 띠 뿌리(茅根), 엉겅퀴(大薊) 동의보감 [양방]

유래·특징
- 엉겅퀴(대계)와 조뱅이(소계)는 서로 비슷하지만, 엉겅퀴(대계)는 3~4자(90~120cm) 크기로 잎에 주름이 많고 조뱅이(소계)는 1자(30cm) 크기로 잎에 주름이 없다. 이러한 차이 때문에 약효도 다르다. 조뱅이(소계)는 오로지 출혈(血病)에만 쓰며 일명 자계(刺薊)라고도 한다.

＊문헌은 기본적으로 동의보감 (본초)에서 인용하였고, 이외의 문헌만 별도로 표시

쉽싸리 택란(澤蘭)

Lycopus lucidus Turcz. ex Benth.

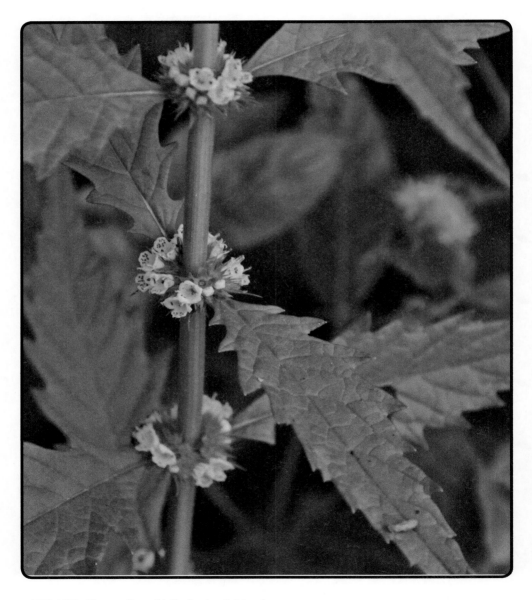

주요성분 : Tormentic acid, β-sitosterol, Linarin

한의학적 효능

- (여성 건강) 출산 전후의 온갖 질환과 산후에 배가 아프고, 잦은 출산으로 혈기가 쇠약하고 차가워진 증상에 주로 쓴다.
- (항피로) 원기가 부족하고 피로가 지나쳐서 생기는 허로(虛勞)로 몸이 야윈 것에 주로 쓴다.
- (항염증) 다친 상처, 피부 염증 및 종기로 부은 것(癰腫)에 주로 쓴다.
- (혈행개선) 넘어지거나 맞아서 멍든 것을 풀어 준다.

한의학적 성질

- 성질이 약간 따뜻하고 맛은 쓰고 달며 맵고 독이 없다.

가공 방법

- 3월 3일에 싹을 따서 그늘에 말리며 4월과 5월에 딴다고도 한다.

유래·특징

- 연못에 자란다. 줄기는 모나고 잎은 박하와 비슷하며 은은한 향이 있다.

* 문헌은 기본적으로 동의보감 (본초)에서 인용된 것임

방기 방기(防己) *Stephania tetrandra S. Moore*

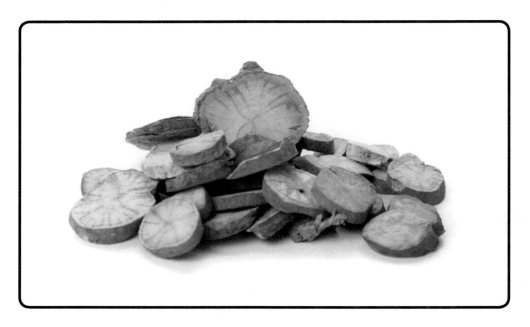

주요성분 : Sinomenine, Disinomenine, Isosinomenine, Magnoflorine, Tuduranine, Acutumoside

한의학적 효능

- (신경보호) 중풍으로 입이 삐뚤어진 구안와사(口眼窩斜)를 치료한다.
- (통증개선) 손발이 아픈 것을 완화시킨다.
- (해열) 방광의 열을 없애고, 말라리아 감염증의 열을 치료한다.
- (장 건강) 대·소변을 잘 나오게 한다.
- (이뇨개선) 외부 감염으로 생긴 부종(風腫)·다리가 붓고 마비되는 각기(脚氣)를 치료한다.
- (피부 건강) 피부 염증 및 종기로 부은 것(癰腫), 진드기·벌레로 인한 부스럼을 치료한다.

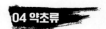

한의학적 성질

- 성질이 따뜻하고 맛은 맵고 쓰며 독이 없다.

가공 방법

- 2월과 8월에 뿌리를 캐어 그늘에 말린다.
- 술에 씻어 껍질을 벗기는데, 호흡기 질환을 치료할 때는 생것을 쓴다.
  [동의보감 [입문]]

섭취 방법

- (신경보호) 중풍으로 인한 입이 삐뚤어 졌을 때는 썰어서 달여 먹으면 좋다.
- (해열) 방광의 열을 없앨 때는 썰어서 물에 달여 먹는다.
- (이뇨개선) 온몸의 피를 잘 흐르게 하려면 물에 달여 먹는다.
  [동의보감 [탕액]]

궁합이 맞는 재료

- 복령(茯苓)

유래·특징

- 방기는 본래 중국 한중(漢中) 땅에서 난다. 노란색이며, 속이 차있고 향이 난다. 쪼갠 면이 수레바퀴 모양인 것이 좋다. 청백색으로 연하고 속이 성긴 것을 목방기(木防己)라고 하는데 약으로 쓰지 않는다.
- 화주(華州)에서 생산되는 것은 목통(木通)처럼 한쪽 구멍에 입을 대고 바람을 불면 반대쪽 구멍으로 바람이 새어 나온다. [동의보감 [입문]]

* 문헌은 기본적으로 동의보감 (본초)에서 인용하였고, 이외의 문헌만 별도로 표시

천마 슈자히좃(天麻)

Gastrodia elata Blume
적전근(赤箭根)

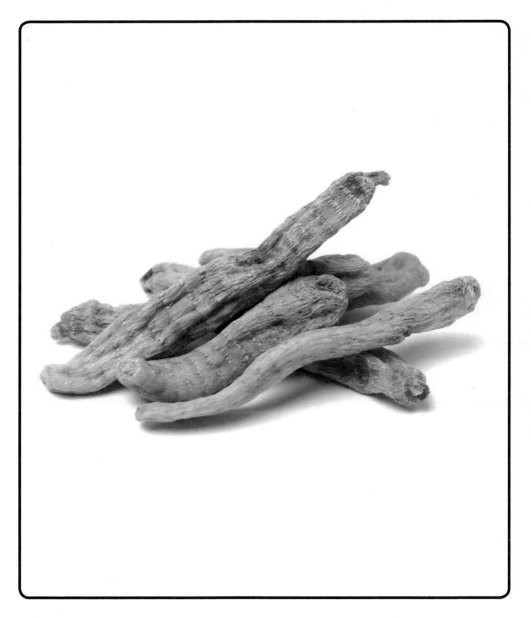

주요성분 : Gastrodin, 4-hydroxybenzylalcohol, Gastrol, Parishin B

한의학적 효능

- (관절 건강) 풍(風)과 습(濕)에 의한 관절 질환(風濕痺)과 반신불수로 몸을 가누지 못하는 경우에 치료한다.
- (신경보호) 사지 경련, 소아 경기 및 간질에 주로 쓴다.
- (뇌 건강) 말이 어눌하고 잘 놀라고 낙담한 것을 치료한다.
- (근력강화, 뼈 건강) 허리와 무릎을 부드럽게 하고, 근육과 뼈를 강하게 만든다.
- (면역증진) 모든 몸이 허약한 증상으로 어지러움(眩暈)을 치료한다.

동의보감 [단심]

한의학적 성질

- 성질이 차고 맛은 매우며 달고 독이 없다.

가공 방법

- 2월 · 3월 · 5월 · 8월에 뿌리를 캐어 볕에 말리며 단단한 것이 좋다.
- 따서 윤기가 있을 때 껍질을 벗겨 끓은 물에 약간 데친 후에 볕에 말려서 보관한다.

섭취 방법

- (관절 건강) 풍(風)에 의한 관절이 쑤신 질환(風痺)과 반신불수로 몸을 가누지 못할 때는 썰어서 물에 달여 먹는다.
- (신경보호) 사지의 경련이 있을 때는 물에 달여 먹는다. 푹 쪄서 먹거나 생것으로도 먹는 데, 모두 좋다.

유래·특징

- 적전(赤箭)의 뿌리이다. 생긴 모양이 오이와 비슷하고, 10~20개의 뿌리가 이어져 자란다.

* 문헌은 기본적으로 동의보감 (본초)에서 인용하였고, 이외의 문헌만 별도로 표시

고량강 고량강(高良薑)

Alpinia officinarum Hance

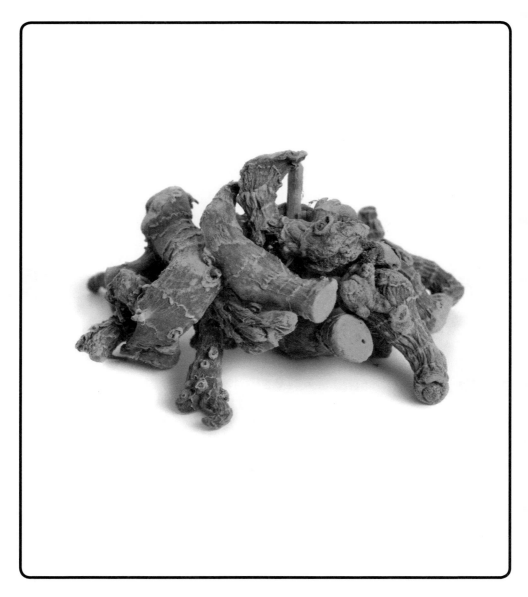

주요성분 : Nootkatone, b-nootkatol, Yakuchinone A, Yakuchinone B, Tectochrysin, Alpinin B, Alpinisin A

한의학적 효능
- (위 건강) 위(胃)가 차고 거북한 것을 치료한다. 동의보감 [보감]
- (항균) 급성 위장염으로 토하고 설사하는 것을 치료한다. 동의보감 [보감]
- (소화기계 건강) 음식물이 오랫동안 소화되지 않은 숙체(宿食)를 소화시킨다. 동의보감 [보감]
- (장 건강) 설사와 세균성 장염(痢疾)을 치료한다. 동의보감 [보감]
- (숙취해소) 술독을 풀어준다. 동의보감 [보감]
- (항염증) 말라리아 감염증을 없앤다. 동의보감 [보감]

한의학적 성질
- 성질이 뜨겁고 맛은 맵고 쓰며 독이 없다. 동의보감 [보감]

가공 방법
- 썰어서 기름에 볶아 쓴다.

유래 · 특징
- 중국의 고량군(高良郡)에서 난다고 하여 붙여진 이름으로 모양이 산 생강(山薑)과 유사하다.
- 꽃은 이삭 모양이며 약간 붉은색을 띤다.

* 문헌은 기본적으로 동의보감 (본초)에서 인용하였고, 이외의 문헌만 별도로 표시

회향 회향(茴香) *Foeniculum vulgare Mill.*

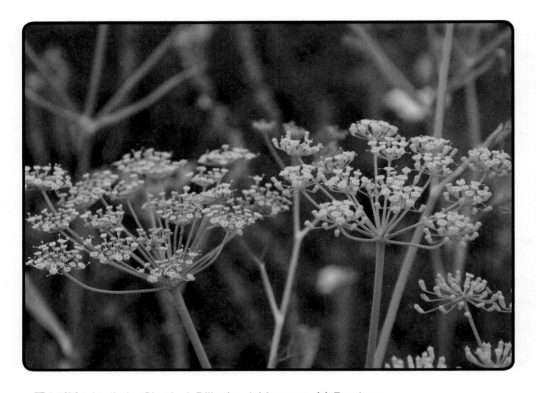

주요성분 : Anethole, Chavicol, Dillapional, Limonene, (+)-Fenchone

한의학적 효능

- (위 건강) 식욕을 돋우고, 음식으로 체한 것을 잘 내려가게 한다.
- (장 건강) 급성 위장염으로 인한 구토와 설사, 매스꺼움을 치료한다.
- (소화기계 건강) 뱃속을 따뜻하게 한다.
- (항피로, 항암) 신장 정기 부족으로 인한 피로(腎勞) · 뱃속에 덩어리가 생기거나 피·고름이 차는 병(퇴산, 癀疝)을 치료한다.
- (통증개선) 성기(陰部) 및 방광이 아프거나 아랫배가 아프고 고환까지 당기면서 아픈 병증(소장산통, 小腸疝痛)을을 치료한다.
- (신장 건강) 신장(腎) · 방광을 따뜻하게 만든다.
- (구강 건강) 입 냄새를 없앤다.

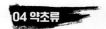

한의학적 성질
- 성질이 차갑고 뜨겁지 않으며 평이하고 맛은 매우며 독이 없다.

가공 방법
- 8월과 9월에 씨를 따서 그늘에서 말린다.
- 술에 하루 담갔다가 누렇게 볶은 후에 찧어서 갈아 쓴다. 동의보감 [입문]

섭취 방법
- (통증개선) 아랫배가 아프고 고환까지 당기면서 아픈 병증(小腸疝痛)으로 사람을 알아보지 못할 때에는 회향(소금물에 축여 볶은 것)·탱자 열매껍질(지각) 각 1냥(３０g), 몰약 5돈(15g)을 가루 내어 술로 2돈(6g)씩 먹는다.
- (통증개선) 갑자기 음낭이 부어올라서 죽을 것 같이 아플 때는 회향의 줄기와 잎을 찧어 즙을 낸 것 1홉(180㎖)과 뜨거운 술 1홉(180㎖)을 섞어 먹는다.
- (신장 건강) 방광을 데워 냉기를 없앨 때는 볶아서 가루 내어 조금씩 달여 먹는다
- (구강 건강) 입 냄새를 없앨 때는 싹과 줄기를 국으로 끓여서 마시거나 날것으로 먹는 게 좋다.

궁합이 맞는 재료
- 탱자 열매껍질(枳殼), 몰약(沒藥)

유래·특징
- 잎은 오래된 고수 나물과 비슷하여 매우 가늘고 무더기로 난다. 씨는 보리와 비슷한데, 조금 작고 푸른색이다.
- 팔각 회향이라는 것이 있는데, 성질이 마르고 매우며 오로지 허리가 아픈 것을 치료한다. 동의보감 [속방]
- 우리나라도 종자를 심어서 많이 자란다. 동의보감 [입문]

*문헌은 기본적으로 동의보감 (본초)에서 인용하였고, 이외의 문헌만 별도로 표시

잇꽃 씨 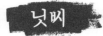 *Carthamus tinctorius L.*
홍람자(紅藍子), 홍화씨(紅花子)

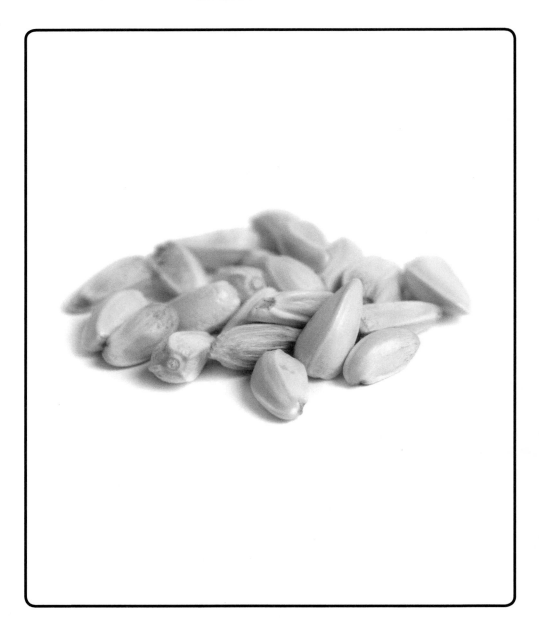

주요성분 : N-feruloylserotonin, Matairesinol, 8-hydroxyarctigenin, Torreyol, β-eudesmol

한의학적 효능 • (항염증) 유행성 발진(瘡疹)이 잘 내돋지 않는 데 주로 쓴다.

한의학적 성질 • 성질이 따뜻하고 맛은 매우며 독이 없다.

*문헌은 기본적으로 동의보감 (본초)에서 인용된 것임

잇꽃 싹 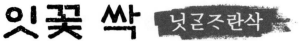 넛근즈란삭

Carthamus tinctorius L.
홍람묘(紅藍苗), 홍화묘(紅花苗)

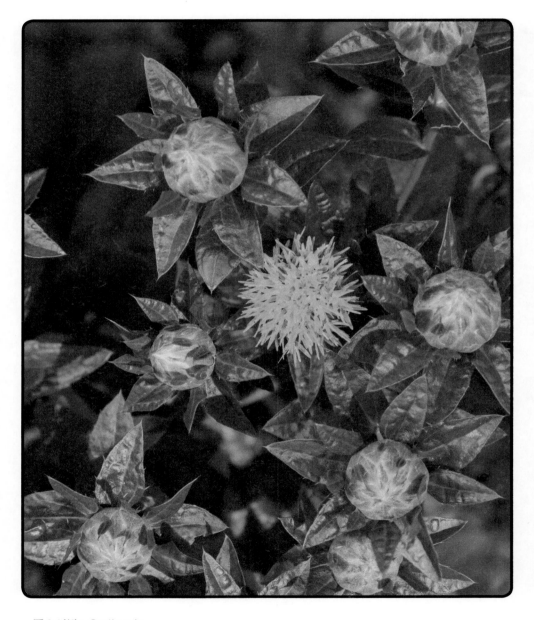

주요성분 : Carthamin

🐾 **한의학적 효능** •(항염증) 종기가 여기저기 돌아다니면서 나는 것(遊腫)을 치료한다.

🐾 **한의학적 성질** •성질이 따뜻하고 맛은 맵지만 독이 없다.

🐾 **섭취 방법** •(항염증) 종기가 여기저기 돌아다니면서 나는 것(遊腫)에 짓찧어 붙인다.

*문헌은 기본적으로 동의보감 (본초)에서 인용된 것임

강황 강황(薑黃)

Curcuma longa L.
편자강황(片子薑黃)

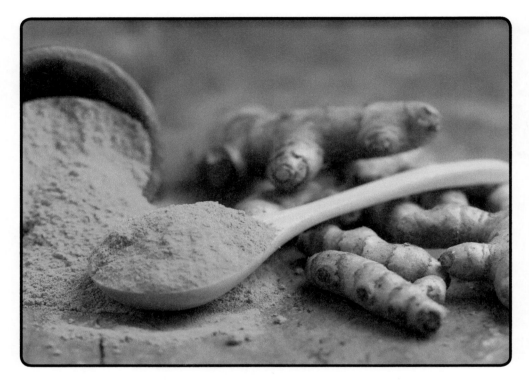

주요성분 : Curcumin, Gallic acid, 1,2,3,4,6-penta-O-galloyl-β-D-glucopyranoside

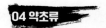

한의학적 효능
- (항암) 뱃속에 기와 혈이 뭉쳐서 생긴 덩어리(정가, 癥瘕)·피부 염증 및 종기로 부은 것(癰腫)에 주로 쓴다.
- (여성 건강) 월경을 순조롭게 조절해 준다.
- (혈행개선) 넘어지거나 맞아서 멍든 것을 풀어준다.
- (항염증) 찬 기운과 외부 감염을 제거한다.
- (심장 건강) 출산 후에 뭉친 피(敗血)가 심장에 영향을 줄 때 쓴다.

한의학적 성질
- 성질이 뜨겁고 맛은 맵고 쓰며 독이 없다.

가공 방법
- 8월에 뿌리를 캐어 얇게 썰어 볕에 말린다.

섭취 방법
- (혈행개선) 기를 가장 잘 치료하며 냉기로 찌르는 듯 아플 때에는 가루 내거나 달여 먹거나 모두 좋다.

유래·특징
- 편자강황(片子薑黃)이라고도 한다. 심은 지 3년 이상 된 강황은 꽃이 피는데, 뿌리는 마디가 단단하고 맛이 맵다.
- 강황은 강남(江南)에서 주로 난다.
- 울금(鬱金)보다 약효가 세다. 동의보감 [단심]

＊문헌은 기본적으로 동의보감 (본초)에서 인용하였고, 이외의 문헌만 별도로 표시

필발 필발(蓽撥) *Piper longum L.*

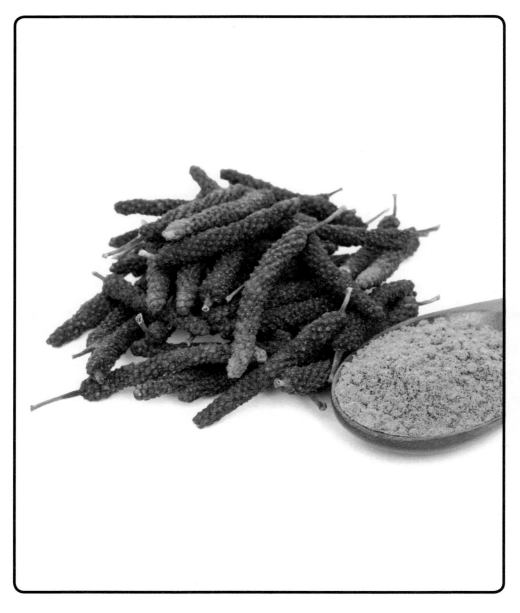

주요성분 : 3,4-methylenedioxyphenyl, Quineensine, Pipernonaline, Piperrolein B

🌿 한의학적 효능
- (위 건강) 위(胃)가 찬 것을 치료한다.
- (남성 생식기 건강) 갑자기 음낭이 부어올라서 아픈 증상(음산, 陰疝)을 없앤다.
- (호흡기 건강) 기침이나 가래를 뱉을 때 땅기고 아픈 병증(현백, 癖癖)을 없앤다.
- (소화기계 건강) 음식을 소화 시킨다.
- (항염증) 토하거나 설사하는 급성 위장염을 치료한다.
- (여성 건강) 부인의 기(氣)와 혈(血)이 허약하여 아픈 병증과 비린내를 없앤다.

🌿 한의학적 성질
- 성질이 아주 따뜻하고 맛은 매우며 독이 없다.

🌿 가공 방법
- 9월에 따서 바짝 말린다.
- 꼭지를 떼고 하룻동안 식초에 담갔다가 불에 쬐어 말려서 쓴다.

🌿 유래·특징
- 남쪽에서 나며 새끼 손가락만 하고 검푸르다.

* 문헌은 기본적으로 동의보감 (본초)에서 인용된 것임

울금 심황(鬱金) *Curcuma longa L.*

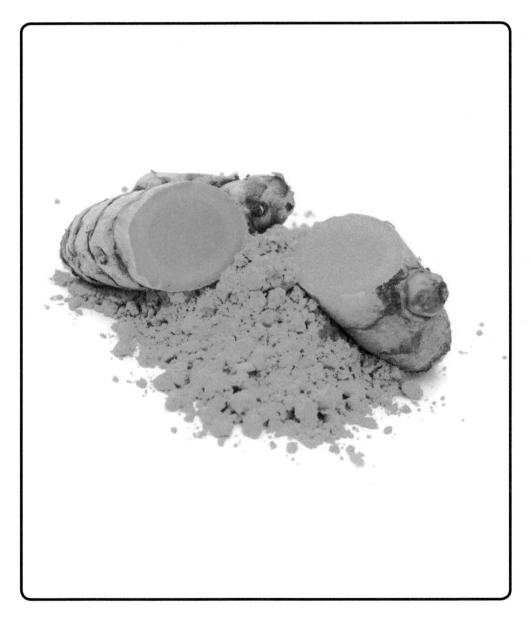

주요성분 : Curcumin, Turmerone, Dehydroturmerone

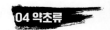

한의학적 효능
- •(항암) 뭉친 피(瘀血)로 생긴 덩어리(혈적, 血積)에 주로 쓴다.
- •(장 건강) 기를 내려 대변을 원활히 소통시킨다.
- •(혈행개선) 소변이 껄끄럽고 아프면서 피가 섞여 나오는 임질(혈림, 血淋)과 혈뇨, 다친 상처를 치료한다.
- •(여성 건강) 피가 부족하여 아픈 병증을 치료한다.
- •(지혈) 토혈과 코피를 멎게 하고 뭉친 나쁜 피를 풀어준다.
- •(호흡기 건강) 가래에 피가 묻어 나오는 증상(痰血)을 치료한다.
  동의보감 [단심]

한의학적 성질
- •성질이 차고 맛은 맵고 쓰며 독이 없다.

가공 방법
- •물에 씻은 후에 불에 쬐어 말려서 쓴다. 동의보감 [탕액]

섭취 방법
- •(지혈, 항암) 피를 토하고 코피가 나오며 나쁜 피가 뭉쳐 있을 때는 가루 내어 생강즙과 좋은 술에 타서 먹는다. 동의보감 [단심]
- •(호흡기 건강) 가래에 피가 묻어 나오는 증상(痰血)이 있을 때는 가루 내어 부추즙에 타서 먹으면 저절로 없어진다. 동의보감 [단심]

궁합이 맞는 재료
- •생강즙, 부추즙 동의보감 [단심]

유래·특징
- •울금은 향은 그다지 강하지 않지만 그 기운이 가벼워 술기운을 높고 먼 곳까지 보낼 수 있다. 옛 사람들은 막혀서 흩어지지 않는 것을 울금으로 치료했다. 동의보감 [입문]

*문헌은 기본적으로 동의보감 (본초)에서 인용하였고, 이외의 문헌만 별도로 표시

알로에 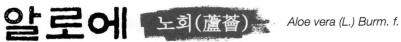 노회(蘆薈) *Aloe vera (L.) Burm. f.*

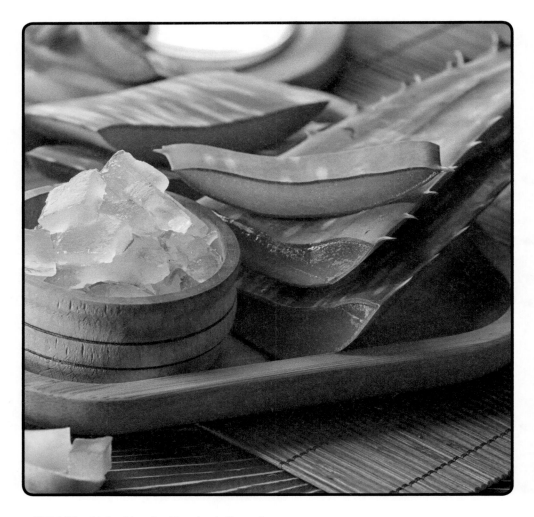

주요성분 : Aloin, Aloenin, Aloesin, Anthraquinone

한의학적 효능
- (소화기계 건강) 소아의 위(胃)와 장(腸)이 허약해지는 증상을 치료한다.
- (간 건강) 소아의 경련을 치료한다.
- (살충) 기생충을 죽인다.
- (항염증) 항문 염증 및 전염성 피부질환(개선, 疥癬)을 치료한다.

한의학적 성질
- 성질이 차고 맛은 쓰며 독이 없다.

가공 방법
- 따로 갈아서 쓴다. 동의보감 [입문]

유래·특징
- 페르시아에서 유래되었다. 나무의 수액이 응결된 것으로 색깔이 검은 엿처럼 검다. 여러 덩이를 물속에 넣었을 때 녹으면서 서로 뭉치는 것이 가장 좋다.

* 문헌은 기본적으로 동의보감 (본초)에서 인용하였고, 이외의 문헌만 별도로 표시

육두구 육두구(肉荳蔲)

Myristica fragrans Houtt

육과(肉果)

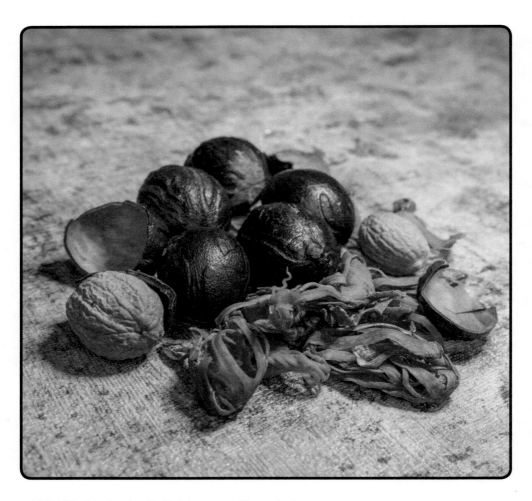

주요성분 : Nectandrin B, Malabaricone, Resorcinol

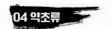

한의학적 효능
- (소화기계 건강) 속을 편안하게 만들고, 식욕을 돋게 한다.
- (위 건강) 기를 내리고, 소화가 잘되게 하며 소아가 젖을 토하는 것도 치료한다.
- (항염증) 설사와 세균성 장염(痢疾)을 멎게 한다.

한의학적 성질
- 성질이 따뜻하고 맛은 매우며 쓰고 독이 없다.

가공 방법
- 식초로 반죽한 밀가루로 싸서 잿불에 묻어 구워 익힌 후에 종이로 기름을 깨끗이 짜내고 쓴다. 동의보감 [입문]

섭취 방법
- (소화기계 건강) 차가운 설사로 배가 아프고 음식을 잘 먹지 못할 때는 가루 낸 것 1돈(3g)을 미음에 타서 먹는다. 동의보감 [강목]
- (항염증) 갑자기 물같이 쏟아지는 설사가 있을 때는 3개를 밀가루로 싸서 구운 후 가루 내어 한 번에 먹으며 미음에 타서 먹으면 효과가 더 좋다.

궁합이 맞지 않는 재료
- 구리에 닿지 않도록 한다. 동의보감 [입문]

유래·특징
- 작고 둥글며, 껍질은 자주색으로 단단하면서 얇고, 살은 맵다. 껍질을 버리고 살만 쓴다. 윤기 있고 살찌며 알찬 것이 좋고, 마르고, 흰색이며 살이 적은 것은 좋지 않다.
- 육과(肉果)라고도 한다. 동의보감 [입문]

*문헌은 기본적으로 동의보감 (본초)에서 인용하였고, 이외의 문헌만 별도로 표시

사인 사인(砂仁)

Amomum villosum Loureiro var. xanthioides T. L. Wu et Senjen

축사밀(縮砂蜜)

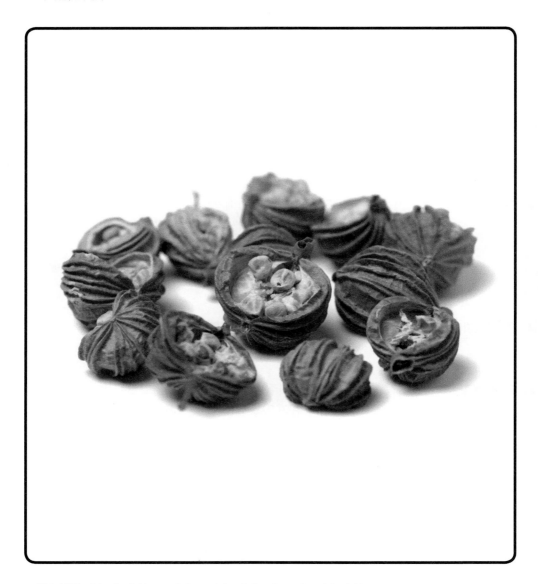

주요성분 : Linalool, Borneol, Bornyl Acetate, Camphor, Liquiritin

한의학적 효능
- (혈행개선) 모든 기 관련 병(氣病)을 치료한다.
- (소화기계 건강) 음식물이 오랫동안 소화되지 않은 숙체(宿食)를 잘 소화시키며 속를 따뜻하게 한다.
- (항균) 설사와 피고름이 섞인 대변을 보는 세균성 장염(적백리, 赤白痢)를 치료한다.
- (항염증) 급성 위장염으로 인한 구토와 설사를 치료한다.
- (통증개선) 태반이 불안정하여 생긴 통증을 멎게 한다.
- (위 건강) 위(胃)를 데워서 음식물을 소화 시키고 명치(위)가 아픈 것을 치료한다.

한의학적 성질
- 성질이 따뜻하고 맛은 매우며 독이 없다.

가공 방법
- 약한 불로 향이 날 정도로 볶고 주물러서 껍질을 없앤 후에 종자를 으깨어 쓴다. 동의보감 [입문]

섭취 방법
- (위 건강) 속을 따뜻하게 하려면 가루 내거나 달여 먹는게 좋다. 동의보감 [입문]
- (항균) 차가운 설사 및 오랫동안 낫지 않은 세균성 장염이 있을 때는 1돈(3g)을 가루 내어 미음에 타서 빈속에 먹는다. 동의보감 [입문]

궁합이 맞는 재료
- 소두구(小豆)와 같이 쓰면 폐(肺)에 좋고 인삼 · 이스라지 씨(익지인)과 같이 쓰면 소화기관에 좋다. 황백 · 복령을 쓰면 신장에 좋다. 동의보감 [탕액]

유래 · 특징
- 모양은 소두구(小豆蔲)와 비슷하면서 약간 검은 편이고 이스라지 씨(익지인)과도 비슷하며, 7~8월에 딴다.
- 사인이라고도 한다. 동의보감 [입문]

*문헌은 기본적으로 동의보감 (본초)에서 인용하였고, 이외의 문헌만 별도로 표시

봉출 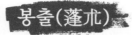 *Curcuma zedoaria Roscoe*

봉아술(蓬莪茂)

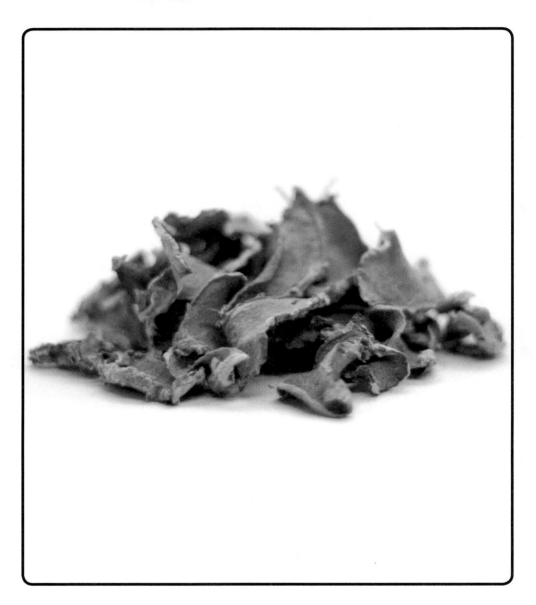

주요성분 : Curzerenone, 1,4 -cineole

한의학적 효능

- (혈행개선) 모든 기(氣) 관련된 질환(氣病)을 치료하며 뭉친 피(瘀血)를 풀어준다.
- (여성 건강) 월경을 조절하여 통증을 완화시킨다.
- (위 건강) 명치 아픈 것을 멎게 한다.
- (호흡기 건강) 기침이나 가래를 뱉을 때 땅기고 아픈 병증(현벽, 痃癖)을 없앤다.
- (소화기계 건강) 아랫배에서 생긴 통증이 명치(위)까지 치밀어 오르는 것(분돈, 奔豚)을 치료한다. 동의보감 [탕액]

한의학적 성질

- 성질이 따뜻하고 맛은 쓰고 매우며 독이 없다.

가공 방법

- 9월에 캐어 쪄서 익힌 후에 볕에 말린다.
- 뜨거운 잿불에 묻어 속까지 익힌 후에 식기 전에 절구에 넣고 빻으면 가루 낼 수 있다.
- 묵은 식초에 삶은 후에 썰어서 불에 말려 쓴다. 동의보감 [입문]
- 불에 굽거나 식초에 볶아서 쓰는데, 술과 같이 쓰면 좋다. 동의보감 [입문]

유래·특징

- 뿌리는 달걀이나 오리알과 비슷한데, 크기는 일정하지 않다.
- 해남(海南)에서 주로 나며 매우 견고해서 깨뜨리기가 힘들다.

* 문헌은 기본적으로 동의보감 (본초)에서 인용하였고, 이외의 문헌만 별도로 표시

털여뀌 잎 뇨화닙

Persicaria orientalis (L.) Spach

홍초(葒草)

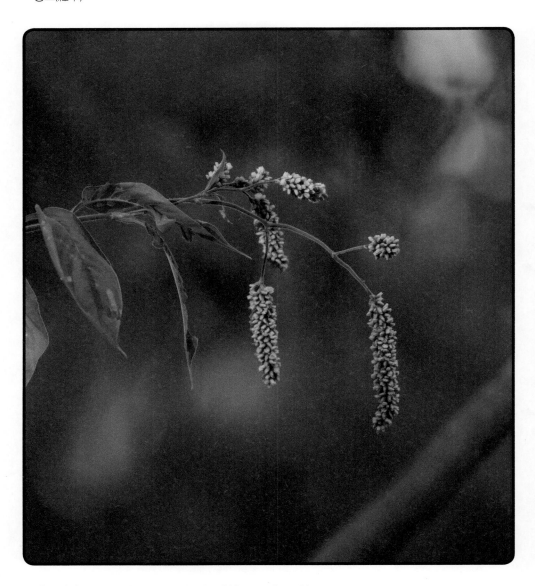

주요성분 : Isovitexin, Homoorientin, Chlorogenic acid

한의학적 효능
- (항당뇨) 당뇨병(消渴)을 치료한다.
- (관절 건강) 다리가 붓고 마비되며 전신이 나태한 증상을 치료한다.
- (해열) 더위를 먹어 가슴이 답답한 경우를 치료한다.

한의학적 성질
- 성질이 약간 차고 맛은 짜며 독이 없다.

섭취 방법
- (해열) 더위를 먹어 가슴이 답답한 경우에는 진하게 달인 물을 마신다.

유래·특징
- 물가에서 자라며 여뀌와 비슷하나 잎이 더 크고 털이 있으며, 꽃은 붉은색이나 흰색이다. 5월에 씨가 생긴다.

*문헌은 기본적으로 동의보감 (본초)에서 인용된 것임

한련초 한련초(旱蓮草)

Eclipta prostrata L.

예장(鱧腸), 연자초(蓮子草)

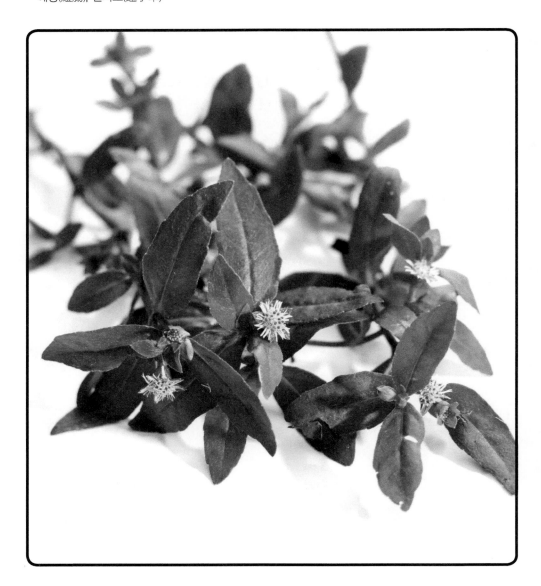

주요성분 : Ecliptine, Nicotine, Tannin

한의학적 효능
- (항균) 피가 섞인 세균성 장염에 주로 쓴다.
- (항염증) 침이나 뜸으로 부스럼(瘡)이 생겨 피가 멎지 않고 터져 나오는 데 주로 쓴다.
- (신장 건강·항노화) 수염과 머리를 자라게 하며 흰 머리를 검게 만든다.

한의학적 성질
- 성질이 차거나 뜨겁지 않으며 평이하고 맛은 달고 시며 독이 없다.

가공 방법
- 3월과 8월에 채취하여 그늘에서 말린다.

섭취 방법
- (신장 건강·항노화) 머리카락과 수염을 자라게 하고, 흰 머리를 검게 하려면 음력 6월에 캐어 즙을 내고, 생강즙과 꿀을 넣고 졸여서 한 숟가락씩 술에 타 먹는다.

유래·특징
- 민간에서는 한련자(旱蓮子)라고도 한다. 씨는 작은 연밥같으며, 그 싹을 따면 진이 나오는데, 잠시 후에 검게 변한다. 그래서 머리와 수염을 검어지게 하는 약에 자주 사용한다.

* 문헌은 기본적으로 동의보감 (본초)에서 인용된 것임

소두구 소두구(小豆蔲)

Elettaria cardamomum (L.) Maton

백두구(白豆蔲)

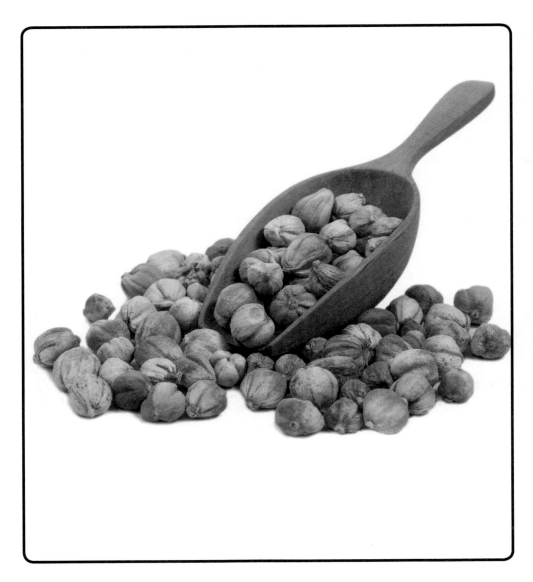

주요성분 : Borneol, Camphor, Bornyl Acetate, β-bisabolene, Kravanhins A-D

한의학적 효능
- •(위 건강) 위(胃)의 냉기가 쌓일 때 주로 쓴다.
- •(소화기계 건강) 소화 시키며 기를 내리고, 음식물이 들어가면 토하는 증상(反胃)을 멎게 한다.
- •(호흡기 건강) 폐 속의 체기(滯氣)를 발산하여 땀을 나게 한다.
  동의보감 [탕액]
- •(눈 건강) 백내장을 치료한다. 동의보감 [탕액]

한의학적 성질
- •성질이 아주 따뜻하고 맛은 매우며 독이 없다.

가공 방법
- •7월에 따서 껍질을 버리고 갈아서 쓴다. 동의보감 [입문]

섭취 방법
- •(위 건강) 위(胃)가 차가워서 음식물을 소화를 못 시킬 때는 갈아서 물에 달이거나 가루 내어 먹는 게 좋다.

유래·특징
- •열매는 포도 송이처럼 생겼는데, 처음에는 녹색이다가 익으면 희어진다.

* 문헌은 기본적으로 동의보감 (본초)에서 인용하였고, 이외의 문헌만 별도로 표시

금불초 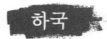 *Inula japonica Thunberg*
선복화(旋覆花)

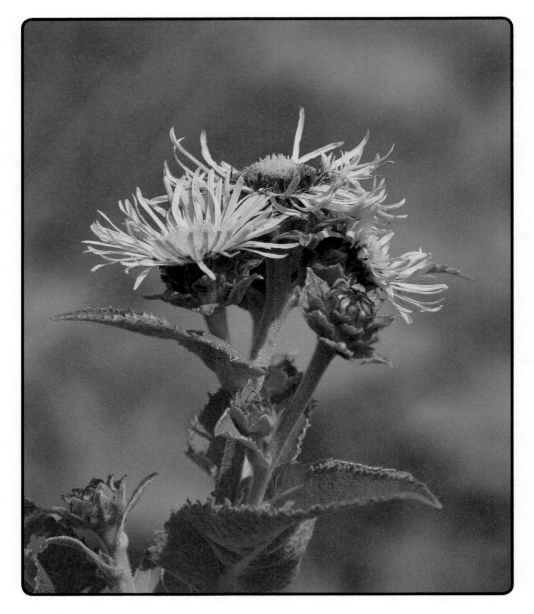

주요성분 : Britanin, Inulysine, Quercetin, Isoquercetin, Caffeic acid, Chlorogenic acid, Inulin, Taraxasterol

한의학적 효능

- (호흡기 건강) 가슴에 담(痰)이 뭉쳐서 아교나 옻 같은 가래침이 나오고 가슴과 옆구리의 비생리적인 체액(痰水)이 찬 것에 주로 쓴다.
- (위 건강) 식욕을 돋우고 구토를 멎게 한다.
- (이뇨개선) 방광에 오래 고인 물을 없앤다.
- (눈 건강) 눈을 밝게 한다.

한의학적 성질

- 성질이 약간 따뜻하고 맛은 짜고 달며 독이 조금 있다.

가공 방법

- 꽃을 딴 후, 쪄서 익힌 후에 볕에 말린다. 다른 약재를 먼저 달인 후에 금불초를 넣고 천으로 걸러 그 찌꺼기를 버리고 쓴다.

섭취 방법

- (호흡기 건강) 가슴에 담(痰)이 뭉쳐서 아교나 옻 같은 가래침이 나오거나 비생리적인 체액(痰飲)이 뭉쳐서 양 옆구리가 당기고 아플 때에는 물에 달이거나 환으로 먹는다.

유래·특징

- 잎은 큰 국화(大菊)와 비슷하다. 6월에 국화와 비슷한 꽃이 피는데, 작은 동전만 하고 진한 노란색이다.

* 문헌은 기본적으로 동의보감 (본초)에서 인용된 것임

가락지 나물 사함(蛇含)

Potentilla anemonefolia Lehm.

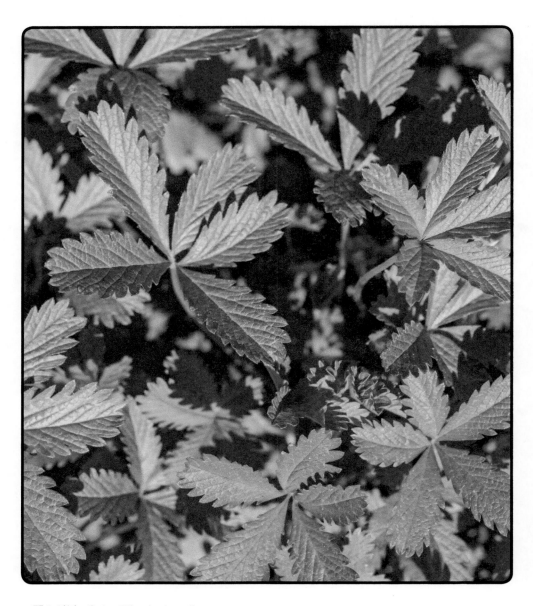

주요성분 : Potentillin, Agrimoniin

한의학적 효능
- (항염증) 다친 상처, 종기(疽) · 치질(痔) · 음식을 잘못 먹어서 생기는 추웠다 열이 났다 하는 증상(서루, 鼠瘻)에 주로 쓴다.
- (해독) 뱀 · 벌레 · 벌 · 살무사의 독을 풀어준다.
- (피부 건강) 풍진(風疹) 감염으로 인한 발열, 발진, 피부 염증 및 종기로 부은 것(癰腫)을 치료한다.

한의학적 성질
- 성질이 약간 차고 맛은 쓰며 독이 없다.

가공 방법
- 8월에 잎을 따서 볕에 말리되, 불을 가까이 하면 안 된다.

유래 · 특징
- 잎이 가늘고 꽃이 노란 것을 쓰는 것이 좋다.
- 옛날에 어떤 사람이 뱀에 물렸을 때 뱀이 물고 있던 풀을 상처 위에 붙여 뱀독을 해독한 적이 있었다. 바로 이 풀을 써서 효과를 본 것이기 때문에 사함초(蛇含草)라고 한다. 동의보감 [입문]

* 문헌은 기본적으로 동의보감 (본초)에서 인용하였고, 이외의 문헌만 별도로 표시

짚신 나물 낭아초(狼牙草)

Agrimonia pilosa Ledeb.

아자(牙子)

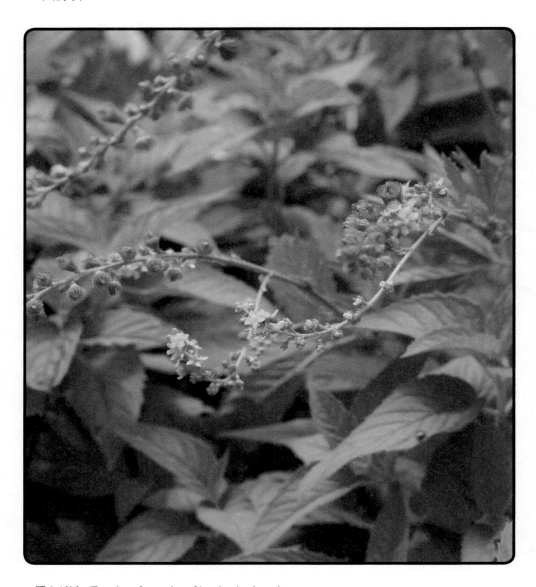

주요성분 : Tannins, Saponins, Sterols, Agrimonins

한의학적 효능
- (항염증) 가렵고 잘 안 낫는 종기에 주로 쓴다.
- (장 건강) 치질에 주로 쓴다.
- (살충) 뱃속의 모든 기생충을 죽인다.

한의학적 성질
- 성질이 차고 맛은 쓰고 시며 독이 있다.

가공 방법
- 2월과 8월에 뿌리를 캐어 볕에 말린다.

섭취 방법
- (항염증) 성기 주위에 생기는 부스럼으로 살이 짓무르고 더러운 냄새가 날 때는 짚신 나물(낭아초)을 진하게 달인 물로 환부를 담그고 씻어 준다. 또는 솜으로 끈 새끼줄로 짚신 나물(낭아초)즙을 찍어 하루에 4~5번 성기 주위에 발라준다. 동의보감 [특효]
- (살충) 뱃속에 기생충이 있을 때는 가루 내어 꿀로 삼씨만 하게 환을 만들어 미음으로 1~2돈(3~6g)씩 빈속에 먹는다.

유래·특징
- 싹은 뱀딸기와 비슷하면서 두껍고 크며 짙은 녹색이다. 뿌리가 짐승의 이빨처럼 검어서 낭아(狼牙)라고 하고, 아자(牙子)라고도 한다.

* 문헌은 기본적으로 동의보감 (본초)에서 인용하였고, 이외의 문헌만 별도로 표시

맨드라미 꽃 만드라밋쏫

Celosia cristata L

계관화(雞冠花)

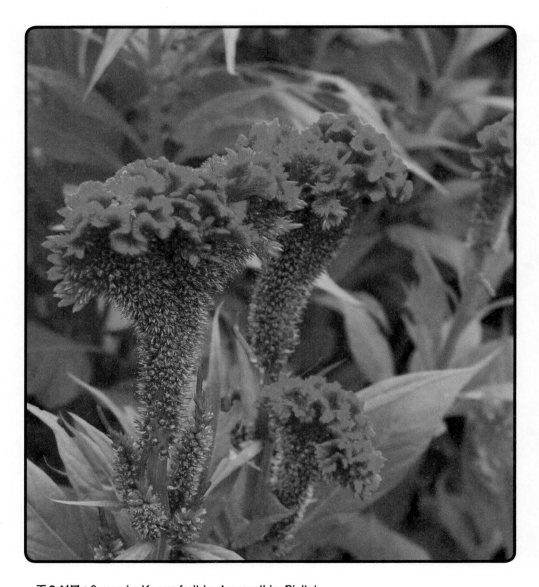

주요성분 : β-cyanin, Kaempferitrin, Amaranthin, Pinitol

한의학적 효능

- (장 건강) 치질에 의한 하혈을 멎게 한다. 동의보감 [보감]
- (항균) 피고름이 섞인 대변을 보는 세균성 장염(赤白痢)을 멎게 한다.
- (여성 건강) 월경으로 비정상적인 과다 출혈(崩漏)과 냉 질분비물(帶下)을 멎게 한다. 동의보감 [보감]

한의학적 성질

- 성질이 서늘하고 독이 없다. 동의보감 [보감]

가공 방법

- 약으로 사용할 때는 볶아 쓴다.

섭취 방법

- (장 건강) 피가 나는 치질일 때는 맨드라미 꽃을 진하게 달여 1잔씩 빈속에 먹는다. 동의보감 [강목]

유래·특징

- 꽃이 닭벼슬과 비슷해서 계관(雞冠)이라고 한다.

*문헌은 기본적으로 동의보감 (본초)에서 인용하였고, 이외의 문헌만 별도로 표시

소리쟁이 잎 솔옷닙

Rumex crispus L.
양제엽(羊蹄葉)

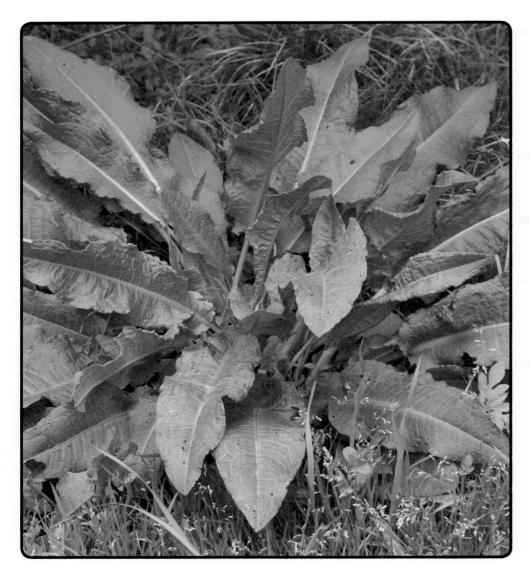

주요성분 : Lectin, Quercetin-3-O-rhamnoside, Emodin

한의학적 효능 • (살충) 소아의 기생충(疳蟲)을 치료한다.

한의학적 성질 • 성질이 차갑거나 뜨겁지 않고 평이하며 맛은 쓰고 떫으며 독이 없다.

섭취 방법 • 채소로 먹을 수 있다.

유래·특징 • 주변에 많이 자란다.

*문헌은 기본적으로 동의보감 (본초)에서 인용된 것임

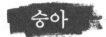 *Rumex acetosa L.*
산모(酸模)

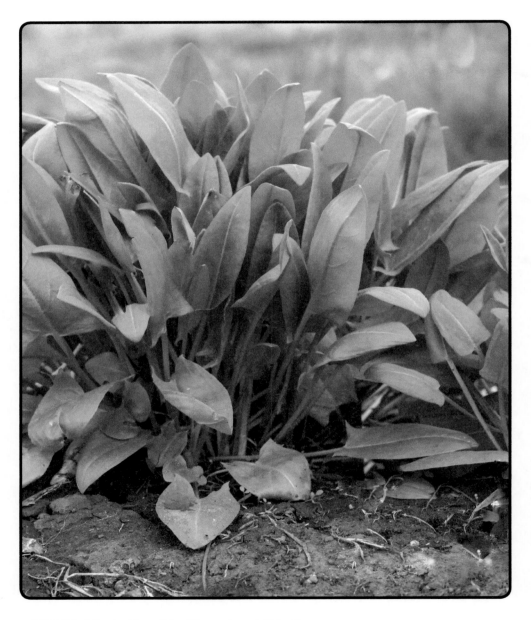

주요성분 : Vitexin, Quercitrin, Chrysophanol, Orientin

한의학적 효능 • (해열) 소아의 열이 심한 것을 가라앉힌다.

한의학적 성질 • 성질이 서늘하고 맛은 시며 독이 없다.

가공 방법 • 꽃을 꺾어 생으로 먹거나, 즙을 내어 먹기도 한다.

유래·특징 • 잎은 소리쟁이와 비슷한데, 가늘고 신맛이 나며 먹을 만하다.

* 문헌은 기본적으로 동의보감 (본초)에서 인용된 것임

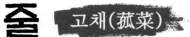

Zizania latifolia (Griseb.) Turcz. ex Stapf.

고수(菰首), 조호미(彫胡米)

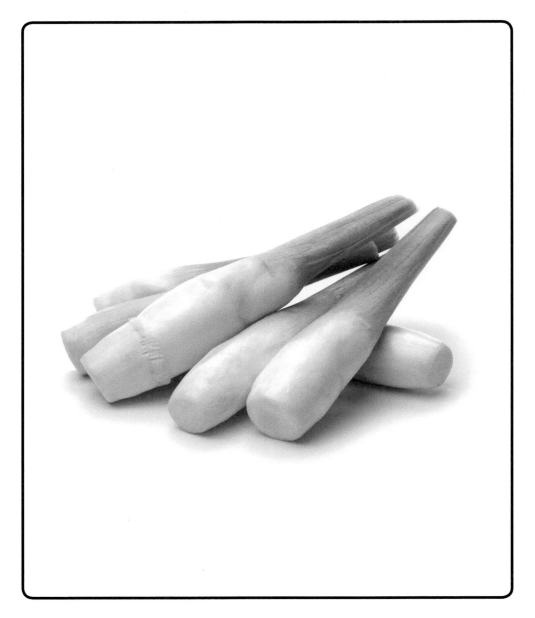

주요성분 : Catechin, Gallocatechin, Epigallocatechin

한의학적 효능
- (장 건강) 위와 장(腸胃)의 고질적인 열에 주로 쓴다.
- (항당뇨) 당뇨병(消渴)을 치료한다.
- (눈·간 건강) 눈이 누렇게 된 것을 없앤다.
- (이뇨개선) 대·소변이 잘 통하게 한다.
- (항염증) 열로 인한 세균성 장염(熱痢)을 멎게 한다.
- (해열) 딸기코(酒齄鼻)와 얼굴이 붉은 것을 치료한다.

한의학적 성질
- 성질이 아주 차고 맛은 달며 독이 없다.

섭취 방법
- (주의사항) 설사를 유발하니 많이 먹지 말아야 한다.

유래·특징
- 물속에서 자란다. 잎은 사탕수수나 물 억새와 비슷하고, 뿌리는 오래되면 밑받침이 두터워진다. 여름에 나는 싹은 먹을 수 있는데, 고채(菰菜)라고 한다.
- 3년이 지나면 중심에 연뿌리같이 생긴 흰 밑둥이 생기는데, 희고 부드러워 먹을만 하다. 이것을 고수(菰首)라고 한다.
- 가을에 열린 종자를 조호미(彫胡米)라고 하는데, 밥을 해 먹어도 된다.

* 문헌은 기본적으로 동의보감 (본초)에서 인용된 것임

마디풀 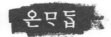 *Polygonum aviculare L.*
편축(萹蓄)

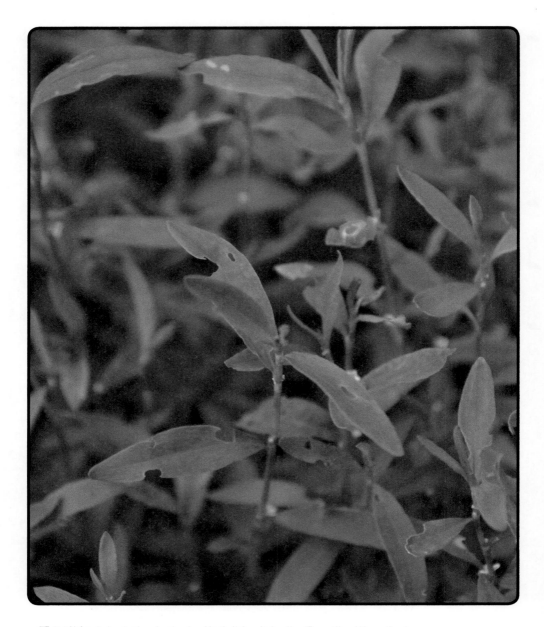

주요성분 : Avicularin, Juglanin, Myricitrin, Aviculin, Tagetiin, Miquelianin

한의학적 효능
- (살충) 진드기 감염으로 간지러울 때나 기생충과 회충으로 인한 통증을 치료한다.
- (항염증) 종기(疽)에 주로 쓴다.
- (장 건강) 대·소장(大小腸)을 소통시키며 치질에 주로 쓴다.
- (항균) 열로 인한 임균 감염증(임질, 淋疾)을 없앤다.
- (이뇨개선) 소변을 나오게 한다.
- (해열·간 건강) 열로 생긴 황달을 치료한다.

한의학적 성질
- 성질이 차갑거나 뜨겁지 않으며 평이하고 맛은 쓰며 달고 독이 없다.

가공 방법
- 5월에 캐어 그늘에 말린다.

섭취 방법
- (살충) 기생충으로 인한 통증이 있을 때는 진하게 달여서 낸 즙을 1되(1.8L)를 빈속에 마시면 기생충이 바로 나온다.
- (장 건강) 대·소변이 잘 안 나올 때에는 찧어서 낸 즙 1잔을 마시며 대변이 나오면 그만 먹는다. 동의보감 [강목]
- (항균·이뇨개선) 임질 및 소변이 안 나올 때에는 찧어서 낸 즙 1잔을 빈속에 마시면 곧 소변이 나온다. 동의보감 [경험]
- (해열·간 건강) 황달이 있을 때는 찧어서 즙을 내어 작은 되로 1되(1.8L)를 한번에 마신다.

유래·특징
- 싹은 구맥(瞿麦)과 비슷하고, 잎은 가늘면서 대나무 잎 처럼 푸르다. 꽃은 마디 사이에서 피는데 매우 자잘하다.
- 물가에서 자라며 꽃이 자주색인 것이 좋다. 동의보감 [경험]

* 문헌은 기본적으로 동의보감 (본초)에서 인용하였고, 이외의 문헌만 별도로 표시

진독찰 진득출

Siegesbeckia glabrescns Makino.
희첨(豨簽), 화첨초(火枕草)

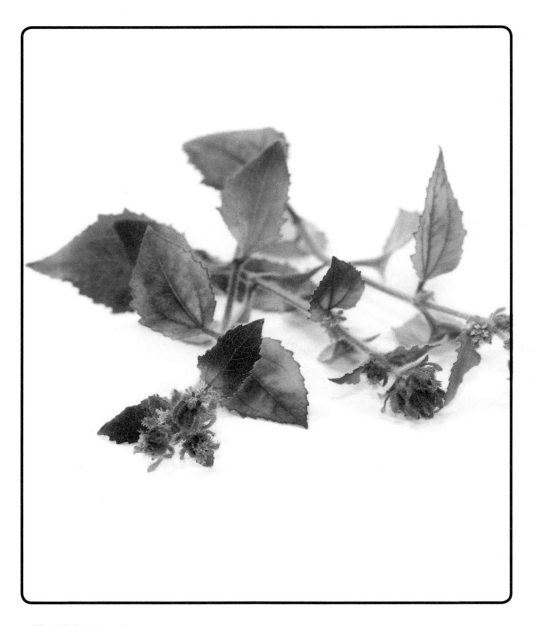

주요성분 : Kirenol

🌿 한의학적 효능
- (해열) 열로 가슴속이 답답한 데 주로 쓴다.
- (관절 건강) 풍(風)에 의해 관절이 아프고 저린 증상(風痺)를 치료한다.
- (신경보호) 오래된 중풍을 고친다.
- (눈 건강) 눈이 밝아진다.
- (근력강화, 뼈 건강) 근육과 뼈가 강해진다.
- (항노화) 흰 머리가 다시 검어진다.

🌿 한의학적 성질
- 성질이 차고 맛은 쓰며 독이 조금 있다.

🌿 가공 방법
- 5월 5일 · 6월 6일 · 9월 9일에 줄기와 잎을 따서 볕에 말린다.
  잎과 어린 가지를 따서 술과 꿀을 섞어서 아홉 번 찌고 말린다.

🌿 섭취 방법
- (신경보호) 중풍이 오래된 경우에는 음력 5월 5일에 잎과 어린 가지를
  따서 술과 꿀을 섞어서 아홉 번 찌고 말린다. 이것을 찧어서 가루내어
  꿀로 반죽하여 오자대로 환을 만든다. 따뜻한 술이나 미음으로
  50~70알씩 먹는다.
- (눈 건강, 근력강화, 항산화) 오래 복용하면 눈이 밝아지고, 근육과 뼈가
  강해지며, 흰 머리가 다시 검어진다.

🌿 유래·특징
- 돼지 냄새와 비슷한 냄새가 나는데 쪄서 볕에 말리면 없어진다.

*문헌은 기본적으로 동의보감 (본초)에서 인용된 것임

하수오 온죠롱, 새박불휘

Polygonum multiflorum Thunberg

적하수오(赤何首烏), 야교등(夜交藤), 야합(夜合), 구진등(九陳藤)

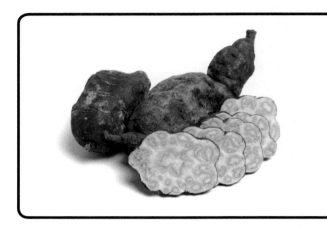

주요성분 :
Acetophenone,
Polyoxypregnane glycoside,
Phosphatidyl choline,
Phosphatidyl inositol,
Steroidal glycoside(wilfoside),
Sarcostin,
Deacylcynanchogenin

한의학적 효능
- (혈행개선) 림프절 멍울(瘰癧)에 주로 쓴다.
- (항염증) 피부 염증 및 종기로 부은 것(癰腫)을 가라앉힌다.
- (장 건강) 치질(五痔)을 없앤다.
- (항피로) 오랜 피로(虛勞)로 몸이 야윈 것을 치료한다.
- (여성 건강) 출산 후 질환과 붉고 흰 질분비물(赤白帶下)을 치료한다.
- (근력강화) 근골을 튼튼하게 한다.
- (신장 건강) 신장의 정기를 채우고 털과 머리카락을 검게 만든다.
- (항노화) 안색을 좋게 하고 늙지 않게 하고 오래 살게 만든다.

한의학적 성질
- 성질이 따뜻하고, 맛은 쓰고 떫으며 달며 독이 없다.

가공 방법
- 늦봄 · 한여름 · 초가을에 맑은 날을 골라 암그루 · 수그루를 같이 캐어 칼로 껍질을 벗기고 얇게 썰어 쪄서 볕에 말린다.
- 쌀뜨물에 하룻동안 담갔다가 얇게 썰어서 볕에 말린 후에 짓찧어 부순다. 환으로 쓸 때에는 검은콩에 버무려 찐 후에 볕에 말려 쓴다.

동의보감 [입문]

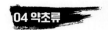

🌿 섭취 방법

- (신장 건강·항노화) 오래 먹으면 머리카락과 수염을 검게 하고 늙지 않게 하는데 뿌리를 쌀뜨물에 담가서 부드럽게 한 후 칼로 껍질을 벗겨내고 얇게 썰어서 검정콩 즙에 푹 담갔다가 그늘에서 말린다. 이것을 다시 감초즙과 섞어서 볕에 말리고 찧어서 가루 낸 후 2돈(6g)씩 술에 타서 먹거나 꿀로 환을 만들어 먹는다.
- (항피로) 오래된 피로로 말랐을 때는 가루나 환 또는 술을 빚어 먹는 게 좋다.
- (항노화) 수명을 늘리고 싶으면 하수오 1근(600g)을 쌀뜨물에 담갔다가 볕에 말린 후 얇게 자른다. 첫 남자아이를 낳은 산모의 젖(우유로 대체)과 섞어서 볕에 1–2번 말리고 찧어 가루내어 대추살로 반죽하여 오자대로 환을 만든다. 처음에는 20알을 먹고 매일 10알씩 늘리되, 100알을 넘어서는 안 된다. 빈속에 따뜻한 술이나 끓인 소금물로 먹는다. 동의보감 [입문]
- (신장 건강) 뿌리를 캐어 쌀뜨물에 하룻밤 담갔다가 칼로 껍질을 벗긴 후 검정콩 즙과 버무려 볕에 말려 가루내어 술에 타거나 꿀로 환을 만들어 먹으면 좋다. 동의보감 [입문]
- (근력강화) 골연풍(骨軟風)으로 허리와 무릎이 아플 때에는 하수오 1근(600g), 쇠무릎 0.5근(300g)을 검은 콩 3되(2.1kg)를 달인 물과 섞어 3번 찐 후 함께 질게 찧는다. 이것을 볕에 말려 가루내어 대추살로 반죽하여 오자대로 환을 만들어 술로 50–70알씩 먹는다. 동의보감 [입문]

🌿 궁합이 맞는 재료

- 감초(甘草), 대추(大棗), 쇠무릎(牛膝), 검정콩(黑豆) 동의보감 [본초] 동의보감 [입문]

🌿 궁합이 맞지 않는 재료

- 파 · 마늘 · 무 · 돼지 · 양의 피와 비늘 없는 물고기

🌿 유래·특징

- 원래 이름은 야교등(夜交藤)이었는데 하수오(何首烏)라는 사람이 복용해서 하수오(何首烏)라고 하게 되었다.
- 뿌리는 주먹만 한데, 붉은 것과 흰 것의 두가지가 있다. 붉은 것이 수그루이고 흰 것이 암그루인데, 새 · 짐승 · 산악의 모양을 한 것이 귀하고 좋다.
- 교등(交藤) · 야합(夜合) · 구진등(九陳藤)이라고도 한다. 수치(가공)하여 약으로 쓸 때는 반드시 암그루와 수그루를 같이 써야 효과가 좋다.

* 문헌은 기본적으로 동의보감 (본초)에서 인용하였고, 이외의 문헌만 별도로 표시

갈대 뿌리 굴불휘

Phragmites communis Trin.

노근(蘆根)

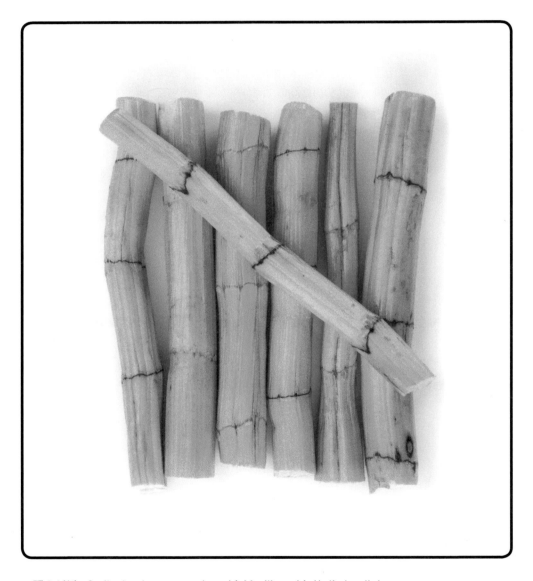

주요성분 : β-sitosterol, p-coumaric acid, Vanilic acid, Methyl gallate

한의학적 효능

- (항당뇨) 당뇨병에 주로 쓴다.
- (해열) 외부 감염된 열(客熱) 및 임신부의 가슴에 열을 내린다.
- (위 건강) 식욕을 돋우며 목메고 딸꾹질하는 것을 치료한다.
- (항염증) 세균성 장염(痢疾)으로 갈증 나는 것을 치료한다.

한의학적 성질

- 성질이 차고 맛은 달며 독이 없다.

가공 방법

- 8월에 잎을 따서 볕에 말리되, 불을 가까이하면 안 된다.

섭취 방법

- (위 건강) 헛구역질과 딸꾹질, 목이 메이고 가슴이 답답한 경우에는 갈대
  뿌리 5냥(150g)을 물에 달여서 1되(1.8L)를 한번에 마신다. 3되(5.4L)를
  마시기 전에 낫는다.

유래·특징

- 물속에서 자란다. 잎은 대나무와 비슷하고 꽃은 희다. 쓸 때는
  역수로(逆水蘆), 즉 그 뿌리가 물을 거스르면서 자란 것을 써야 한다.
  또, 하천의 바닥에 있는 달고 매운 것을 써야 하고, 물 위에 떠서 노출된
  것은 쓰지 말아야 한다

* 문헌은 기본적으로 동의보감 (본초)에서 인용된 것임

맑은 대쑥 여여(蘭茹)

Artemisia keiskeana Miq.

해우(海芋), 천하(天荷)

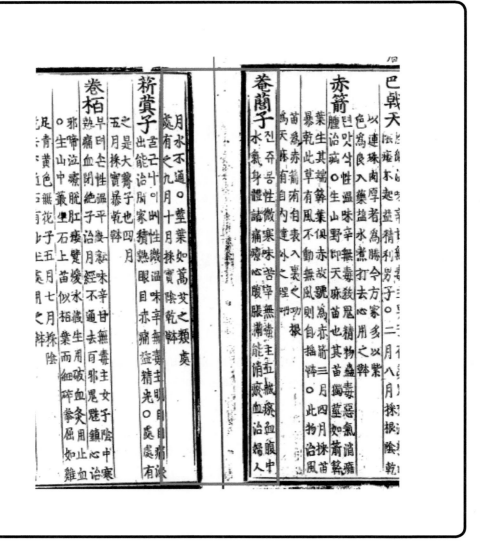

주요성분 : Cadinene, β-caryophyllene

한의학적 효능
- (항비만) 군살을 없앤다.
- (살충) 진드기를 죽인다.
- (항염) 고름을 피부로 돋게 만든다.
- (혈행개선) 뭉친 피(瘀血)을 풀어준다.

한의학적 성질
- 성질이 차고 맛은 맵고 시며 독이 조금 있다.

가공 방법
- 5월에 뿌리를 캐어 그늘에 말린다.

유래·특징
- 잎에는 즙이 있고, 끝이 검은 것이 좋다.
- 뿌리는 무와 같이 겉은 누렇고 속은 희다.

* 문헌은 기본적으로 동의보감 (본초)에서 인용된 것임

뱀딸기 비얌딸기

Duchesnea indica (Andr.) Focke
사매(蛇莓)

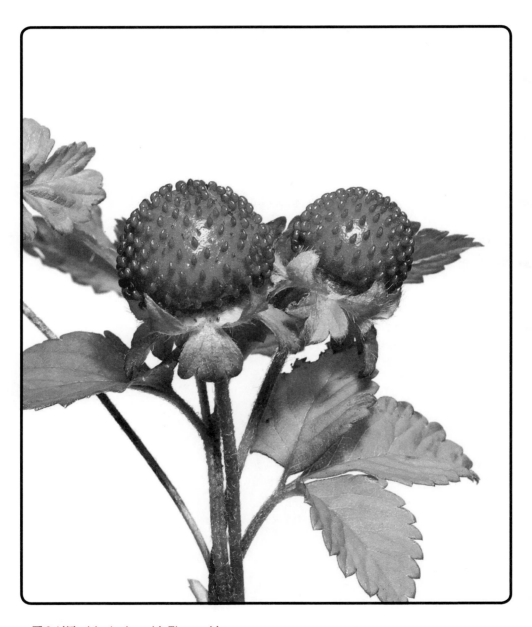

주요성분 : Linolenic acid, Flavonoids

한의학적 효능
- (해열) 가슴과 배에 열이 심한 데 주로 쓴다.
- (여성 건강) 월경을 조절하고 통증을 완화시킨다.
- (항염증) 옆구리에 종기가 생겨 부은 것(창종, 瘡腫)을 치료한다.
- (해독) 뱀이나 벌레에 물린 것을 치료한다.
- (구강 건강) 유행병으로 열이 심하고, 입 속에 생긴 구내염을 치료한다.

한의학적 성질
- 성질이 아주 차고 맛은 달고 시며 독이 있다.

가공 방법
- 줄기와 뿌리를 캐어 짓찧어 즙을 내어 마시거나 붙인다.

섭취 방법
- (해독) 뱀이나 벌레에 물린 곳에 붙인다.
- (구강 건강) 유행병으로 열이 심하고, 구내염이 있을 때는 뱀딸기를 찧어서 짜낸 즙 1말(18L)을 5되(9L)가 될 때까지 달여 조금씩 마신다.

유래·특징
- 주변에서 흔히 볼 수 있다.

*문헌은 기본적으로 동의보감 (본초)에서 인용된 것임

한삼 덩굴 한삼

Humulus japonicus Siebold et Zucc

율초(葎草)

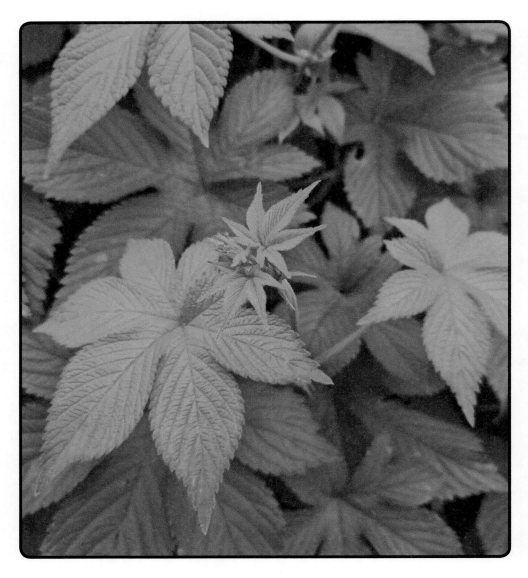

주요성분 : Luteolin 7-glucoside, Apigenin 8-C-glucoside, Apigenin7-glucoside

한의학적 효능
- (항염증) 임질균 감염(임질, 五淋), 말라리아 감염 학질(瘧疾)에 주로 쓴다.
- (항균) 물 같은 설사를 동반한 세균성 장염(水痢)를 멎게 한다.
- (피부 건강) 나균 감염 한센병(나병, 癩病)으로 인한 부스럼(나창, 癩瘡)에 주로 쓴다.
- (신장 건강) 신장이 허약하여 소변이 쌀뜨물 같거나 기름 같으면서 시원히 나오지 않는 임질(고림, 膏淋)에 주로 쓴다.

한의학적 성질
- 성질이 차고 맛은 달며 독이 없다.

가공 방법
- 여름에 줄기와 잎을 따서 쓴다.

섭취 방법
- (항염증) 임질균 감염에는 찧어서 즙을 내거나 물에 달여 먹는다.
- (신장 건강) 소변이 쌀뜨물 같거나 기름 같으면서 시원히 나오지 않는 임질(膏淋)에는 즙 2되(3.6L)를 식초 2홉(360ml)과 섞어 빈속에 1잔씩 마시면 낫는다.

유래·특징
- 덩굴지어 자란다.

*문헌은 기본적으로 동의보감 (본초)에서 인용된 것임

호로파 호로파(葫蘆巴)

Trigonella foenum-graecum L.

노파(蘆巴), 호파(胡巴)

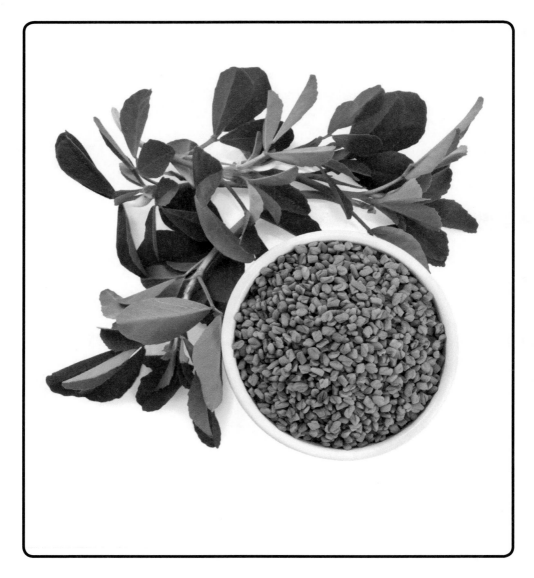

주요성분 : Anethole, Chavicol, Dillapional, Limonene, (+)-Fenchone

한의학적 효능
- (신장 건강) 신장(腎)이 허약하고 차며 얼굴이 검푸른 것을 치료한다.
- (통증개선) 배와 옆구리가 땡기고 아픈 증상을 완화시킨다.
- (이뇨개선) 아랫배가 붓고 오줌 놓기가 곤란(膀胱氣)하여 아픈 것을 치료한다. 동의보감 [탕액]

한의학적 성질
- 성질이 따뜻하고 맛은 쓰며 독이 없다.

가공 방법
- 술에 씻어서 약간 볶아 쓴다.

섭취 방법
- (이뇨개선) 회향·사인과 함께 쓰면 아랫배가 붓고 오줌 놓기가 곤란(膀胱氣)하여 아픈 것을 치료하는 데 매우 효과가 좋다.
  동의보감 [탕액]

궁합이 맞는 재료
- 회향(茴香), 사인(砂仁)

유래·특징
- 남쪽 오랑케의 무씨라고 해서 호로파라고 불린다. 동의보감 [탕액]

* 문헌은 기본적으로 동의보감 (본초)에서 인용하였고, 이외의 문헌만 별도로 표시

민들레 안즌방이, 므은드레

Taraxacum platycarpum H. Dahlst

포공영(蒲公英), 지정(地丁)

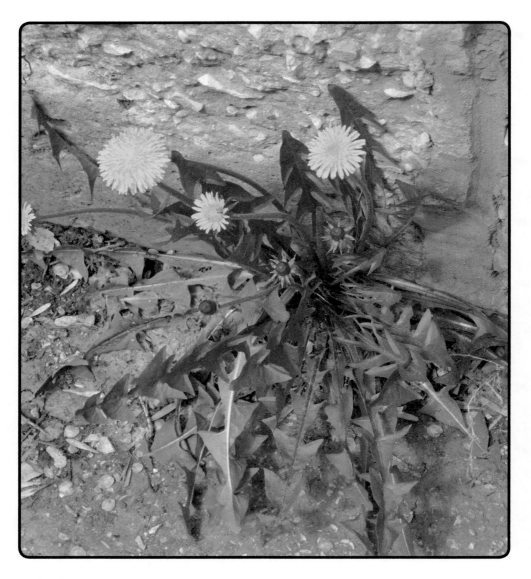

주요성분 : Luteolin, Glucoside, Taxasterol, Choline, Inulin

📌 **한의학적 효능**
- (항염증) 젖 몽울 및 피부 염증으로 부은 것(옹종, 癰腫)에 주로 쓴다.
- (해독·해열) 음식 및 열의 독을 풀어준다. 동의보감 [입문]
- (항균) 결핵균(結核菌)이 맺히어 생기는 멍울(結核)을 풀어준다.
  동의보감 [입문]
- (위 건강) 음식으로 체한 것(체기, 滯氣)을 내리는 데 뛰어난 효능이
  있다. 동의보감 [입문]
- (피부 건강) 부스럼으로 부은 것(정종, 疔腫)을 가장 잘 치료한다.
  동의보감 [단심]

📌 **한의학적 성질**
- 성질이 차갑거나 뜨겁지 않으며 평이하고 맛은 달며 독이 없다.

📌 **가공 방법**
- 달이거나 생것을 쓴다. 동의보감 [단심] 동의보감 [입문]

📌 **섭취 방법**
- (항염증) 젖 몽울 및 유방염(癰腫)으로 붓고 아플 때에는 씻어서 짓찧고
  인동초와 함께 진하게 달인다. 여기에 술 약간을 넣어 먹으면 곧 잠이
  오는데 잠에서 깨면 편안해진다. 동의보감 [단심]
- (피부 건강·항염증) 민들레를 캐어 달인 물을 마시거나 짓찧어 아픈
  부위에 붙이면 곧 가라앉는다. 동의보감 [입문]

📌 **궁합이 맞는 재료**
- 인동초(忍冬草)

📌 **유래·특징**
- 잎은 씀바귀(苦苣)와 비슷하고, 3~4월에 국화같은 노란 꽃이 피며,
  줄기와 잎을 따면 흰 즙이 나온다.

*문헌은 기본적으로 동의보감 (본초)에서 인용하였고, 이외의 문헌만 별도로 표시

광이밥 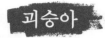 *Oxalis corniculata L.*
초장초(酢漿草), 산거초(酸車草)

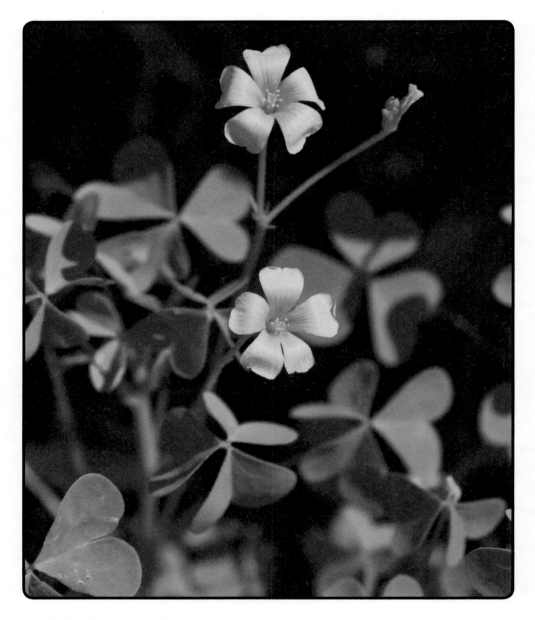

주요성분 : β-carotene, Vitexin, Isovitexin

한의학적 효능
- (항염증) 종기(瘡瘍)로 인한 농과 피(膿血)가 오래되어 낫지 않을(惡瘡) 때에 주로 쓴다.
- (살충) 온갖 기생충을 죽인다.

한의학적 성질
- 성질이 차고 맛은 시며 독이 없다.

유래·특징
- 낮고 습한 곳에 자란다.

* 문헌은 기본적으로 동의보감 (본초)에서 인용된 것임

바위솔 집우디기

Orostachys japonica (Maxim.) A. Berger
와송(瓦松), 작엽하초(昨葉荷草)

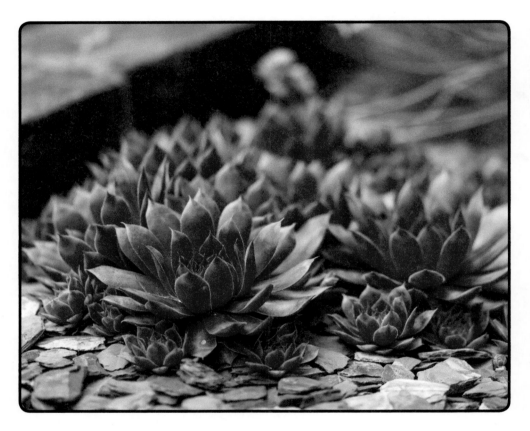

주요성분 : Friedelin, Lutinone, Glutinol, β-sitosterol, Campesterol, Kaempferol, Quercetin

한의학적 효능 • (항염증) 음식물 및 피가 섞인 세균성 장염에 주로 쓴다.

한의학적 성질 • 성질이 차거나 뜨겁지 않으며 평이하고 맛은 시며 독이 없다.

가공 방법 • 6월과 7월에 캐어 볕에 말린다.

유래·특징 • 오래된 기와지붕 위에 자라는데 멀리서 보면 소나무처럼 보이기 때문에 와송(瓦松)이라고도 한다.

*문헌은 기본적으로 동의보감 (본초)에서 인용된 것임

꿀풀 겨븨쑬

Prunella vulgaris var. lilacina Nakai
하고초(夏枯草), 석구(夕句), 내동(乃東)

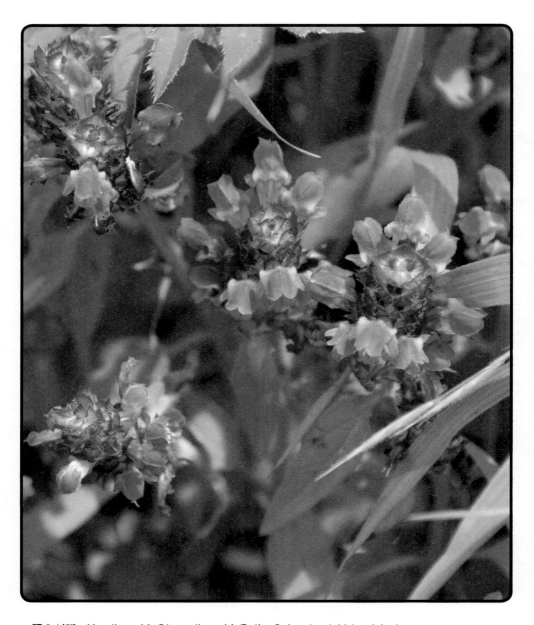

주요성분 : Ursolic acid, Oleanolic acid, Rutin, Spinasterol, Vulgarisin A

🪶 한의학적 효능
- (해열) 춥거나 덥고(寒熱), 열병(鼠瘻)에 주로 쓴다.
- (항염증) 머리에 나는 부스럼(두창, 頭瘡)에 주로 쓴다.
- (항암) 뱃속에 덩어리(정가, 癥瘕)를 풀어준다.
- (혈행개선) 림프절 멍울(瘰癧), 물혹(癭瘤)으로 기가 맺힌 것을 풀어준다.
- (눈 건강) 눈이 아픈 것을 치료한다.

🪶 한의학적 성질
- 성질이 차고 맛은 쓰고 매우며 독이 없다.

🪶 가공 방법
- 4월에 캐어 그늘에 말린다. 동의보감 [입문]
- 진하게 달인 물로 매일 여러 번 씻는다. 동의보감 [탄심]

🪶 섭취 방법
- (눈 건강) 눈동자가 아프고, 밤이 되면 심해질 때는 하고초 5돈(15g)과 생감초 1냥(30g)을 가루내어 1돈(3g)씩 찻물에 타서 먹는다.
- (항염증) 살갗에 자주색의 반점이 생기는 병증(자전풍, 紫殿風)과 백반증(白癜風)이 있을 때에는 진하게 달인 물로 매일 여러 번 씻는다. 동의보감 [탄심]

🪶 궁합이 맞는 재료
- 생감초(生甘草)

🪶 유래·특징
- 겨울에 나서 시들지 않고 봄에 흰 꽃이 피며 5월에 마른다.

*문헌은 기본적으로 동의보감 (본초)에서 인용하였고, 이외의 문헌만 별도로 표시

소귀 나물 가치무릇

Sagittaria sagittifola subsp. Leucopetalavar. edulis(Schltr.)Rataj
산자고(山茨菰), 전도초근(剪刀草根), 야자고(野茨菰), 약난초

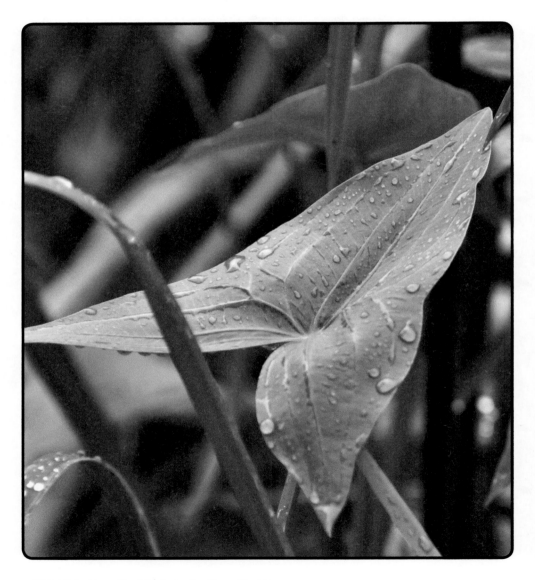

주요성분 : Proscillaridin A, Inulin, Proscillaridin

한의학적 효능
- (이뇨개선) 요로 결석(石淋)을 소변으로 배출시킨다.
- (항염증) 피부 염증 및 종기로 부은 것(癰腫)을 가라 앉힌다.
- (항당뇨) 당뇨병(消渴)을 치료한다.
- (여성 건강) 출산 후에 피를 많이 흘려 정신이 혼미하고 가슴이 답답해 하며 태반이 나오지 않는 것을 치료한다.

한의학적 성질
- 성질이 차고 맛은 쓰며 독이 없다.

가공 방법
- 뿌리를 캐어 삶아 먹으면 매우 맛이 있다. 동의보감 [속방]

섭취 방법
- (항염증) 피부 질환 중 하나인 두드러기(정창, 疔瘡)를 치료할 때 쓰는 전도초가 바로 이것이다. 동의보감 [정전]

유래·특징
- 밭과 들에서 자란다. 동의보감 [속방]
- 전도초(剪刀草)의 뿌리가 야자고(野茨菰)이다. 동의보감 [단심]

* 문헌은 기본적으로 동의보감 (본초)에서 인용하였고, 이외의 문헌만 별도로 표시

떡쑥 불이초(佛耳草)

Gnaphalium affine D. Don.

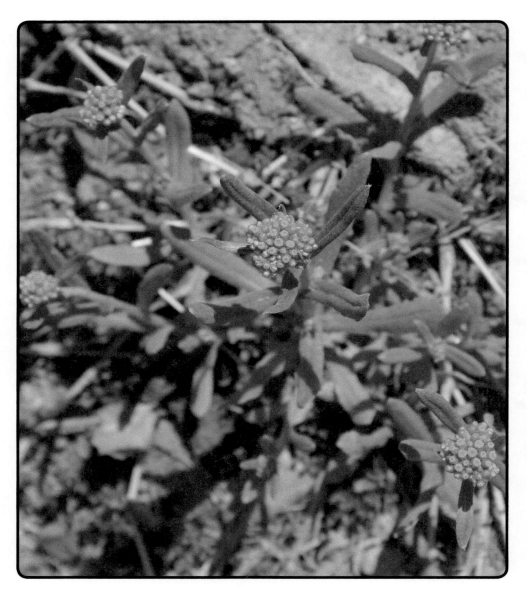

주요성분 : 3,5-dicaffoylquinic acid, 4,5-dicaffeoylquinic acid, 1,5-dicaffoylquinic acid

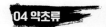

한의학적 효능

- •(항염증) 감기(風寒)로 인한 기침과 가래를 치료한다. 동의보감 [입문]
- •(호흡기 건강) 폐의 기를 크게 끌어 올리며 차가운 기운을 제거한다.
  동의보감 [입문]

한의학적 성질

- •성질이 뜨겁고 맛은 시다. 동의보감 [입문]

＊문헌은 기본적으로 동의보감 (본초)에서 인용하였고, 이외의 문헌만 별도로 표시

어저귀 열매 어저귀여름

Abutilon theophrasti Medicus

경실(苘實), 백마(白麻)

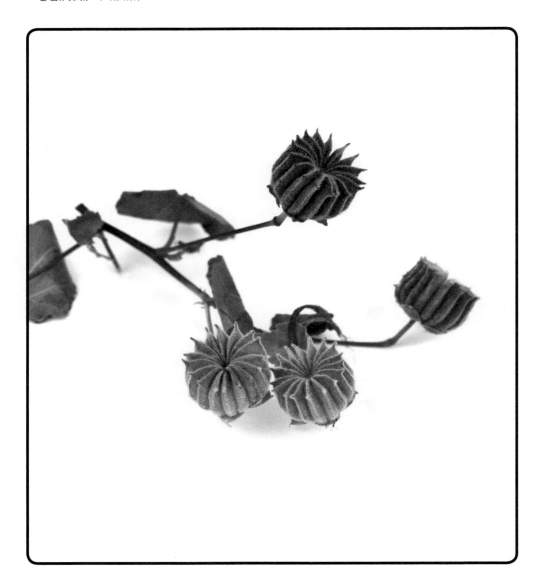

주요성분 : Lupenone, Lupeol, Stigmasterol, B-Sitosterol, Rutin, Hibicuslide C

🌿 **한의학적 효능**
- (항균) 피고름이 섞인 대변을 보는 세균성 장염((赤白痢)에 주로 쓴다.
- (피부 건강) 피부 염증 및 종기로 부은 것(癰腫)을 없앤다.

🌿 **한의학적 성질**
- 성질이 차갑거나 뜨겁지 않고, 평이하며, 맛은 쓰고 독이 없다.

🌿 **유래·특징**
- 잎은 모시와 비슷하고, 꽃은 노란색이며, 열매는 접시꽃 열매와 비슷하면서 검다.
- 베를 짜거나 새끼줄을 꼰다.

*문헌은 기본적으로 동의보감 (본초)에서 인용된 것임

쉽게 풀어쓴

동의보감

Korean Traditional Medicinal Foods
from Donguibogam 2022

05 나무류

Trees

계피 계피(桂皮)

Cinnamomum cassia (L.) Presl
육계나무 가지의 연한 속껍질

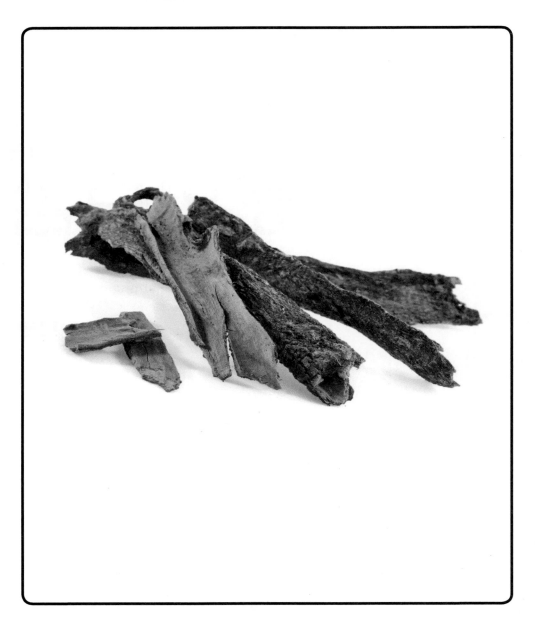

주요성분 : Cinnamic acid, Cinnamaldehyde, Cinnamyl acetate, Epicatechin, Coumacasia

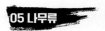

한의학적 효능
- •(장 건강) 속을 따뜻하게 한다.
- •(혈행개선) 온몸의 혈액을 잘 통하게 한다.
- •(간 건강, 호흡기 건강) 간과 폐의 기를 잘 통하게 한다.
- •(근력 강화) 심한 설사와 구토로 인한 급성 위장염(곽란, 霍亂)으로 근육이 뒤틀리는 것을 치료한다.

한의학적 성질
- •성질이 아주 뜨겁고 맛은 달고 맵다. 독이 조금 있다.

가공 방법
- •2월 · 8월 · 10월에 껍질을 벗겨 그늘에서 말린다.
- •쓸 때는 겉껍질을 벗기고 쓴다.

섭취 방법
- •(장 건강) 배가 차갑고 통증이 참을 수 없을 때 달여 먹거나 가루 내어 먹는다. 가을과 겨울에 배가 아픈 것은 계피가 아니면 힘들다. 동의보감 [탕액]
- •(장 건강) 계피는 새끼돼지가 뛰듯이 아랫배에서 생긴 통증이 위까지 치밀어오르는 증상인 분돈(奮豚)을 진정시키는 효과가 있다.

궁합이 맞는 재료
- •계피가 파를 만나면 부드러워지니 파즙으로 계피를 달이면 물과 같이 잘 달여진다.

유래·특징
- •남쪽 지방에서 나며 3월과 4월에 꽃이 피는 것이 산수유와 비슷하다. 9월에 열매를 맺는다.

*문헌은 기본적으로 동의보감 (본초)에서 인용하였고, 이외의 문헌만 별도로 표시

육계 육계(肉桂)

Cinnamomum cassia (L.) Presl

모계(牡桂), 자계(紫桂)

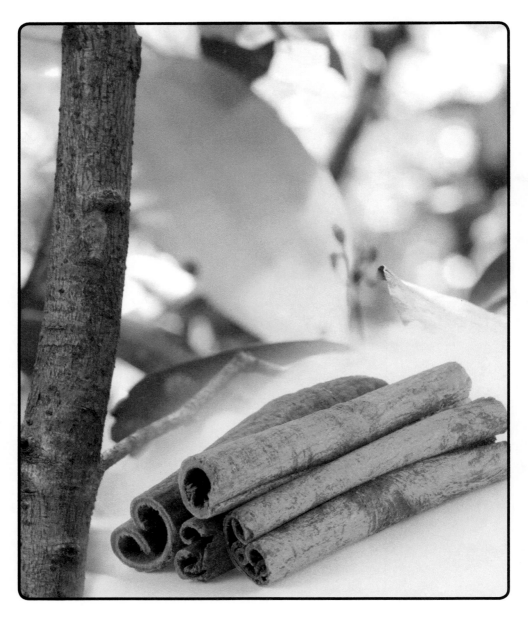

주요성분 : Cinnamic acid, Cinnamaldehyde, Cinnamyl acetate, Epicatechin

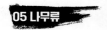

🌿 한의학적 효능
- (면역증진) 신장의 기를 보강 한다. 동의보감 [입문]
- (심장 건강) 심장을 따뜻하게 하여 기를 원활하게 소통시켜 준다.
  동의보감 [입문]
- (남성 생식기 건강) 음낭이 차고 아프거나(한산통, 寒疝痛) 쳐질 때 주로
  쓴다. 동의보감 [입문]

🌿 한의학적 성질
- 성질이 아주 뜨겁고 맛은 달고 매우며 독이 조금 있다.

🌿 가공 방법
- 거친 껍질을 깎아 내고 속심을 쓴다. 동의보감 [입문]

🌿 섭취 방법
- (남성 생식기 건강) 음낭이 차고 아프거나 팔, 다리가 차가울 때 육계
  분말 1돈(3g)을 뜨거운 술에 타 먹는다. 또한 음낭이 붓고 아플 때 육계
  가루를 술에 타서 바른다.
- (남성 생식기 건강) 한쪽 고환이 처지고 커지거나 땡기고 아플 때 육계와
  말린 생강 각 1냥(30g) 씩울 가루 내고 여기에 솜(면화) 1냥(30g)과 물
  3사발을 넣어 함께 달여서 볕에 말린다. 다시 솜을 넣어 달이고, 볕에
  말려 물기가 다 마를 때까지 반복한다. 그 솜으로 고환을 감싸서 땀을
  낸다. 여러 번 반복하면 낫는다. 동의보감 [강목]
- (주의사항) 낙태시킬 수 있으니 임산부는 복용하지 않는다.

🌿 궁합이 맞는 재료
- 말린 생강(乾薑) 동의보감 [강목]

🌿 유래·특징
- 자주색이면서 두꺼운 것이 좋다. 동의보감 [입문]
- 장중경은 〈상한론〉에서 '계지로 발산시키고 육계로 신장(腎)을
  보강한다.'고 하였다. 동의보감 [탕액]

* 문헌은 기본적으로 동의보감 (본초)에서 인용하였고, 이외의 문헌만 별도로 표시

육계 어린가지 계지(桂枝)

Cinnamomum cassia (L.) Presl
육계의 어린가지

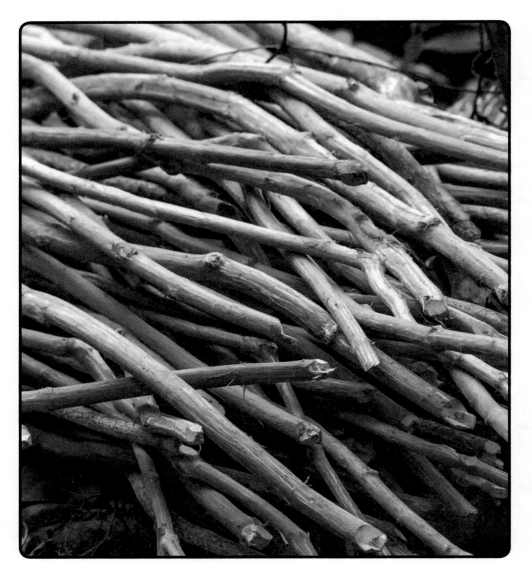

주요성분 : Cinnamic acid, Cinnamaldehyde, Cinnamyl acetate, Epicatechin

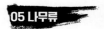

한의학적 효능
- (호흡기·심장 건강) 폐와 심장의 기를 도와준다. 동의보감 [입문]
- (통증개선) 어깨와 팔 질환에 효과가 있다. 동의보감 [입문]
- (간·신장 건강) 간 및 신장의 기를 도와준다.
- (항균) 외부 감염으로 인한 차가운 기를 발산 시켜 땀을 나게 한다.
- (눈 건강) 머리와 눈 쪽의 질환에 좋다.
- (면역증진) 몸 바깥쪽 기가 허약하여 땀이 저절로 날 때 땀을 멈추게 한다. 동의보감 [단심] 동의보감 [동원]

한의학적 성질
- 성질이 아주 뜨겁고 맛은 달고 매우며 독이 조금 있다.

가공 방법
- 주로 달여서 사용한다.

섭취 방법
- (호흡기·심장 건강) 작고 어린 가지는 박계(薄桂)로서 폐와 심장을 치료하는 약에 쓴다.
- (통증개선) 박계(薄桂)는 어깨와 팔 관련 질환에 효과가 있다. 동의보감 [입문]
- (간·신장 건강) 둥글게 말리면서 두꺼운 것은 균계(菌桂)로서 치료하는 약에 쓴다.
- (눈 건강) 가볍고 얇은 것은 모계(牡桂)로서 머리와 눈을 치료하는 약에 쓴다.
- (면역증진) 땀을 멎게 하려면 가을과 겨울에는 계지를 쓰며 달여 먹는다. 동의보감 [동원]

유래·특징
- 두꺼운 것이 어린 것이고 맵고 향기로운데, 둥글게 말린 것이 균계(菌桂)이다. 얇은 것이 늙은 것이며, 늙은 것은 담백한데, 널판처럼 얇게 펴진 것이 모계(牡桂)이다. 가늘고 얇은 어린가지는 박계(薄桂)라 한다.
- 계지는 나무 몸통이 아니고 가지를 말하는 것이다. 계지의 겉껍질은 가볍고 얇아서 발산시킬 수 있으며 땀을 나게 한다.
- 계지는 성질이 가벼워서 위로 상승시켜 몸의 바깥 피부 쪽 기를 발산 시켜 땀을 나게 한다. 동의보감 [단심]
- 작은 가지에서 갈라져 뻗어 나온 어린 가지이다. 동의보감 [입문]

* 문헌은 기본적으로 동의보감 (본초)에서 인용하였고, 이외의 문헌만 별도로 표시

버드나무 가지 유지(柳枝)

Salix koreensis Andersson

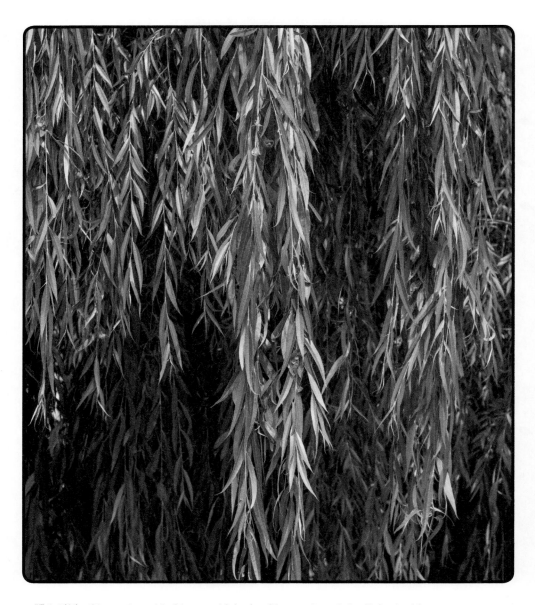

주요성분 : Cinnamic acid, Cinnamaldehyde, Cinnamyl acetate, Epicatechin

한의학적 효능
- (항균) 감염으로 인한 붓고 가려운 데 주로 쓴다.
- (호흡기 건강) 폐에 열이 있어 답답한 증상을 치료한다.
- (구강 건강) 이빨이 아플 때 주로 쓴다.

한의학적 성질
- 성질이 차고 맛은 쓰며 독이 없다.

가공 방법
- 달이거나 졸여서 사용한다.

섭취 방법
- (항균) 달인 물로 목욕하면 붓고 가려운 증상에 좋다.
- (호흡기 건강) 폐에 열이 있을 때 토하게 하여 열을 내린다.
- (구강 건강) 치아의 질환에 가장 중요한 약이다.

＊문헌은 기본적으로 동의보감 (본초)에서 인용된 것임

솔잎 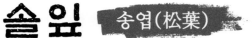 송엽(松葉) *Pinus densiflora Sieb & Zucc.*

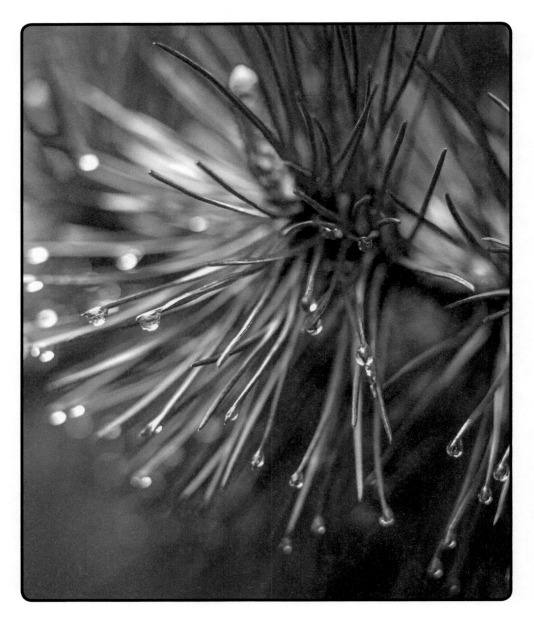

주요성분 : 10-nonacosanol, Benzoic acid, Epicommunic dehydroabietic peroxyanhydride,
β-sitosterol-3-O-β-D-glucopyranoside, β-sitosterol, D-3-O-methyl-chiro-inositol

한의학적 효능
- (항염증) 외부감염으로 인한 습진성 종기(풍습창, 風濕瘡)에 주로 쓴다.
- (발모) 머리카락과 털을 자라나게 한다.
- (항피로) 몸을 안정시킨다.
- (항노화) 배고프지 않게 하고 오래 살게 한다.
- (신경보호) 중풍으로 입이 비뚤어진 것을 치료한다.

한의학적 성질
- 성질이 따뜻하고 맛은 달며 독이 없다.

가공 방법
- 즙을 내어 사용한다.

섭취 방법
- (신경보호) 중풍으로 입이 비뚤어진 경우에 푸른 잎 1근(500g)을 찧어 즙을 내고 청주 1병에 넣어 불가에서 하룻밤을 재운다. 처음에는 0.5되(0.9L)부터 마시기 시작하여 점차 1되(1.8L)까지 양을 늘린다. 땀이 나면 비뚤어진 입이 바르게 돌아 온다.

*문헌은 기본적으로 동의보감 (본초)에서 인용된 것임

솔방울 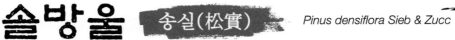 송실(松實)

Pinus densiflora Sieb & Zucc

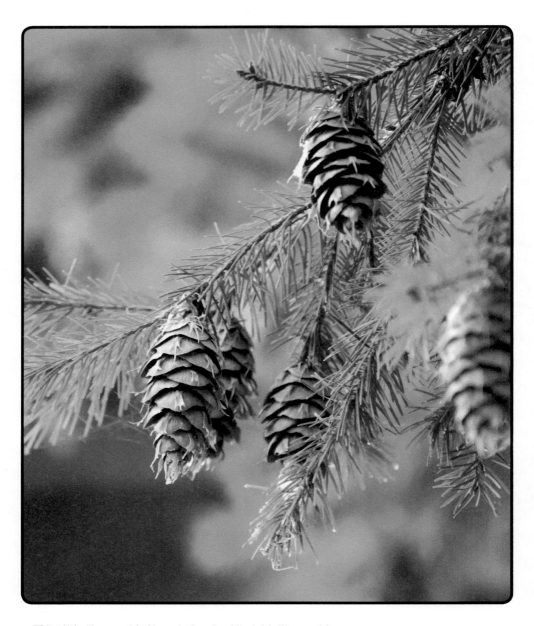

주요성분 : Terpenoid, Phenol, Tannin, Alkaloid, Flavonoid

한의학적 효능
- (관절 건강) 관절이 아프고 마비감이 심한 관절염(풍비, 風痺)에 주로 쓴다.
- (면역증진) 허약해서 기가 부족하며 야윈 사람에게 주로 쓴다.

한의학적 성질
- 성질이 따뜻하고 맛은 달며 독이 없다.

* 문헌은 기본적으로 동의보감 (본초)에서 인용된 것임

소나무 마디 송절(松節)

Pinus densiflora Sieb & Zucc.

유송절(油松節)

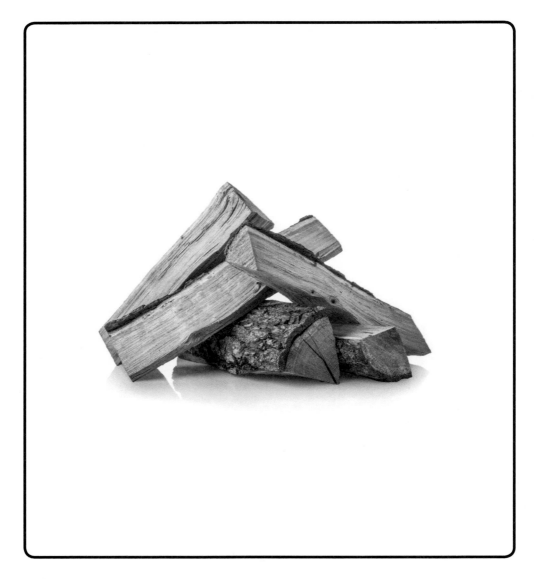

주요성분 : Lignin, Trepentine, Ursolic acid, Isopimartic acid

한의학적 효능
- (관절 건강) 다리가 저리고, 관절이 아픈 증상(백절풍, 百節風)에 주로 쓴다.
- (통증개선) 근육통과 경련을 치료한다.
- (신경보호) 중풍으로 인한 입이 비뚤어진 구안와사를 치료한다.

한의학적 성질
- 성질이 따뜻하고 맛은 달며 독이 없다.

가공 방법
- 술로 담그거나 볶아서 쓴다.

섭취 방법
- (관절 건강) 다리가 약하여 저리고 아플 때는 달여서 낸 즙으로 술을 빚어 위에 뜨는 맑은 것을 마신다.
- (통증개선) 근육통과 경련을 치료할 때는 1냥(30g)을 썰고 뽕나무 어린가지 1돈(3g)과 함께 은그릇이나 돌그릇에 넣고 검게 볶아서 기름낸다. 모과주에 2돈(6g)씩 먹는다. 모든 근육 질환에 효과가 있다.
- (신경보호) 중풍으로 인한 입이 비뚤어지고 구안와사와 근육경련 및 뼈가 아픈 경우에 술에 담가 먹는다.

궁합이 맞는 재료
- 뽕나무 어린가지(桑枝), 모과(木瓜)

*문헌은 기본적으로 동의보감 (본초)에서 인용된 것임

솔꽃 송화(松花)

Pinus densiflora Sieb & Zucc.
송황(松黃)

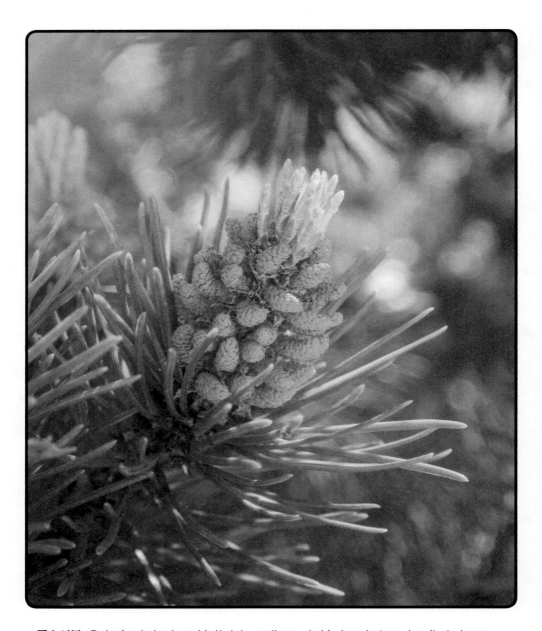

주요성분 : Dehydrochoismic acid, Malate synthase, Acid phosphatase, Isocitrate lyase, Hydroxybenzoateglucosyl transferase

한의학적 효능

- (항피로) 몸을 가볍게 하고 병을 치료한다.

한의학적 성질

- 성질이 따뜻하고 맛은 달며 독이 없다.

유래·특징

- 송황(松黃)이라고도 한다.
- 노란 꽃가루인데, 약효가 껍질·잎·종자보다 좋다.

＊문헌은 기본적으로 동의보감 (본초)에서 인용된 것임

소나무 뿌리껍질 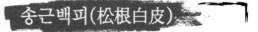 송근백피(松根白皮)

Pinus densiflora Sieb & Zucc

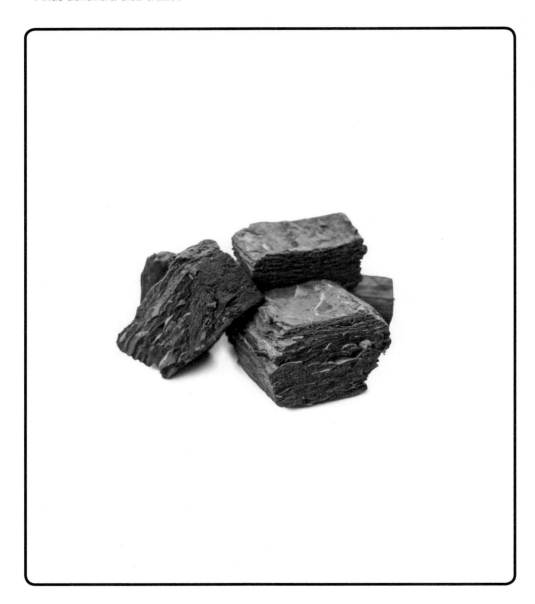

주요성분 : Camphene, β-pinene

한의학적 효능
- (위 건강) 식사를 끊어도 배고프지 않게 만든다.
- (면역증진) 기를 보충한다.
- (항피로) 피로를 완화 시킨다.

한의학적 성질
- 성질이 따뜻하고 맛은 달며 독이 없다.

* 문헌은 기본적으로 동의보감 (본초)에서 인용된 것임

회화나무 열매 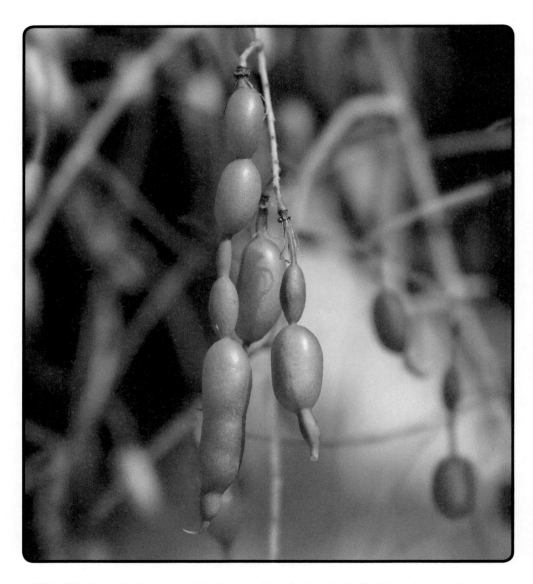 회화나모여름

Sophora Japonica L.

괴각(槐角)

주요성분 : Genistin, Sophoricoside, Sophorabioside, Genistein-7-diglucorhamnoside,
Quercetin, Rutin, Kaempferol-3-O-rhamnodiglucoside

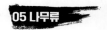

한의학적 효능
- (해열) 심한 열을 없앤다.
- (여성 건강) 분만을 촉진시킨다.
- (항염증) 외부감염으로 인한 감기 증상을 없앤다.
- (생식기 건강) 남녀의 성기가 염증이 생기거나 축축하면서 가려운 것을 치료한다.
- (장 건강) 치질을 치료한다.
- (눈 건강) 눈을 밝게 한다.
- (상처 개선) 불에 덴 상처를 치료한다.
- (항노화) 머리카락 및 수염이 희여지지 않는다.

한의학적 성질
- 성질이 차고 맛은 쓰고 시고 짜며, 독이 없다.

가공 방법
- 10월의 첫 사일(巳日)에 열매와 꼬투리를 따서 새 항아리에 담고, 생강즙으로 축축하게 버무려 입구를 봉하고 진흙을 바른다. 100일 뒤에 꺼내면 껍질은 문드러져 물이 되고 종자는 콩같이 보라빛 검은색으로 변해 있다.

섭취 방법
- (장 건강) 치질 및 장의 독소를 치료할 때는 찧어서 가루내어 미음에 1돈(3g)씩 먹는다. 꿀로 환을 만들어 먹어도 좋다.
- (눈 건강) 눈이 어두운 것을 치료할 때는. 음력 10월 첫 사일(巳日)에 열매를 따서 생강즙에 적시어 항아리에 넣어 두고 입구를 봉한다. 100일 후에 꺼내어 첫날에는 1개를 빈속에 먹고, 2일은 2개, 3일은 3개, 10일은 10개를 먹은 후, 다시 1개부터 먹기 시작한다. 오래 먹으면 좋다.
- (항 노화) 오래 복용하면 수염과 머리카락이 희지 않는다.

유래·특징
- 괴각(槐角)이라고도 하는데, 그 열매껍질를 말하는 것이다.
- 회화나무는 수(水)에 속하는 허성(虛星)의 정기(精)로 잎이 낮에는 붙었다가 밤에는 벌어지기 때문에 수궁(守宮)이라고도 한다.

[동의보감 [입문]]

---

* 문헌은 기본적으로 동의보감 (본초)에서 인용하였고, 이외의 문헌만 별도로 표시

구기자 괴좃나모여름(枸杞子)

Lycium chinense Mill

선인장(仙人杖), 지선(地仙)

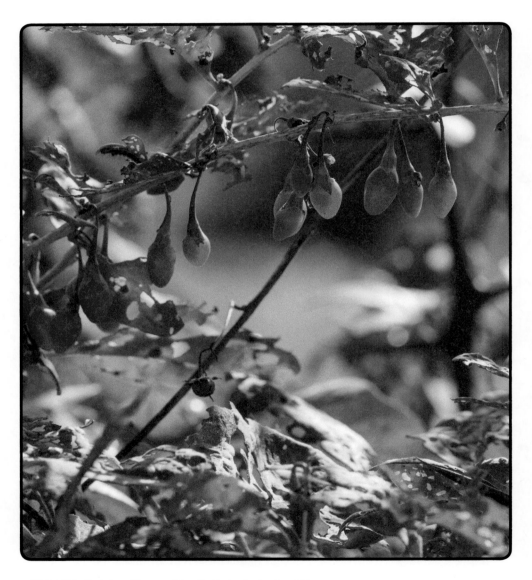

주요성분 : Betaine, Zeaxanthin, Methylcalystegine B2

한의학적 효능
- (면역증진) 원기가 부족하고 피로가 지나쳐서 숨을 몰아쉬는 것을 치료한다.
- (뼈 건강) 근육과 뼈를 튼튼하게 한다.
- (남성 생식기 건강) 신장의 음기(陰氣)를 강하게 한다.
- (항피로) 피로를 완화시킨다.
- (신장 건강) 신장의 정기(精氣)를 보강한다.
- (피부 건강) 얼굴색을 희게 한다.
- (눈 건강) 눈을 밝게 한다.
- (스트레스 개선) 정신을 안정시킨다.
- (항노화) 장수하게 한다.

한의학적 성질
- 성질이 약간 차고, 맛은 쓰며 달고, 독이 없다.

가공 방법
- 가루 내거나 술에 담근다.

섭취 방법
- (면역증진) 몸이 가벼워지고 기운이 날려면 어린 잎은 국이나 나물을 만들어 먹으면 매우 맛있다. 껍질과 열매는 가루 내어 꿀로 환을 만들어 복용해도 되고 술에 담가 먹어도 된다.
- (항노화) 금수전(金髓煎)은 붉게 익은 구기자를 2달 동안 술에 담갔다가 구기자를 걸러내어 짓찧어 베에 다시 거른 후 찌꺼기는 버리고 걸러진 즙은 앞에서 담갔던 약주와 함께 졸여서 매일 따뜻한 술에 큰 숟가락으로 2술씩, 하루에 2번 먹는다. 오래 복용하면 장수할 수 있다.

유래·특징
- 지선(地仙)·선인장(仙人杖)이라고도 하는데, 봄·여름에 잎을 따고 가을에 줄기와 열매를 딴다.
- 줄기를 구기라 하고, 구기는 줄기 껍질을 써야 한다. 뿌리를 지골이라고 한다. 지골은 뿌리껍질을 써야 하며, 구기자는 붉은 열매를 써야 한다.
- 줄기 껍질은 차고 뿌리껍질은 아주 차며 열매는 약간 차다.
- 중국 섬서(陝西)에서 나는 구기자는 앵두만 한데, 모두 씨가 적고 맛이 매우 좋다.

* 문헌은 기본적으로 동의보감 (본초)에서 인용된 것임

구기자 뿌리껍질 괴좃나모불휘겁질

Lycium chinense Mill

지골피(地骨皮)

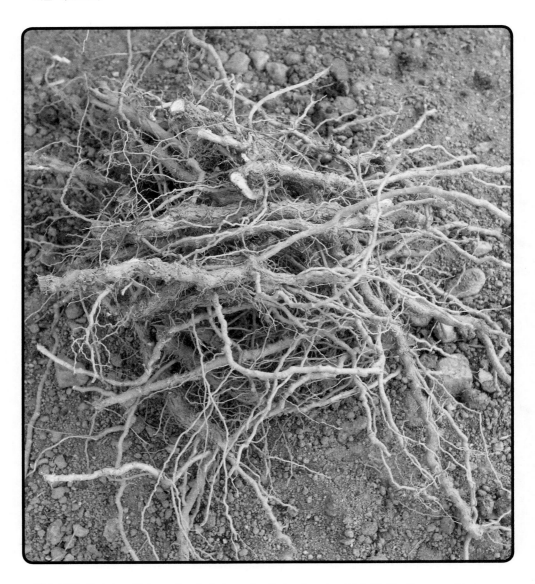

주요성분 : Betaine, Kukoamine A, kukoamine B, Lyciumsteroid A-K, Neolignanamides, Lignanamide, Lyciumin, Lyciumol A, Lyciumol B

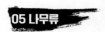

한의학적 효능
- (해열) 땀이 나면서 뼈가 타는 듯한 열을 치료한다. 동의보감 [탕액]
- (피부 건강) 피부의 열을 잘 내려준다. 동의보감 [탕액]
- (항당뇨) 몸이 마르고 갈증이 생기는 당뇨병을 치료한다. 동의보감 [탕액]

한의학적 성질
- 성질이 아주 차고, 맛은 쓰며 달고, 독이 없다.

가공 방법
- 달여서 사용한다.

섭취 방법
- (해열) 열을 없앨 때, 달인 물을 늘 먹으면 좋다.
- (해열·피부 건강) 뼈와 피부의 열을 식혀 줄때는 3돈(9g)씩 썰어서 물에 달여 하루에 2~3번 먹는다. 동의보감 [탕액]
- (항당뇨) 당뇨병을 치료할 때는 물에 달여 먹거나 잎으로 음료를 만들어 마신다.

유래·특징
- 뿌리를 지골이라고 한다. 지골(地骨)은 뿌리껍질을 써야 한다. 뿌리껍질은 성질이 아주 차다.

* 문헌은 기본적으로 동의보감 (본초)에서 인용하였고, 이외의 문헌만 별도로 표시

측백나무 잎 측빅나모닙

Thuja orientalis L., Biota orientalis L.
총백엽(叢柏葉), 편백(扁柏), 측백엽(側柏葉)

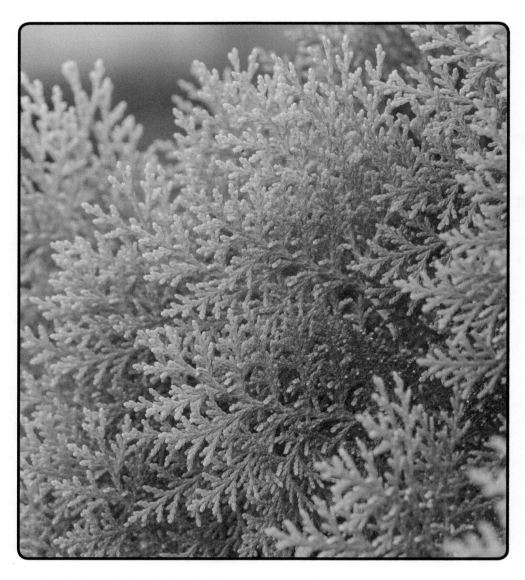

주요성분 : Quercitrin, α-thujone, Sabinene, Fenchone, Tannin

한의학적 효능 • (지혈) 피를 토하거나 코피, 피를 동반한 세균성 장염에 주로 쓴다.
  • (신장 건강) 신장의 음기(陰氣)를 보강하는 중요한 약이다.

한의학적 성질 • 맛은 쓰고, 매우며 성질은 껄끄럽다.

가공 방법 • 잎을 따서 그늘에 말린다. 약에 쓸 때는 쪄서 쓴다.

유래·특징 • 한 방향으로 납작하게 자란다.

＊문헌은 기본적으로 동의보감 (본초)에서 인용된 것임

복령 복령(茯苓)

Poria cocos Wolf
소나무 뿌리에 기생하는 균핵

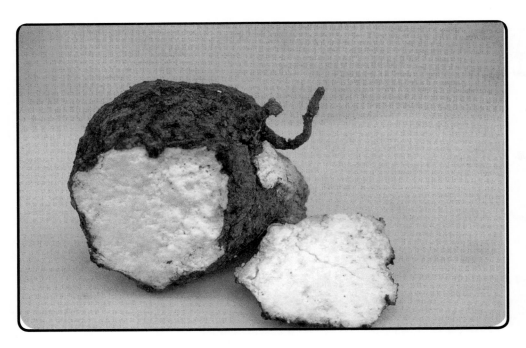

주요성분 : Pachymic acid, Eburicoic acid, Tumulosic acid, Dehydroeburicoic acid

🐟 한의학적 효능

- •(항노화) 늙지 않으며 얼굴이 동안이 된다.
- •(위 건강) 구토를 멎게 한다. 식욕을 돋군다.
- •(정신 건강) 마음을 안정시킨다.
- •(호흡기 건강) 폐가 안 좋아 가래가 많은 증상에 주로 쓴다.
- •(항염증) 신장에 안 좋은 염증이 생길 때 치료한다.
- •(이뇨개선) 소변을 잘 나오게 하며 붓기를 없앤다.
- •(피부 건강) 기미나 여드름을 없앤다.
- •(지한) 땀을 멈추게 한다.
- •(항당뇨) 당뇨병(消渴)을 치료한다.
- •(기억력 향상) 건망증을 치료한다.

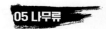

한의학적 성질
- 성질이 차거나 뜨겁지 않고 평이하며 맛은 달고 독이 없다.

가공 방법
- 곱게 갈거나 달인다.

섭취 방법
- (항노화) 오래 복용하면 배가 고프지 않고 늙지 않는데, 흰 복령을 흰 국화나 삽주과 같이 환이나 가루 내어 늘 먹으면 좋다. 또는 흰 복령의 껍질을 벗기고 술에 15일 동안 담근 후 걸러서 찧어 가루 내어 3돈(9g)씩, 하루에 3번 물에 타서 먹는다.
- (이뇨개선·항염) 감염으로 인해 소변이 잦거나 통증이 있고 잘 안 나올 때에는 달여 먹거나 가루 내어 먹으면 좋다.
- 심장이 허약(心虛)하여 몽정할 때에는 흰 복령을 곱게 갈아 하루에 3번, 4돈(12g)씩 미음에 타서 먹는다. 동의보감 [득효]
- 땀을 멎게 할 때는 가루 내고 오미자와 묵힌 쑥 달인 물에 2돈(6g)씩 타서 먹는다. 동의보감 [득효]
- (피부 건강) 기미나 임산부의 얼굴에 참새 알같이 자라난 검은 여드름을 없애는데 곱게 갈아서 꿀과 섞어 얼굴에 자주 바르면 좋다.
- (주의사항) 신장의 음기(陰氣)가 허약한 사람에게는 쓰면 안 된다.
  동의보감 [입문]

궁합이 맞는 재료
- 국화(菊花), 삽주(白朮), 오미자(五味子), 묵은 쑥(진애엽, 陳艾葉)
  동의보감 [본초] 동의보감 [득효]

유래·특징
- 산 속 오래된 소나무 뿌리에서 나며, 흰 것은 몸을 보강하고, 붉은 것은 열을 없앤다.
- 3~4되(5.4~7.2L) 크기만 하고 겉껍질이 검고 가는 주름이 있으며, 속은 단단하고 희면서 새·짐승·거북이·자라같이 생긴 것이 좋다.
- 흰 것과 붉은 것 2종류가 있다. 흰 것은 폐, 방광, 쓸개(담, 膽)에 좋다. 붉은 것은 소화 기관(비, 脾), 대사 기관(삼초, 三焦), 신장에 좋다.
  동의보감 [탕액]

* 문헌은 기본적으로 동의보감 (본초)에서 인용하였고, 이외의 문헌만 별도로 표시

복신 복신(茯神)

Poria cocos Wolf
소나무 가운데 뿌리에 있는 균핵

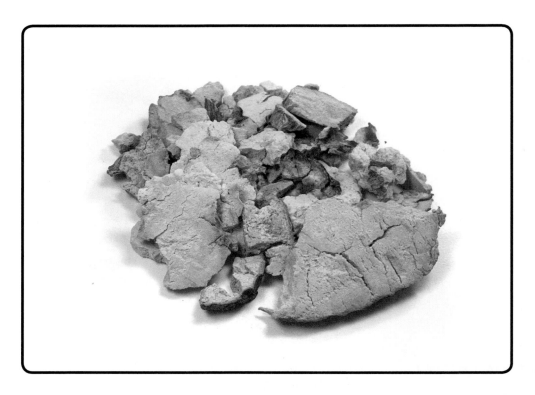

주요성분 : Polysaccharide, β-1,3-glucan, Pachyman, Triterpene carboxylic acid, Pachymic acid, Polyporenic acid, Tumulosic acid, Eburicoic acid, Pinicolic acid

한의학적 효능

- (면역증진) 몸이 허약할 때 생기는 어지러움증을 치료한다.
- (신경보호) 중풍으로 인한 허약해 해지는 증상(풍허, 風虛)를 치료한다.
- (스트레스 완화) 놀라서 두근거리는 것을 완화시킨다.
- (기억력 향상) 건망증을 치료하고 열린 마음으로 지혜를 더한다.
- (신장 건강) 소변이 잘 나오게 한다.
- (항우울) 정신을 함양시켜 마음을 안정시킨다.
- (간 건강) 경련이나 간 질환에 주로 쓴다.

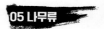
한의학적 성질
- 성질이 차거나 뜨겁지 않고 평이하며 맛은 달고 독이 없다.

가공 방법
- 가루 내거나 달인다.

섭취 방법
- (스트레스 완화·기억력 향상) 정신을 안정시키고 놀라거나 가슴이 뛰고 건망증이 있을 때는 가루 내어 술이나 미음에 2돈(6g)씩 타서 먹으며 환으로 만들어 먹어도 좋다.
- (항우울) 마음을 즐겁게 해줄 때는 가루 내거나 달여 먹는 것이 좋다.
- (신장 건강) 소변이 잘 안 나올 때는 물에 달이거나 가루 내어 먹는다.

궁합이 맞는 재료
- 원지(遠志)와 함께 먹으면 좋다.

유래·특징
- 복령은 오래전 베어낸 소나무의 뿌리에서 자라는데, 뿌리의 기미가 끊어지지 않고 맺혀서 복령이 된다. 그 진기(津氣)가 넘친 것은 밖으로 흘러나와 맺혀서 복령이 되고, 진기(津氣)가 있으나 그다지 가득차지 않은 것은 뿌리에만 맺혀서 복신이 된다.
- 소나무를 베면 싹이 다시 나지는 않지만 그 뿌리는 살아 있는데, 그 진액이 아래로 흘러 복령과 복신이 생긴다. 그런 이유로 심장과 신장을 치료하거나 수액을 소통시켜 준다. 동의보감 [입문]

*문헌은 기본적으로 동의보감 (본초)에서 인용하였고, 이외의 문헌만 별도로 표시

저령 저령(豬苓)

Dendropolyporus umbellatus Fries

주령(朱苓), 시령(豕零), 가저시(豭猪屎), 지오도(地烏桃), 참나무 뿌리의 혹버섯

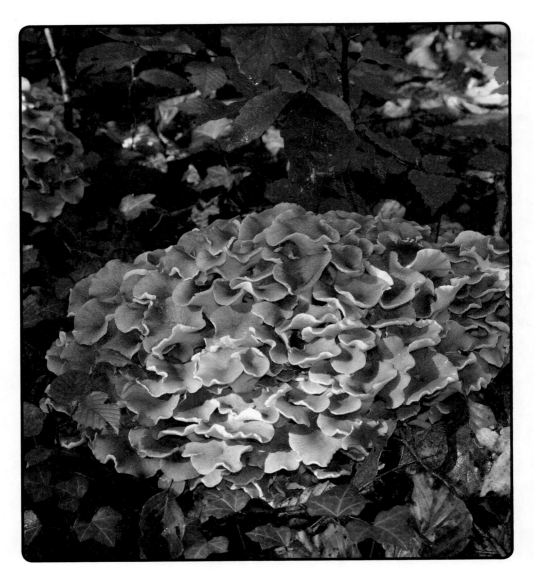

주요성분 : Biotin, 2-Hydroxytetracosanoic acid, Ergo-sterol, Ergosterol

한의학적 효능
- (위 건강) 배에 가스가 차거나 손발이 부을 때 주로 쓴다.
- (이뇨개선) 소변을 잘 나오게 한다.
- (항균) 성기 감염으로 인한 소변이 잦으면서 잘 나오지 않는 임질을 치료한다.
- (항염) 말라리아 감염으로 인한 오래된 학질을 치료한다.

한의학적 성질
- 성질이 차갑거나 뜨겁지 않고 평이하며 맛은 달고 쓰며 독이 없다.

가공 방법
- 2월과 8월에 캐어 그늘에 말린다.
- 칼로 검은 껍질을 벗겨 버리고 약한 불에 쬐어 말려서 쓴다.
  동의보감 [입문]

섭취 방법
- (주의사항) 오래 고인 체액(습, 濕)을 제거하는데, 담백한 약(복령, 백출 등)에 비해 너무 성질이 건조하여 체액(진액, 津液)을 손상시키니 습과 관련된 질환(신장이 허약하여 몸이 붓는 증상)이 없으면 써서는 안 된다. 또한, 오래 복용하면 신장을 손상시키기 때문에 단기적으로만 사용한다. 동의보감 [탕액]

유래·특징
- 주령(朱苓)이라고도 한다. 단풍나무에 기생하며 그 껍질이 매우 검고 돼지 똥 같은 덩어리를 이루어 저령(猪苓)이라고 한다. 속이 희고 실한 것이 좋다.

*문헌은 기본적으로 동의보감 (본초)에서 인용하였고, 이외의 문헌만 별도로 표시

느릅나무 껍질 느릅나모겁질

Ulmus davidiana var. japonica (Rehder) Nakai

유피(榆皮)

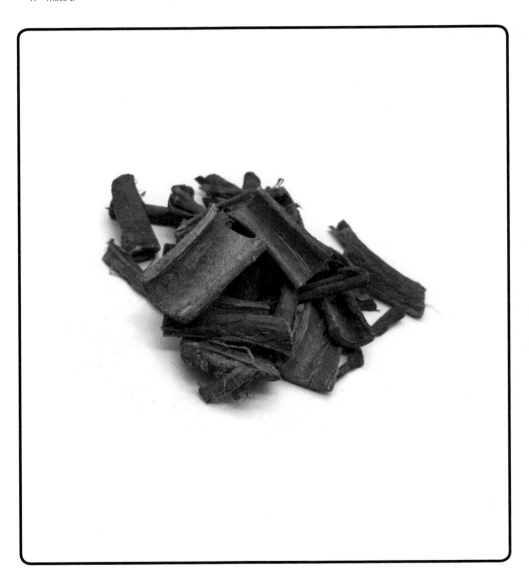

주요성분 : Sitosterol, Stigmasterol, Tanin, Risin

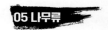

한의학적 효능
- (장 건강) 대·소변이 나오지 않는 데 주로 쓴다.
- (이뇨개선) 소변을 잘 나오게 하며 붓기를 가라 앉힌다.
- (해열) 위와 장(腸胃)의 열을 없앤다.
- (항균) 소변이 잦으면서 안 나오는 임질균 감염증(임질, 淋疾)을 치료한다.
- (수면개선) 불면증과 코 고는 것을 치료한다.
- (여성 건강) 아이 낳기 힘들(난산, 難産) 때 쉽게 낳게 도와준다.

한의학적 성질
- 성질이 차거나 뜨겁지 않고 평이하며 미글미끌하지만 맛은 달고 독이 없다.

가공 방법
- 2월에는 껍질의 흰 부분을 벗겨 볕에 말리고, 3월에는 열매를 따서 장을 담가 먹는 데 향이 매우 좋다.

섭취 방법
- (장 건강) 대·소변이 잘 안 나올 때는 물에 달여 빈속에 먹는다.
- (항균) 소변이 잦으면서 안 나오는 임질을 치료하며 특히 요로 결석에 주로 쓰는데 매끄러워 소변을 잘 나오게 한다.
- (수면개선) 갓 자란 열매와 껍질로 죽을 쑤거나 국을 끓여 먹으면 잠을 잘 자게 된다.
- (여성 건강) 부인이 산달(産月)이 다 되었을 때 느릅나무 뿌리껍질 가루 1돈(3g)을 하루에 2번씩 먹으면 아이를 쉽게 낳는다.

유래·특징
- 산속에서 자란다.

*문헌은 기본적으로 동의보감 (본초)에서 인용된 것임

산대추 씨 뫳대쵸삐

Ziziphus jujuba Mill

산조인(酸棗仁), 산산조(山酸棗), 조인(棗仁), 산조핵(酸棗核)

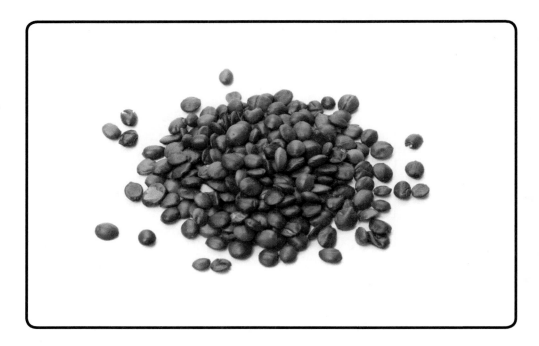

주요성분 : Sanjoinine G1, Sanjoinine D, Sanjoinine B, Sanjoinine F, Sanjoinenine

한의학적 효능

- •(수면개선) 마음이 답답하여 잠을 자지 못하는 것에 주로 쓴다.
- •(통증개선) 배꼽의 위·아래가 아픈 것에 주로 쓴다.
- •(지혈) 대·소변에 피가 섞여 나오는 설사(혈설, 血泄)에 주로 쓴다.
- •(면역증진) 몸이 허약하여 저절로 땀이 날 때 주로 쓰며 살찌고 튼튼하게 한다.
- •(간 건강) 간(肝)의 기(氣)를 보강한다.
- •(뼈 건강) 근육과 뼈를 튼튼하게 한다.
- •(관절 건강) 근육과 뼈에 바람이 들어 관절이 아플 때 주로 쓴다.

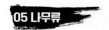

한의학적 성질
- 성질이 차갑거나 뜨겁지 않고 평이하며 맛은 달고 독이 없다.

가공 방법
- 쓸 때는 과핵을 깨뜨려 그 속의 씨(仁)를 쓰되, 잠이 많으면 생것을 쓰고 잠을 자지 못하면 볶아 익혀서 한나절을 다시 찐 후에 껍질을 벗기고 뾰족한 끝을 떼고 갈아서 쓴다.

섭취 방법
- (수면개선) 잠이 많으면 생것으로 쓰고, 잠들지 못하면 볶아서 쓴다.
- (뼈, 관절 건강) 중풍으로 근골에 경련이 일고 아플 때는 가루 내어 술에 타서 먹거나 죽을 쑤어 먹는다.
- (간 건강) 간의 기(氣)를 도울 때는 가루 내거나 달여 먹는 것이 좋다.
- (면역증진) 잠을 자면서 땀이 날 때는 볶은 산대추 씨(산조인)·인삼 ·흰 복령(백복령)을 곱게 갈아서 2돈(6g)씩 미음에 타서 먹는다.
  동의보감 [입문]
- (수면개선) 잠자려고 누워도 편안하지 않은 사람이 이 약으로 심장과 위를 크게 보충하면 피가 위로 돌아가 온몸이 편안하게 조화되어 편안하게 잘 수 있다. 동의보감 [입문]

궁합이 맞는 재료
- 인삼(人蔘), 흰 복령(白茯苓) 동의보감 [특효]

유래·특징
- 산속에서 자란다. 대추나무와 비슷하나 그리 크지는 않다. 열매는 매우 작은데, 8월에 따서 씨를 얻는다.

*문헌은 기본적으로 동의보감 (본초)에서 인용하였고, 이외의 문헌만 별도로 표시

꾸지나무 열매 닥나모여름

Cudrania tricuspidata (Carr.) Bur. ex Lav.

저(楮), 곡(穀), 저실(楮實)

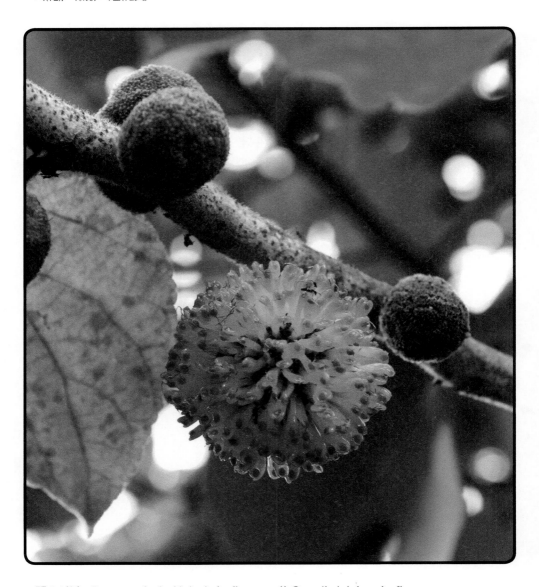

주요성분 : Gancanonin A, Alpinulmisoflavone, 4'-O-methylalpinumisoflavone

한의학적 효능

- (성기능 개선) 성욕은 있으나 발기되지 않은 증상(음위, 陰痿)에 주로 쓴다.
- (뼈 건강) 근육과 뼈를 튼튼하게 한다.
- (신장 건강) 신장의 양기를 북돋운다.
- (항피로) 원기가 부족하여 피로가 과도할 때 기력 회복에 도움이 된다.
- (근력 강화) 허리와 무릎을 따뜻하게 한다.
- (피부 건강) 안색을 좋게 만든다.
- (눈 건강) 눈을 밝게 한다.

한의학적 성질

- 성질이 차고 맛은 달며 독이 없다.

가공 방법

- 8월과 9월에 열매를 따서 볕에 말린다.
- 물에 담가 뜨는 것을 버리고, 술에 담갔다가 찐 후에 불에 쬐어 말려서 쓴다. 동의보감 [입문]

섭취 방법

- (눈 건강) 간의 열로 인해 눈이 안 보이거나 백내장일 때 곱게 가루 내어 꿀을 넣고 달인 물에 타서 1돈씩(3g) 식후에 복용한다. 동의보감 [직지]

유래·특징

- 껍질을 벗겨 종이를 만들기도 한다.
- 껍질에 무늬가 있는 것이 저(楮)이고, 껍질이 흰 것이 곡(穀)이다. 또, 잎이 갈라진 것이 저(楮)이고, 갈라지지 않은 것이 곡(穀)이라고도 했다.

* 문헌은 기본적으로 동의보감 (본초)에서 인용하였고, 이외의 문헌만 별도로 표시

마른 옷 마른옷

Rhus verniciflua Stokes
건칠(乾漆), 칠사(漆渣), 칠저(漆底), 칠각(漆脚)

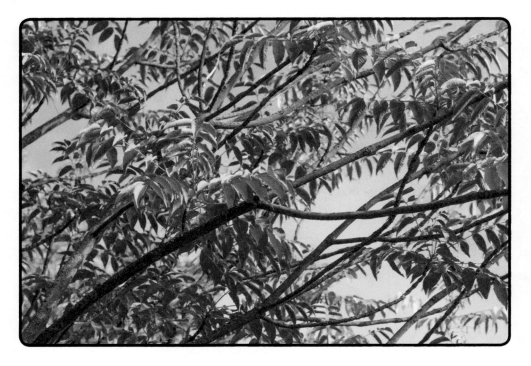

주요성분 : Urushiol, Hydrourushiol, Laccase, Gum

한의학적 효능

- (혈행개선) 뭉친 피(어혈, 瘀血)를 없앤다.
- (여성 건강) 월경이 잘 소통되지 않고 뭉쳐서 아픈 증상에 주로 쓴다.
- (항염증) 전립선염(산가, 疝瘕)에 주로 쓴다.
- (장 건강) 소장을 잘 소통시켜 소변이 잘나오게 한다.
- (살충) 회충을 없앤다.
- (항암) 단단한 기(氣)와 혈(血)이 뭉쳐 샌긴 덩어리(적취, 積聚)를 풀어준다.
- (면역증진) 혈액 부족으로 인한 어지러움증(혈운, 血暈)을 멎게 한다.
- (항노화) 오래 먹으면 몸이 가벼워지고 잘 늙지 않는다.
- (항균) 기생충을 죽인다.

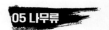

한의학적 성질
- 성질이 따뜻하고 맛은 매우며 독이 있다.

가공 방법
- 옻은 성질이 하나같이 급하니 채취할 때에는 들깨 기름으로 독을 풀어줘야 하며 약에 넣을 때는 곱게 부순 후에 연기가 나도록 볶아야 한다.

섭취 방법
- (혈행개선) 피가 뭉쳐서 생긴 심장 통증을 치료하는데 마른 옻을 연기가 나지 않을 때까지 볶아서 가루 내고 식초를 넣어 쑨 풀로 오자대로 환을 만들어 이것을 뜨거운 술이나 식초를 탄 물로 35알씩 먹는다.
- (살충) 마른 옻을 부수어 연기가 나지 않을 때까지 볶아 가루 내고, 꿀로 오자대로 환을 만든다. 따뜻한 물로 15알씩 먹는다. 혹은 가루 내어 따뜻한 물로 1돈(3g)씩 먹어야 회충으로 인한 통증을 치료할 수 있다.
- (해독) 옻을 타는 사람은 달걀 흰자위를 약에 넣어 쓴다.
- (해독) 게 속의 노란 것은 옻을 녹이기 때문에 옻독을 풀 수 있다.

동의보감 [입문]

유래·특징
- 생옻을 담아 둔 통(칠통, 漆桶) 속에서 저절로 마른 것이다. 벌집 비슷하면서 구멍이 띄엄띄엄 있고 쇠나 돌같이 단단한 것이 좋다. 그렇게 하지 않으면 위와 장(腸胃)을 손상 시킨다. 평소 옻을 타는 사람은 먹으면 안 된다.
- 하지(夏至) 이후에 채취하며 옻을 묻혀 들어 올릴 때 가늘면서 잘 끊어지지 않고 끊어지더라도 급히 오므라드는 것이 좋다. 또, 마른 대나무에 묻혔을 때 그늘에서 빨리 마르는 것이 좋다.

* 문헌은 기본적으로 동의보감 (본초)에서 인용하였고, 이외의 문헌만 별도로 표시

오가피 짯둘훕(五加皮)

Acanthopanax sessiliflorus Seem.

오화(五花), 목골(木骨), 오가(五佳), 오엽목(五葉木)

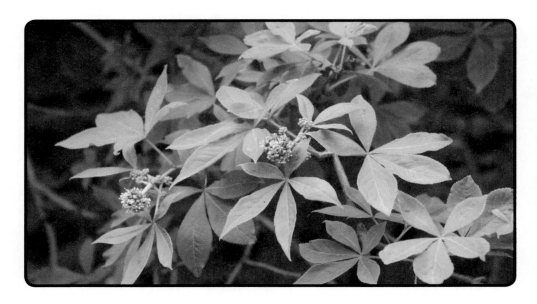

주요성분 : Lignan, Coumarin, Diterpene, Triterpene, Phenolic compound

🍃 한의학적 효능

- (항노화) 몸이 가벼워지고 늙지 않는다.
- (항피로) 피로를 완화 시킨다.
- (신장 건강) 신장의 정과 기(精氣)를 보태준다.
- (근력 강화) 근육과 뼈를 튼튼하게 한다.
- (생식기 건강) 남자의 성기가 발기가 안되고 여자의 성기가 가려운 것을 치료한다.
- (뼈 건강) 허리와 등뼈가 아픈 것을 치료한다.
- (통증개선) 두 다리가 저리면서 아픈 것을 치료한다.
- (관절 건강) 관절이 당기는 것을 치료한다.
- (눈 건강) 눈 사시(斜視)를 치료한다.

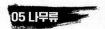

한의학적 성질 • 성질이 따뜻하고 약간 차다고도 하며 맛은 맵고 쓰며 독이 없다.

가공 방법 • 5월과 7월에 줄기를 베고, 10월에 뿌리를 캐어 그늘에서 말린다.

섭취 방법
• (항노화) 오래 복용하면 장수한다. 뿌리와 줄기를 달인 후 술을 빚어
  복용하거나 차 대신 달여 마셔도 좋다.
• (신장 건강) 몸이 허약하고 마른 것을 치료하고, 사람을 살찌게 하는데,
  술을 빚어 먹거나 달여 먹는게 좋다.
• (근력 강화) 근육과 뼈를 단단하게 할 때는 달여 먹거나 술로 빚어
  오랫동안 먹는다.
• (뼈 건강) 허리 통증이 있을 때는 얇게 썰어 술에 담가 먹는다.
• (통증개선) 다리가 약한 것(위벽, 痿躄)을 고치는데 술을 빚어 먹거나,
  물에 달여 차 마시듯 마신다.
• (신경보호) 중풍과 통풍을 치료할 때는 오가피 술을 빚어 마신다.
• (관절 건강) 소아가 3살이 되어도 걷지 못하는 것을 치료할 때는
  오가피를 곱게 가루 내어 매번 1돈(3g)씩 미음에 넣은 후, 좋은 술 약간을
  넣어 하루에 3번씩 먹이면 곧 걷게 된다.
• (눈 건강) 눈이 비뚤어지고 사시가 되었을 때 거칠게 가루내어
  술에 담갔다가 마시면 사시가 되었던 눈이 저절로 바르게 된다.
  동의보감 [뇌공]

유래·특징
• 산과 들에서 자라는데, 조금씩 무리 지어 자라고 가지 사이에는 가시가
  있다. 잎은 가지 끝에서 복숭아 꽃잎 같이 5개의 잎이 뭉쳐나는데,
  향기가 있다.
• 3~4월에 흰 꽃이 핀 후에 가늘고 파란 씨가 맺히는데 6월이 되면 점점
  검어진다. 뿌리는 가시나무와 유사한데, 껍질은 노랗고 검으며 속은
  흰색이며 심이 단단하다.

  * 문헌은 기본적으로 동의보감 (본초)에서 인용하였고, 이외의 문헌만 별도로 표시

목련 꽃송이 분곳

Magnolia kobus DC.,
신이(辛夷), 목필(木筆), 영춘(迎春), 목련 꽃 봉우리

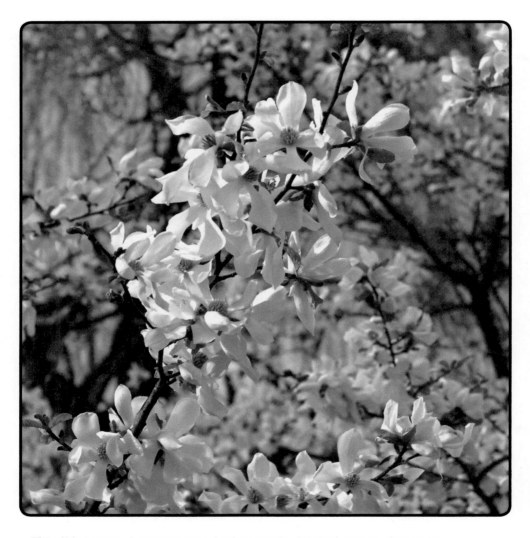

주요성분 : Lignan, Sesquiterpenes, Hydroperoxide, Alkaloid, Lignan, Spinescin, Epieudesmin, Sesquiterpenes, 9-oxonerolidol, Hydrperoxide, Kobusimin A와 B, Alkaloid, Salcifoline

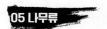

한의학적 효능

- •(신경보호) 중풍으로 머리가 아픈 것에 주로 쓴다.
- •(피부 건강) 기미에 주로 쓴다.
- •(호흡기 건강) 코가 막힌 것을 뚫어 콧물이 나오게 한다.
- •(통증개선, 구강 건강) 얼굴이 부으면서 치아까지 당기며 아픈 것을 치료한다.
- •(눈 건강) 눈을 밝게 한다.
- •(발모) 머리카락과 수염을 자라게 한다.

한의학적 성질

- •성질이 따뜻하고 맛은 매우며. 독이 없다.

가공 방법

- •쓸 때에는 심·겉의 털·포엽(꽃이나 꽃받침을 둘러싸고 있는 작은 잎)을 제거하고 쓴다.

섭취 방법

- •(피부 건강) 기름을 만들어 얼굴에 바르면 광택이 난다.
- •(호흡기 건강) 코가 막힌 것을 뚫어줄 때는 가루 내어 파와 차를 달인 물로 1돈(3g)씩 먹는다. 또는 솜으로 싸서 콧속을 막기도 한다.

궁합이 맞는 재료

- •대파(大蔥), 작설차(雀舌茶)

유래·특징

- •정월과 2월에 꽃이 피는데, 털이 달린 작은 복숭아 같다. 자주색을 띤 흰색으로 벌어지지 않았을 때 따야 한다. 이미 벌어진 것은 약효가 떨어진다.
- •북쪽은 추워서 2월에 꽃이 피는데 목필(木筆)이라 하고, 남쪽은 따뜻하여 정월에 꽃이 피는데 영춘(迎春)이라고 한다.

＊문헌은 기본적으로 동의보감 (본초)에서 인용된 것임

뽕나무 뿌리껍질 쏭나모불휘겁질

Morus alba L.
상백피(桑白皮), 상근피(桑根皮), 상피(桑皮)

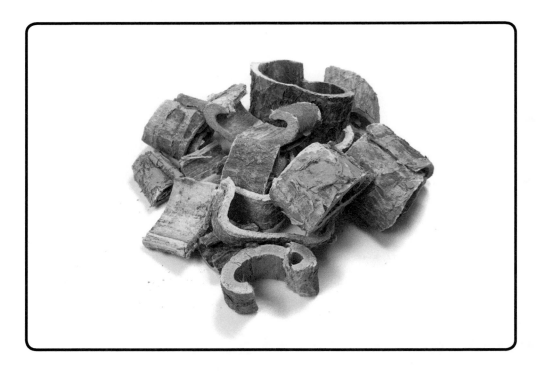

주요성분 : Mulberrofuran, Oxyresveratrol, Prenylflavonoid

🍃 한의학적 효능

- •(신장 건강) 신장이 허약하여 부었을 때 치료한다.
- •(호흡기 건강) 천식과 기침을 치료한다.
- •(이뇨개선) 소변을 잘 나오게 하며 폐 속의 물이 찬 것을 제거한다.
- •(장 건강) 대·소장을 잘 소통시켜 하여 변비를 없애고 열을 내린다.
- •(살충) 뱃속 기생충을 죽인다.
- •(상처개선) 쇠붙이에 다친 상처도 아물게 한다.

한의학적 성질

•성질이 차거나 뜨겁지 않고 평이하며 맛은 쓰고 달며 독이 없다.

가공 방법

•캔 후에 칼로 거친 겉껍질을 긁어 버리고 속의 흰 부분을 모아 볕에 말린다. 동쪽으로 뻗은 뿌리가 좋다.
•이뇨작용을 할 때는 생것을 쓰고, 기침할 때는 꿀과 함께 찌거나 볶아 쓴다. 동의보감 [입문]

섭취 방법

•(신장·호흡기 건강) 몸이 부어 숨이 차고 천식이 있을 때는 뽕나무 뿌리껍질 4냥(120g), 푸른 조 4홉(320g)을 함께 푹 삶은 후에 위로 뜨는 맑은 물을 마신다. 동의보감 [입문]
•(호흡기 건강) 숨이 차고 기침이 있거나 피를 토하는 경우에는 뽕나무 뿌리껍질 4냥(120g), 쌀뜨물에 3일 담갔다가 얇게 썬다. 찹쌀 1냥(30g, 불에 쬐어 말린다). 이 약들을 함께 가루 내어 미음에 타서 1~2돈(3~6g)씩 먹는다.
•(이뇨개선) 폐 속의 물이 찬 것(수기, 水氣)를 없앨 때는 달여서 먹는다.
•(장 건강) 열로 갈증이 있어 대·소장을 잘 소통시키려면 하려면 물에 달여 마신다.
•(장 건강) 대·소장(大小腸)을 잘 통하게 한다. 물에 달여서 마신다.

궁합이 맞는 재료

•찹쌀(糯米), 푸른 조(생동쌀, 靑粱米) 동의보감 [본초] 동의보감 [입문]

유래·특징

•아무 때나 캐는데, 그 뿌리가 땅 위로 솟아나 자란 것은 사람에게 안 좋다.

＊문헌은 기본적으로 동의보감 (본초)에서 인용하였고, 이외의 문헌만 별도로 표시

뽕잎 쏭나모닙

Morus alba L.
상엽(桑葉), 철선자(鐵扇子), 경상상엽(經霜桑葉)

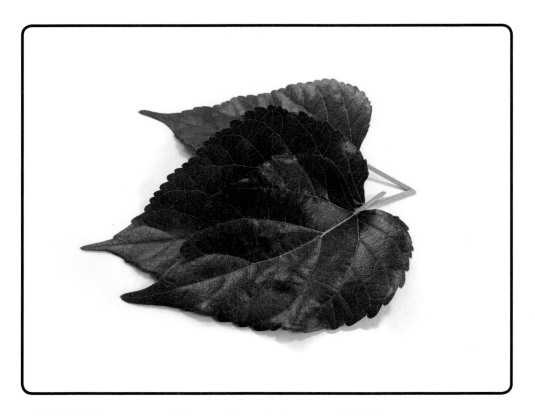

주요성분 : Chlorogenic acid, Flavonoid, χ-aminobutyric acid(GABA), 1-deoxynojirimycin(DNJ) 및 Mulberrofurans

🍃 한의학적 효능

• (항염증) 종기를 치료한다.

• (이뇨개선) 사지에 통증이 심하고 붓는 각기병(脚氣)을 없앤다.

• (장 건강) 대·소장(大小腸)을 잘 통하게 하여 변비를 개선한다.

• (호흡기 건강) 감기로 인한 식은땀과 통증(風痛)을 없앤다.

• (통증개선) 젖가슴이 단단해지고 아픈 것을 치료한다.

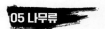

한의학적 성질
- 집에 심은 뽕잎은 따뜻하고 독이 없다.
- 성질이 차거나 뜨겁지 않고 평이하며 맛은 쓰고 달며 독이 없다.

가공 방법
- 생잎 또는 그늘에서 말렸다가 불에 쬐어 가루 낸다. 동의보감 [입문]
  동의보감 [본초]

섭취 방법
- (항염증) 얼굴과 머리에 생긴 종기(대풍창, 大風瘡)를 치료할 때는 잎을 깨끗하게 씻어서 찐 후 볕에 말려 가루 내어 2돈(6g)씩, 하루에 3번 물에 타서 먹는다. 그리고 종기의 구멍(瘡口)이 크게 파여 아물지 않을 때는 서리맞은 누런 뽕잎을 가루 내어 자주 종기(瘡)에 뿌려 주거나 달인 물로 씻어준다.
- (호흡기 건강) 밤에 식은 땀이 날 때는 푸른 뽕나무의 두번째 잎을 이슬이 맺힌 채로 딴다. 그늘에서 말렸다가 불에 쬐어 가루 낸 후 미음에 타서 먹는다. 동의보감 [입문]
- (통증개선) 젖가슴이 단단하고 아플 때는 어린 잎을 따서 생것으로 곱게 찧어 미음에 개어 아픈 곳에 붙인다. 동의보감 [특효]

유래·특징
- 잎이 갈라진 것을 계상(雞桑)이라고 하는데, 가장 좋다. 여름과 가을에 다시 난 잎이 좋은데, 서리 내린 이후에 따서 쓴다.

*문헌은 기본적으로 동의보감 (본초)에서 인용하였고, 이외의 문헌만 별도로 표시

뽕나무 어린 가지 쏭나모가지

Morus alba L.

상지(桑枝), 상조(桑條), 눈상지(嫩桑枝), 뽕나무 어린 가지

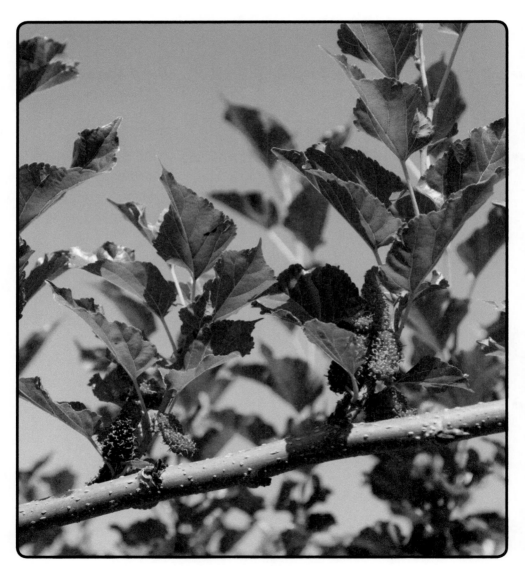

주요성분 : Morusin, Mulberrin, Kuwanon G, Oxyresveratrol, Moracin M, Morusalbols A, B

한의학적 효능
- (신장 건강) 신장의 기가 약해서 생긴 붓기를 치료한다.
- (관절 건강) 사지에 통증이 심하고 붓는 각기병을 치료한다.
- (호흡기 건강) 폐의 기가 올라와 생기는 기침과 입이 마른 것을 치료한다.
- (소화기 건강) 소화를 돕는다.
- (통증개선) 어깨가 아픈 것을 치료한다.

한의학적 성질
- 성질이 차갑거나 뜨겁지 않으며 평이하고 맛은 쓰고 달며 독이 없다.

가공 방법
- 볶아서 달인다.

섭취 방법
- (호흡기 건강·통증개선) 봄에 잎이 아직 돋지 않은 가지를 잘라 볶아서 달인 물을 마시면 온갖 풍(風)과 관련된 질환(중풍, 감기 등)이 치료된다.

*문헌은 기본적으로 동의보감 (본초)에서 인용된 것임

오디 쌍여름

Morus alba L.
상심(桑椹), 흑심(黑椹)

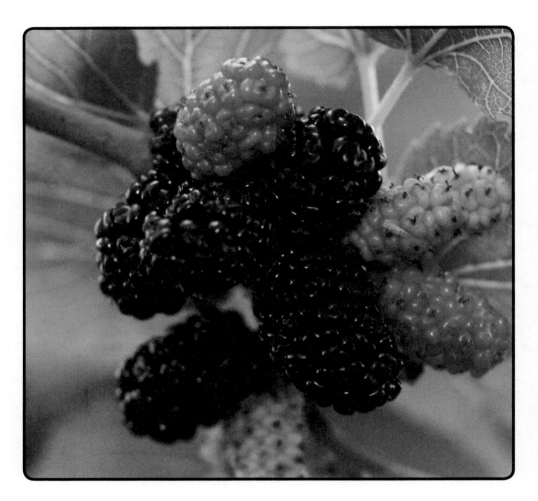

주요성분 : (+)-Catechin, (-)-Epicatechin, Astragalin, Caffeic acid, Chlorogenic acid

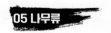

한의학적 효능

- (항염증) 열로 인한 피부질환을 치료한다.
- (항당뇨) 당뇨병(消渴)에 주로 쓴다.
- (혈행개선) 온몸을 잘 소통시켜 뭉친 피를 풀어준다.
- (항노화) 오래 먹으면 배고프지 않게 된다.
- (신장 건강) 흰 머리를 검게 만들며 신장에 좋다.

한의학적 성질

- 성질은 차고 맛은 달며 독이 없다.

가공 방법

- 볕에 말린 후 찧어서 가루 낸다.

섭취 방법

- (항염증) 피부질환(瘡癬)을 치료할 때는 검은 오디를 찧어 즙을 내어 질그릇에 넣고 졸이며 여기에 달인 꿀을 넣고 잘 섞어서 매번 2~3숟가락씩 먹는다. 동의보감 [단심]
- (항노화) 오래 복용하면 흰 머리가 검게 되고 늙지 않는다. 검게 익은 것을 따서 볕에 말린 후 찧어서 가루 낸 후 꿀로 환을 만들어서 오래 복용한다. 술을 빚어 먹으면 주로 몸을 보양 강장하는 작용이 강하다.
- (신장 건강) 흰 머리카락을 검게 만들 때는 술을 빚어 먹는 것이 좋다. 검은 오디 1근(600g)과 올챙이 1되(1.8L)를 섞어서 병에 넣고 입구를 봉한 뒤, 집의 동쪽 처마에 100일 동안 매달아 놓으면 다 녹아서 검은 진흙처럼 된다. 흰 머리카락과 수염에 바르면 옻처럼 검어진다.
- (면역증진) 오디를 찧어서 찌꺼기를 걸러낸 다음 돌그릇에 넣고 꿀을 넣어 졸인 것을 매번 2~3술씩 끓인 물에 넣어 먹으면 갈증이 멎고 정신이 든다.

유래·특징

- 흑심(黑椹)은 뽕나무의 정령(精英)이 다 모여 있는 것이다.

* 문헌은 기본적으로 동의보감 (본초)에서 인용하였고, 이외의 문헌만 별도로 표시

왕대 잎 왕댓닙

Phyllostachys bambusoides Siebold & Zucc.

근죽엽(䈽竹葉)

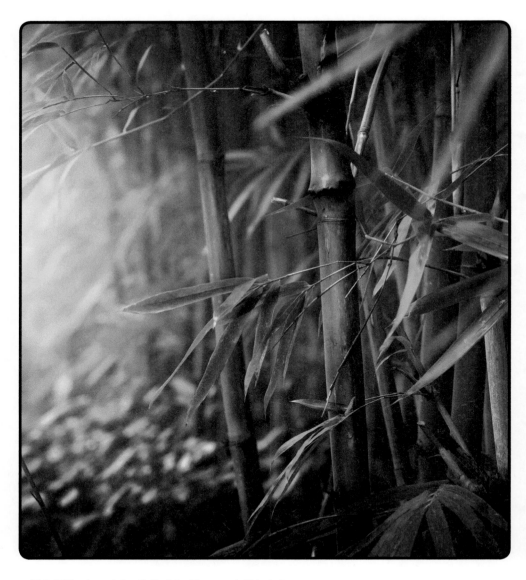

주요성분 : Arundoin, Cylindrin, Taraxerol, Friedelin

한의학적 효능
- (호흡기 건강) 폐의 기가 올라와 기침이 생긴 것을 멎게 한다.
- (해열) 열이 나서 가슴이 답답한 증상(煩熱)을 없앤다.
- (항당뇨) 당뇨병(消渴)을 치료한다.
- (중금속 배출) 수은 등 광석의 독을 풀어준다.
- (신경보호) 중풍으로 인한 경련(風痙)을 치료한다.
- (소화기계 건강) 구토를 치료한다.
- (지혈) 피를 토할 때에 주로 쓴다.
- (항염증) 감염으로 인한 열과 인후염(喉痺)을 치료한다.
- (항균) 잘 낫지 않은 종기(惡瘡)에 주로 쓴다.
- (살충) 작은 벌레를 죽인다.

한의학적 성질
- 성질이 차고 맛은 달며 쓰다고도 한다. 독이 없다.

유래·특징
- 대나무에는 근죽(䈽竹) · 담죽(淡竹) · 고죽(苦竹) 3종류가 있다. 근죽은 몸통이 둥글고 질이 단단하다. 큰 것은 배를 저을 수 있고, 가는 것은 피리를 만들 수 있다.
- 약성이 근죽 · 담죽이 가장 좋고, 고죽이 그 다음이다. 동의보감 [입문]

---

* 문헌은 기본적으로 동의보감 (본초)에서 인용하였고, 이외의 문헌만 별도로 표시

조릿대 잎 소옴댓닙

Sasa borealis (Hack) Makino
담죽엽(淡竹葉), 감죽엽(甘竹葉)

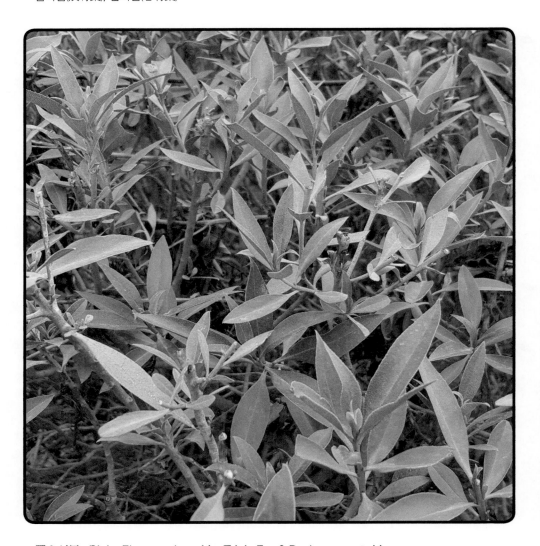

주요성분 : Ricin, Flavone glycoside, Tricin 7-o-β-D-glucopyranoside,
Luteolin 6-C-α-L-arabinopyrano-side(isoorientin),
Isoorientin 2-O-α-L-rhamnoside,
Apige-nin 6-C-β-D-xylopyranosyl-8-C-D-glucopyranoside

한의학적 효능
- (호흡기 건강) 폐의 가래를 제거하고 기침을 없애며 열을 식힌다.
- (신경보호) 중풍으로 말을 하지 못하는 것에 주로 쓴다.
- (해열, 통증개선) 열이 몹시 나면서 머리가 아픈 데 주로 쓴다. 전염병으로 몹시 답답한 것을 멎게 한다.
- (심장 건강) 놀라서 가슴이 두근거리는 것을 멎게 한다.
- (뇌 건강) 소아의 경련과 간질을 치료한다.
- (면역증진) 임신부가 기력이 약해져 쓰러지는 것을 치료한다.

한의학적 성질
- 성질이 차고 맛은 달며 독이 없다.

유래·특징
- 감죽(甘竹)은 황죽(篁竹)과 비슷하고 무성하며 담죽을 말한다.

＊문헌은 기본적으로 동의보감 (본초)에서 인용된 것임

오죽 잎 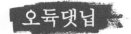 *Phyllostachys nigra Munro*
고죽엽(苦竹葉)

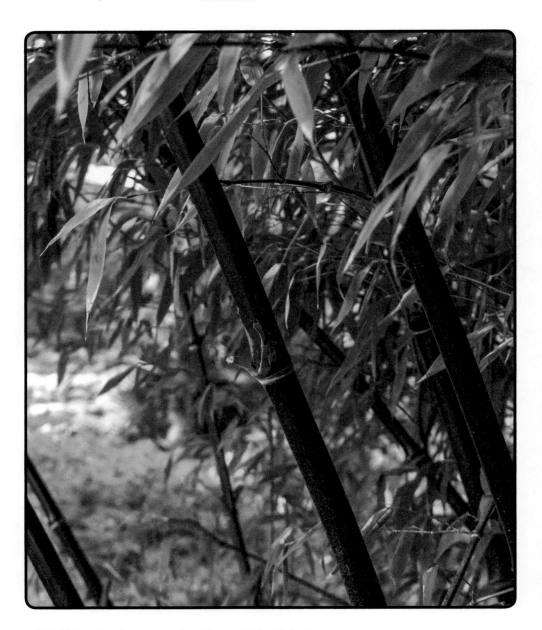

주요성분 : Orientin, Isoorientin, Vitexin, Tricin, Vattariflavone,

Luteolin-6-C-(6''-otrans-caffeoylglucoside)

🍃 한의학적 효능

• (수면개선) 불면증을 치료한다.

• (항당뇨) 당뇨병(消渴)을 치료한다.

• (숙취 해소) 술독을 풀어준다.

• (해열) 열로 인한 답답함(煩熱)과 땀이 나는 것을 없앤다.

• (신경보호) 중풍으로 말하지 못하는 것을 치료한다.

• (구강 건강) 입에 나는 염증을 치료한다.

🍃 한의학적 성질

• 성질이 차고 맛은 쓰며 독이 없다.

🍃 섭취 방법

• (해열) 답답함으로 잠들지 못할 때는 삶아서 먹는다.

• (신경보호) 갑자기 목소리가 나오지 않거나 목이 메어 소리가 나오지 않을 때는 진하게 달여 마신다.

• (구강 건강) 입의 염증이 있을 때는 대나무 잎을 달인 물로 양치하고, 죽력은 입에 바른다.

🍃 궁합이 맞는 재료

• 죽력(竹瀝)

🍃 유래·특징

• 고죽(苦竹)은 흰색과 자주색이 있다.

* 문헌은 기본적으로 동의보감 (본초)에서 인용된 것임

대나무 잎 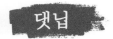 *Bambusoideae*

죽엽(竹葉)

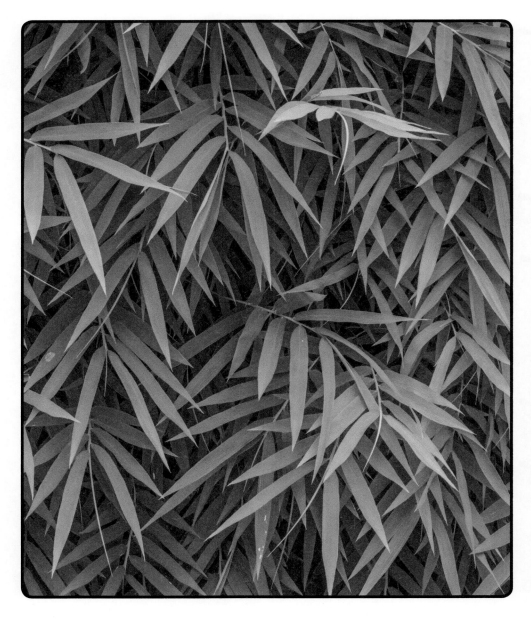

주요성분 : Orientin, Homoorientin, Vitexin, Flavonoids, Anthraquinone, Ginkgolide, Isovitexin

한의학적 효능
- (심장 건강) 심장을 시원하게 하여 답답함을 없앤다.
- (해열) 답답하고 열이 나는 것을 없앤다.
- (항당뇨) 당뇨병을 치료한다.
- (간 건강) 소아가 경기(驚氣)로 놀라고 열이 나는 것을 치료한다.

한의학적 성질
- 맛은 달다.

가공 방법
- 대나무 잎을 달여서 사용한다.

섭취 방법
- (심장 건강) 심장을 시원하게 하여 답답함을 없앨 때는 달여서 마신다.
- (해열) 답답하고 열이 날 때는 물에 달여 먹는다.
- (항당뇨) 당뇨병에는 푸른 잎을 따서 달인 물을 마신다.
- (간 건강) 소아가 놀라고 열이 날 때는 달인 물이나 죽력을 쓴다. 또는 달인 물 1~2홉(180~360㎖)을 데워 마시게 한다.

궁합이 맞는 재료
- 죽력(竹瀝)

* 문헌은 기본적으로 동의보감 (본초)에서 인용된 것임

오수유 수유나모여름(吳茱萸)

Euodia daniellii Hemsl.
오수(吳茱), 좌력(左力)

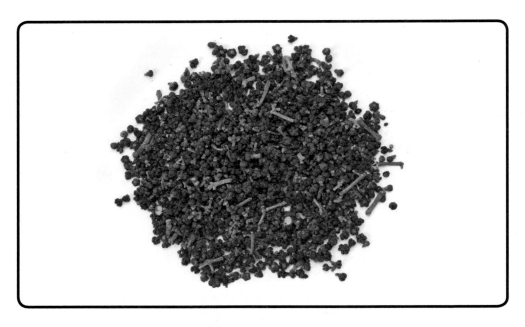

주요성분 : Evodiamamine, Rutaecarpine, Dehydroevodiamine, Evocarpine, Evodol,
Evorubodinin, Ruticarpsides A, B, C

🌿 한의학적 효능

- (소화기계 건강) 주로 속을 따뜻하게 하며 기를 내려 변비를 없앤다.
- (통증개선) 위가 아픈 것을 치료한다.
- (항균) 감염으로 인한 토하고 설사하는 급성 위장염을 치료한다.
- (신경보호) 근육이 뒤틀리는 것을 치료하며 습(濕)이나 피(血)로 인해 다리가 저린 것을 없앤다.
- (신장 건강) 신장의 기를 조절한다.
- (뼈 건강) 다리에 힘이 없고 제대로 걷지 못하는 각기병을 치료한다.
- (항암) 기(氣)와 혈(血)이 오랫동안 뭉친 덩어리(정가, 癥瘕)를 깨뜨린다.
- (호흡기 건강) 가래를 없앤다.

🌿 한의학적 성질

- 성질이 뜨겁고 맛은 맵고 쓰며 독이 조금 있다. 동의보감 [입문]

🌿 가공 방법

- 푸른빛을 띤 초록색이며 쓸 때는 더운물에 담가 쓴 물을 6~7번 빼낸 후에 소금물이나 황련(속썩은풀 뿌리로 대체) 우린 물에 적시고 볶아서 사용한다.
- 9월 9일에 따서 그늘에 말린다.

🌿 섭취 방법

- (소화기계 건강) 신물이 위로 넘어와 배가 찌르듯이 아픈 경우에는 오수유 1홉(180㎖)을 물에 달여 먹으면 낫는다.
- (통증개선) 배 아픈게 참을 수 없을 때는 물에 달여 먹는다.
- (신장 건강) 방광이 차가울 때는 물에 달여 먹는다.
- (주의사항) 많이 먹으면 숨이 막혀 입을 벌리고 눈을 치뜨는 증상이 나타난다.

🌿 궁합이 맞는 재료

- 황금(黃芩) 동의보감 [입문]

🌿 유래·특징

- 잎은 참죽나무와 비슷하면서 넓고 두꺼우며 자주색이다. 3월에 보라색 붉은 꽃이 핀다. 7~8월에 열매를 맺는데, 초피 열매와 비슷하며 어릴 때는 약간 노랗다가 다 익으면 진한 자주색이 된다. 동의보감 [입문]
- 우리나라에는 경주에서 주로 생산된다. 동의보감 [속방]

* 문헌은 기본적으로 동의보감 (본초)에서 인용하였고, 이외의 문헌만 별도로 표시

산수유 산수유(山茱萸)

Cornus officinalis Sieb. et Zucc.

촉조(蜀棗), 기실(魃實), 서실(鼠失), 석조(石棗)

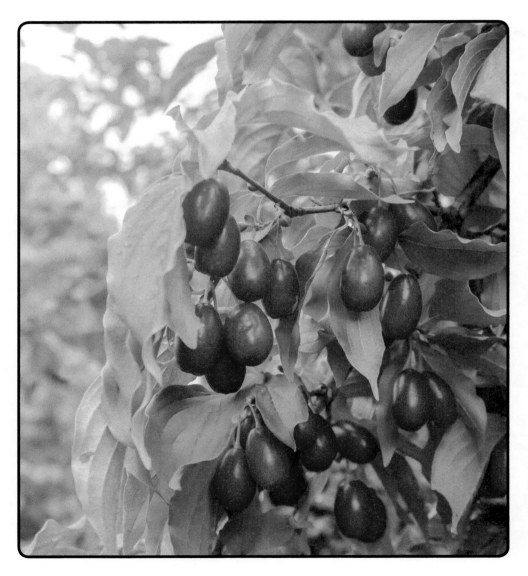

주요성분 : Loganin, Morroniside, Sweroside, Gallic acid, Dimethyl malate, Logmalicids A, B

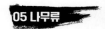

🍂 한의학적 효능
- (신장 건강) 신장의 음기(陰氣)를 강하게 만든다.
- (이뇨개선) 소변이 잦은 것을 치료한다.
- (남성 생식기 건강) 발기를 돕는다.
- (통증개선) 오래 지속되고 때로 아픈 두통(頭風)을 치료한다.
- (관절 건강) 허리와 무릎을 따뜻하게 한다.

🍂 한의학적 성질
- 성질이 약간 따뜻하고 맛은 시고 떫으며 독이 없다.

🍂 가공 방법
- 술에 담가 씨를 빼고 약한 불에 쬐어 말려 쓴다. 동의보감 [입문]
- 살은 원기(元氣)를 강하게 하고 정액(精)이 새는 것을 막지만, 씨는 정액이 새어나가게 하니 뺀다. 9월과 10월에 열매를 따서 그늘에 말린다.

🍂 섭취 방법
- (신장 건강) 신장을 따뜻하게 하고 정액(精氣)이 새어나가는 것을 막는데는 환으로 먹거나 달여 먹는다.
- (이뇨개선) 소변이 잦은 것을 멎게 하고, 노인이 소변을 정상적으로 못 볼 때는 달여 먹거나 환으로 먹으면 좋다.
- (남성 생식기 건강) 신장의 정액과 골수를 보충하고 새나가지 못하게 한다. 달여 먹거나 환으로 만들어 먹으면 좋다.
- (통증개선) 두통과 머리가 아픈 데 주로 쓰거나 또는 간이 허약하여 어지러울 때에도 쓰니 간(肝臟)의 약으로 달여서 먹는다.

🍂 유래·특징
- 잎은 느릅나무와 비슷하고 꽃은 희다. 열매가 막 익어서 마르지 않았을 때는 붉은색에 구기자만 하며 씨가 있는데 먹을 수 있다.
- 마른 뒤에는 껍질이 매우 얇아진다. 씨를 발라내고 살과 껍질을 쓰는데, 한 근에 4냥(120g) 나오는 것이 정상이다.
- 석조(石棗)라고도 한다. 동의보감 [입문]

* 문헌은 기본적으로 동의보감 (본초)에서 인용하였고, 이외의 문헌만 별도로 표시

두충 두충(杜沖)

Eucommia ulmoides Oliv.
사선목(思仙木), 석사선(石思仙), 두충나무 껍질

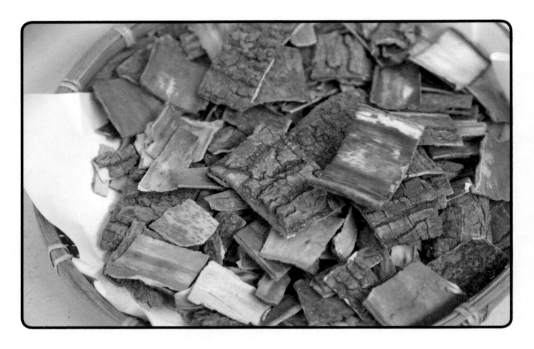

주요성분 : Pinoresinol, Cycloolivil, Olivil, Aucubin, Loliolide

🍃 한의학적 효능

- •(통증개선) 피로로 인해 허리와 등에 경련이 생기면서 아픈 것과 허리통증을 치료한다.
- •(신장 건강) 신장(腎)이 차가운 것을 치료한다.
- •(근력 강화) 근육과 뼈를 튼튼하게 한다.
- •(남성 생식기 건강) 음낭 아래가 축축하고 가려운 것을 없앤다.
- •(이뇨개선) 소변이 찔끔찔끔 나오는 것을 없앤다.
- •(면역증진) 신장의 정기(精氣)를 보강한다.

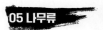

한의학적 성질 • 성질이 차갑거나 뜨겁지 않고 평이하면서 따뜻하고 맛은 맵고 달며 독이
없다.

가공 방법 • 거친 껍질을 벗겨 버리고, 연유와 꿀을 함께 축여 볶거나 생강즙에 축여
실이 끊어질 정도로 볶는다. 동의보감 [탕심]

섭취 방법 • (통증개선) 허리에 통증이 있을 때는 생강즙에 볶아서 가루내어 술로
1돈(3g)씩 빈속에 먹거나 1냥(30g)을 볶아서 실을 없애고, 술 2되(3.6L)에
담가서 3홉(540ml)씩 하루에 3번 마신다. 동의보감 [강목]
• (신장 건강) 신장이 차갑고 피로로 인해 허리와 다리가 차고 아플 때는
달여 먹거나 환으로 먹되 볶아서 쓴다.
• (근력 강화) 근육과 뼈를 강하게 할 때는 달여 먹거나 환으로 만들어
먹는게 좋다.

궁합이 맞는 재료 • 생강(生薑) 동의보감 [탕심] 동의보감 [강목]

유래·특징 • 후박과 비슷하며 잘랐을 때 속에 흰 실이 서로 이어져 있는 것이 좋다.
겉껍질을 벗겨 버리고 가로로 썰어 실이 끊어지도록 한다.
• 사선목(思仙木)·석사선(石思仙)이라고도한다. 동의보감 [탕심]

* 문헌은 기본적으로 동의보감 (본초)에서 인용하였고, 이외의 문헌만 별도로 표시

유핵 유핵(蕤核)

Prinsepia sinensis (Oliv.) Oliv. ex Bean

유인(蕤仁), 빈추나무 씨

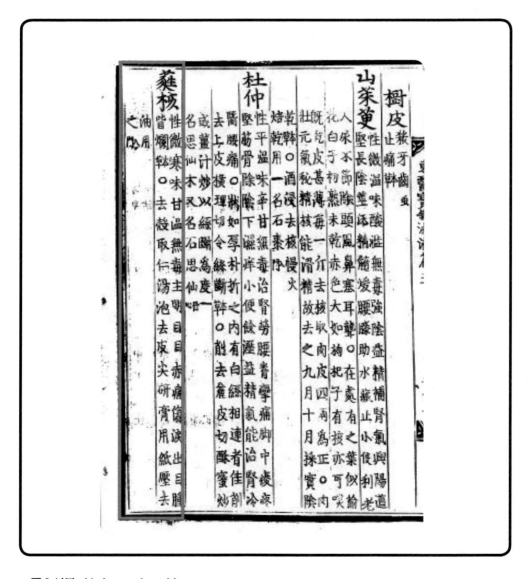

주요성분 : Hydrocyanic acid

한의학적 효능
- (눈 건강) 주로 눈을 밝게 하는데 눈이 벌겋고 아프면서 눈물이 나고 붓고 짓무르는 것을 치료한다.

한의학적 성질
- 성질이 약간 차고 맛은 달며 독이 없다.

가공 방법
- 껍질을 까서 씨를 모아 끓는 물에 담갔다가 씨의 껍질을 벗기고 뾰족한 끝을 뗀다. 갈아 종이에 싸서 눌러 기름을 빼고 사용한다.
동의보감 [입문]

* 문헌은 기본적으로 동의보감 (본초)에서 인용하였고, 이외의 문헌만 별도로 표시

정향 정향(丁香)

Syzygium aromaticum Merrill et Perry

모정향(母丁香), 공정향(公丁香), 정향나무 꽃봉우리

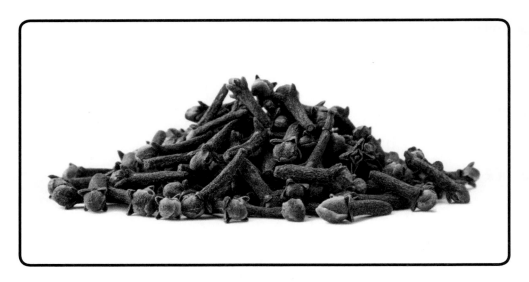

주요성분 : Eugenol, β-caryophyllene, Eugenol acetate

🍃 한의학적 효능

- (소화기계 건강) 속을 따뜻하게 한다.
- (위 건강) 음식물이 들어가면 토하는 증상인 반위(反胃)를 치료한다.
- (항염증) 속이 차서 배가 아프고 구토와 설사를 동반한 급성 위장염(霍亂)을 멎게 한다.
- (신장 건강·항노화) 신장의 기(腎氣)를 조절하여 차가운 기가 치밀어 오르는 증상(분돈기, 奔豚氣)을 없애며 흰수염이 검어진다.
- (여성 건강) 여성의 성기가 아픈 것을 치료한다.
- (면역증진) 양기를 돋우어 허리와 무릎을 따뜻하게 한다.
- (숙취개선) 술독을 풀어준다.
- (항균) 감염으로 인해 부어오른 것을 없앤다.
- (구강 건강) 감염으로 인한 잇몸 질환을 치료하며 입 냄새를 없앤다.

한의학적 성질
- 성질이 따뜻하고 맛은 매우며 독이 없다.

가공 방법
- 가루내어 사용한다.

섭취 방법
- (소화기계 건강) 속이 차서 기가 조화롭지 못할 때는 달여 먹거나 가루내어 먹는게 좋다.
- (위 건강) 배가 차갑고 통증이 있을 때는 썰어서 물에 달여 먹거나, 가루내어 끓인 물에 조금씩 타 먹는다.
- (항노화) 모정향(母丁香)에 생강즙에 갈아서 흰 수염을 뽑아낸 구멍에 바르면 검은 털이 난다.
- (신장 건강) 오미자, 봉아출과 함께 쓰면 신장의 차가운 기가 치밀어 오르는 증상(奔豚氣)을 치료한다. 동의보감 [탕액]

궁합이 맞는 재료
- 오미자(五味子), 봉아출(蓬朮), 생강(生薑) 동의보감 [본초] 동의보감 [탕액]

유래·특징
- 수컷과 암컷이 있는데 수컷은 작고 암컷은 크다. 수컷을 쓸 때는 꼭지를 떼고 써야 등에 종기가 생기는 것을 피할 수 있다. 정향 중에 산수유 크기의 것을 민간에서는 모정향(母丁香)이라고 하며 냄새와 맛이 매우 좋다.
- 못[釘]같이 생겨 정향이라 불린다. 동의보감 [탕액]

* 문헌은 기본적으로 동의보감 (본초)에서 인용하였고, 이외의 문헌만 별도로 표시

침향 침향(沈香)

Aquilaria agallocha Roxburgh
밀향(蜜香), 침수향(沈水香), 여아향(女兒香), 수지가 침착된 침향나무

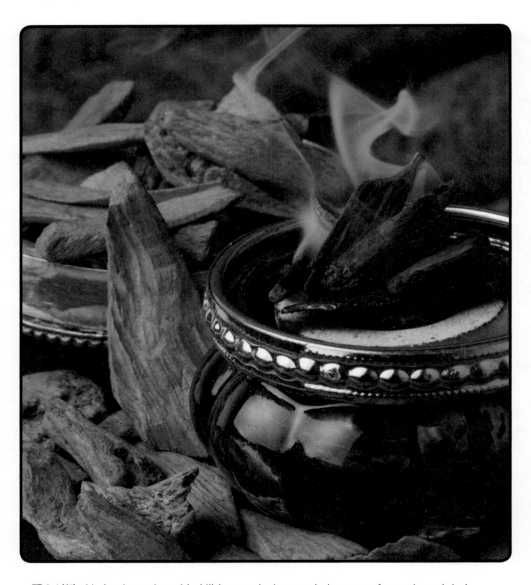

주요성분 : Hydrocinnamic acid , Hibiscone A, Agarospirol, α-agarofuran, Agarotetrol,
Isoagarotetrol, Agarol

🐾 **한의학적 효능**
- (항균) 감염으로 심하게 부은 데 주로 쓴다.
- (통증개선) 명치(위)가 아픈 것을 멎게한다.
- (신장 건강) 신장의 정력을 보강하고 양기를 북돋운다.
- (관절 건강) 찬바람으로 인해 생긴 관절염을 치료한다.
- (항염·신경보호) 급성 위장염(霍亂)으로 토하고 설사하며 근육이 뒤틀리는 것을 치료한다.

🐾 **한의학적 성질**
- 성질이 뜨겁고 맛은 매우며 쓰다고도 하며 독이 없다.

🐾 **가공 방법**
- 탕약에는 갈아서 즙을 내어 타서 먹고, 환이나 분말로 쓸 때는 아주 곱게 갈아서 먹는다. 동의보감 [입문]

🐾 **섭취 방법**
- (신장 건강) 신장의 기가 부족할 때는 가루내어 약에 넣거나 물에 갈아서 그 즙을 먹는다.

🐾 **궁합이 맞는 재료**
- 목향(木香)과 같이 사용하면 체한 것(滯氣)를 없애준다.

🐾 **유래·특징**
- 중국의 영남·광동·광서에서 자란다. 그 지방 사람들은 침향 나무를 보면 반드시 칼로 베어 생채기를 낸다. 오랜 세월이 지나면서 빗물이 스며들어 마침내 향을 이루게 된다. 단단하고 검으며 속이 빈곳 없이 충실하다. 물에 가라앉는 것이 침향이고, 물에 뜨는 것이 전향(煎香)이다. 전향 중에서 닭의 뼈 모양을 한 것이 계골향(雞骨香)이고, 말발굽 모양을 한 것이 마제향(馬蹄香)이다. 비록 물에 가라앉더라도 속이 비었으면 계골향이다. 침향을 태우면 향이 몹시 맑으면서 강렬하다.
- 진기(眞氣)를 오르내리게 하며 온갖 기를 조절하는데, 위로는 머리끝까지 가고 아래로는 용천까지 가서 이끌어 주는 약(使藥)으로 쓴다. 동의보감 [탕액]

* 문헌은 기본적으로 동의보감 (본초)에서 인용하였고, 이외의 문헌만 별도로 표시

유향나무 수지 유향(乳香)

Boswellia serrata

훈륙향(熏陸香), 마미향(馬尾香)

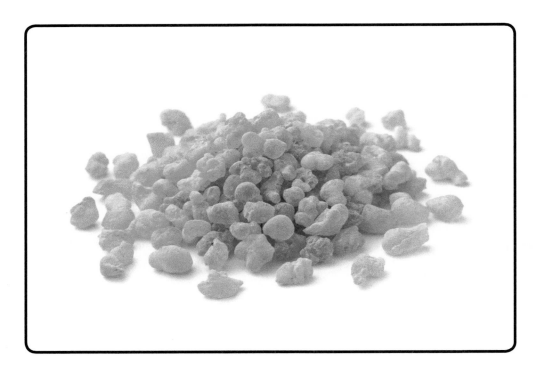

주요성분 : Olibanoresene, Arabic acid, α, β-ㅠoswellic acid

한의학적 효능

- •(항염) 감염으로 붓거나 종기(瘡)가 안으로부터 삭도록 한다.
- •(항균) 염병(장티푸스)을 치료한다.
- •(통증개선) 명치(위)가 아픈 것을 멎게 한다.
- •(신경보호) 중풍으로 입을 악무는 것과 귀가 먹먹한 것을 치료한다.
- •(혈행개선) 피가 막혀 기가 뭉친 증상(혈기통, 血氣痛)을 치료한다.
- •(장 건강) 설사와 세균성 장염(이질, 痢疾)을 치료한다.

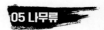

한의학적 성질
- 성질이 따뜻하고 맛은 매우며 약간 독이 있다.

가공 방법
- 약에 넣을 때는 약간 볶아서 독을 없애고 끈적끈적하지 않도록
  하거나, 빻아 종이에 싸서 자리 밑에 넣고 하루 지나 따로 갈아서 쓴다.
  동의보감 [입문]
- 대나무 잎으로 싸서 다리미로 다린 후에 곱게 갈아 쓴다고도 한다.
  동의보감 [직지]

섭취 방법
- (혈행개선 · 항염증) 피가 막히면 기도 뭉치기 때문에 붓고 아프게
  된다. 유향은 굳은 피를 풀어주며 붓기를 가라앉히고 통증을 없애 주니
  종기(瘡)을 치료하는 중요한 약이다.

유래·특징
- 남해의 페르시아에서 나는 유향나무의 수지인데, 앵두같이 붉은빛을
  많이 띤 자주색인 것이 가장 좋다. 훈륙향(薰陸香)의 일종인데 지금
  사람들은 구분하지 않고 유향을 훈륙향이라고 부른다. 젖꼭지 모양이고
  분홍색이면서 투명한 것이 가장 좋다.

* 문헌은 기본적으로 동의보감 (본초)에서 인용하였고, 이외의 문헌만 별도로 표시

배초향 곽향(藿香)

Agastache rugosa O. Kuntze

토곽향(土藿香), 두루자향(兜婁姿香), 영곽(苓藿)

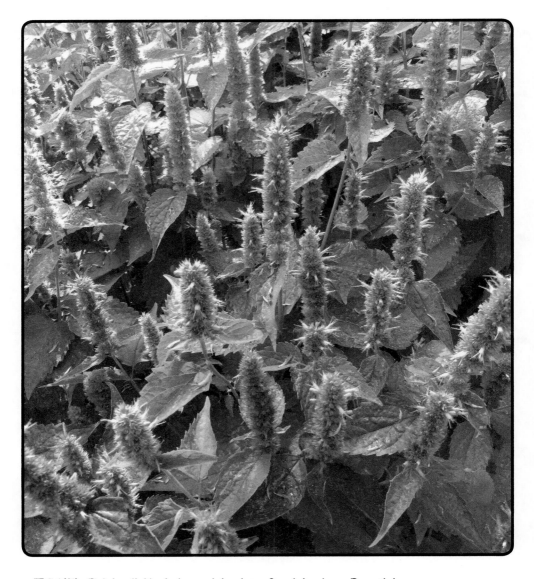

주요성분 : Patchouli Alcohol, α-patchoulene, β-patchoulene, Pogostol

한의학적 효능

- (항염증) 감염으로 붓거나 구토와 설사를 동반한 급성 위장염(곽란, 霍 亂)을 멎게 한다.
- (위 건강) 토할 때 효과가 좋다.
- (소화기계 건강) 뱃속을 따뜻하게 한다.

한의학적 성질

- 성질이 약간 따뜻하고 맛은 매우며 독이 없다.

가공 방법

- 약에 넣을 때는 물로 흙을 씻어내고 줄기를 제거한 후에 잎을 쓴다.
  동의보감 [입문]

섭취 방법

- (소화기계 건강) 뱃속을 따뜻하게 할 때는 달여 먹거나 가루내어 먹는게 좋다.
- (위 건강) 토한 것을 멎게 하고 외부의 찬 기운을 발산시켜 땀나게 하는데는 으뜸이다. 동의보감 [탕액]

유래·특징

- 배초향인 영곽(苓藿)은 속이 비고 말랐는데 옛 사람들이 피우는 향을 만드는 데 사용했다.

*문헌은 기본적으로 동의보감 (본초)에서 인용하였고, 이외의 문헌만 별도로 표시

금앵자 금앵자(金櫻子)

Rosa laevigata Michx.

자유자(刺榆子), 자리자(刺梨子)

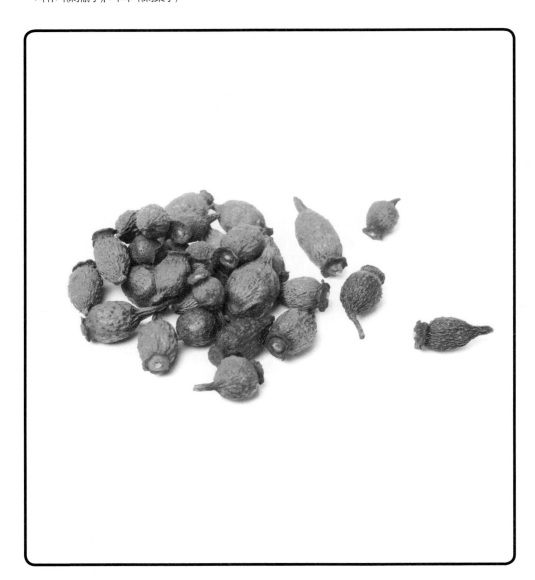

주요성분 : Kaempferol, Afzelin, Multiflorin A

한의학적 효능
- (장 건강) 뱃속이 차서 설사(脾泄) 하는 것을 치료한다.
- (이뇨개선) 소변이 잘 나오게 한다.
- (남성 생식기 건강) 정액이 새는 것(유정, 遺精)을 멎게 한다.

한의학적 성질
- 성질이 따뜻하고 맛은 시고 떫으며 독이 없다.

유래·특징
- 열매에 가시가 있고 누런빛을 띤 붉은색이며 작은 석류같이 생겼고, 9월과 10월에 반쯤 노랗게 익었을 때 따야한다. 붉을 정도로 익으면 약성을 잃어버리기 때문이다.
- 울타리나 산과 들에 모여 자라는데 장미를 닮아 가시가 있다. 서리를 맞으면 붉게 익는다. 동의보감 [일용]

* 문헌은 기본적으로 동의보감 (본초)에서 인용하였고, 이외의 문헌만 별도로 표시

치자 지지(梔子)

Gardenia jasminoides Elis

목단(木丹), 선지(鮮支)

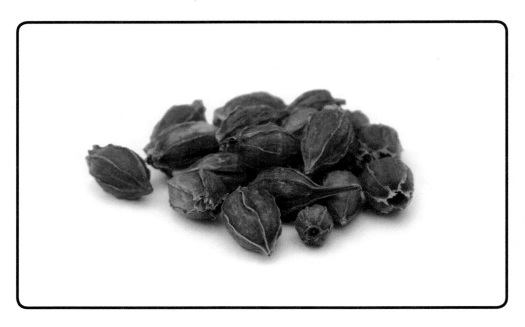

주요성분 : Genipin, Geniposide, Gardenoside, Crocin, Crocetin, Aucubin, Loliolide

한의학적 효능
- (해열) 가슴·장·위(胃)에 심한 열과 가슴이 답답할 때 주로 쓴다.
- (이뇨개선) 소변 눌 때 심한 통증이 있고, 소변이 잦으나 잘 안 나오는 임질(淋疾)을 소통시켜 잘 나오게 한다.
- (간 건강) 황달을 없애며 빨간 코(주사비, 酒齇鼻)를 치료한다.
- (항당뇨) 당뇨병(소갈, 消渴)을 치료한다.
- (눈 건강) 눈이 벌겋게 붓고 아픈 것을 치료한다.
- (항균) 피부질환(창양, 瘡瘍) 및 문둥병(癩)을 치료한다.
- (살충) 쥐며느리 독을 없앤다.
- (통증개선) 심장 통증을 완화시킨다.

한의학적 성질
- 성질이 차고 맛은 쓰며 독이 없다.

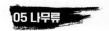

🌿 가공 방법

• 9월에 열매를 따서 볕에 말린다.

🌿 섭취 방법

• (해열) 감기(傷寒)로 인한 열과 과로로 병이 도진 것(勞復)에는 치자 10개를 잘게 부수어 물에 달여 먹은 후에 땀을 약간 낸다. 대·소장의 심한 열이 있고 가슴속의 답답함을 없앨 때는 물에 달여 먹기도 한다.

• (이뇨개선) 열이 쌓여 가슴이 뛸 때는 소변으로 열을 식혀 주는데 물에 달여 먹거나 검게 볶아서 가루내고 밀가루로 반죽하여 환을 지어 먹는다. 또는 꿀로 반죽하여 환을 만들어 사용한다. 동의보감 [입문]

• (간 건강) 음식물로 체(식체, 食滯)해서 생긴 황달은 물에 달여 마신다.

• (통증개선) 심장 통증에는 큰 치자 15개의 껍질을 벗기고 볶아 진하게 달인다. 작은 잔으로 1잔 담아 생강즙을 넣어 맵게 한 뒤 천궁 가루 1돈(3g)을 넣고 다시 달여 먹으면 효과가 있다. 또는 치자를 볶아서 가루내어 생강즙을 넣어 쑨 풀로 반죽하여 환을 만든다. 동의보감 [단심]

🌿 궁합이 맞는 재료

• 위(胃)에서 열이 나고 아픈 데는 치자가 아니면 치료할 수 없다. 반드시 생강즙과 같이 사용하고 천궁(川芎)으로 길을 열어주어야 한다. 동의보감 [탕액]

🌿 궁합이 맞지 않는 재료

• 콩 발효물(두시, 豆豉)와 함께 쓰지 않으며 토를 해도 시원하지 않다. 동의보감 [입문]

🌿 유래·특징

• 잎이 자두와 비슷한데 두껍고 단단하다. 2~3월에 흰 꽃이 피는데 향기가 매우 좋으며 여름과 가을에 열매를 맺는데 날 때는 파랗다가 익으면 누렇게 되고, 속의 씨는 진한 붉은색이다.

• 껍질이 얇고 둥글며 작고 7개 혹은 9개의 모가 나 있는 것이 좋다.

*문헌은 기본적으로 동의보감 (본초)에서 인용하였고, 이외의 문헌만 별도로 표시

탱자 열매 탱ㅈ여름

Poncirus trifoliata Rafin

지실(枳實), 동정(洞庭), 점자(黏刺), 왜귤(倭橘)

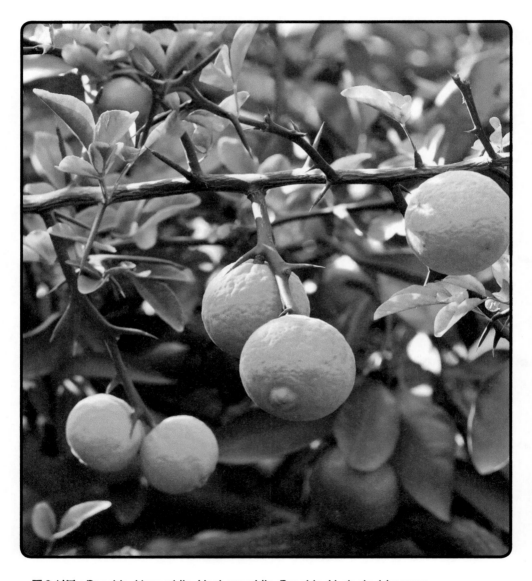

주요성분 : Poncirin, Hesperidin, Neohesperidin, Poncirin, Naringin, Limonene

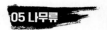

한의학적 효능
- (피부 건강) 피부가 심하게 가려운 데 주로 쓴다.
- (항암) 속이 불편하고 누르면 단단한 담벽(痰癖)을 풀어준다.
- (소화기계 건강) 가스가 차고 위가 답답하고 아픈 것을 없애며 음식물이 오랫동안 소화되지 않은 숙체(宿食)를 소화시킨다.
- (여성 건강) 여성의 성기가 붓고 아픈 데 주로 쓴다.
- (통증개선) 중풍으로 옆구리가 아플 때 주로 쓴다.

한의학적 성질
- 성질이 차며 맛은 쓰고 시며 맵고 독이 없다.

가공 방법
- 7~8월에 따서 볕에 말린다.
- 물에 담가 속을 제거하고 밀기울과 함께 볶아 쓴다. 동의보감 [입문]

섭취 방법
- (항암·통증개선) 속이 불편하고 누르면 단단한 담벽(痰癖)과 중풍으로 옆구리가 아플 때는 물에 달이거나 환으로 만들어 먹는다.
- (여성 건강) 여성의 성기가 붓고 아플 때는 많이 볶아서 뜨거운 채로 베로 싸서 찜질을 하며 차가워 지면 갈아준다.

유래·특징
- 귤나무와 비슷하나 조금 작고, 잎은 등자나무의 잎과 비슷하며, 가시가 많다. 봄에 흰 꽃이 피고 가을에 열매를 맺는다. 꼭지 부분이 항아리의 입구처럼 뒤집혀 있으면서 오래 묵은 것이 좋다.
- 속을 제거하지 않고 쓰면 그 효력이 너무 강하다. 동의보감 [탕심]

*문헌은 기본적으로 동의보감 (본초)에서 인용하였고, 이외의 문헌만 별도로 표시

탱자 열매껍질 팅즈여름겹질

Poncirus trifoliata Rafin

지각(枳殼)

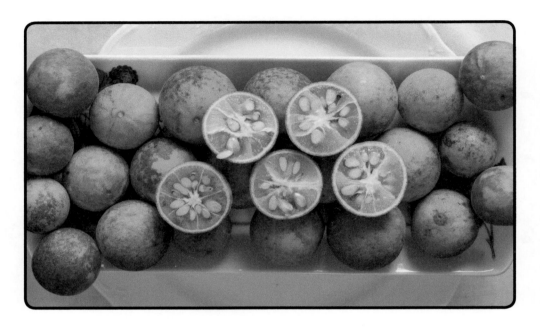

주요성분 : Hesperidin, Neohesperidin, Poncirin, Naringin, Limonene

한의학적 효능

- (호흡기 건강) 폐의 기가 막혀 기침하는 데 주로 쓴다.
- (스트레스 개선) 가슴이 답답한 것을 풀어준다.
- (장 건강) 대·소장을 잘 통하게 하여 변비를 없애고 치질을 치료한다.
- (소화기계 건강) 복부 창만감을 없앤다.
- (이뇨개선) 몸에 찬 물을 내려보낸다.
- (항암) 기와 혈이 뭉친 덩어리를 풀어준다.
- (항염증) 피부 감염으로 가렵고 마비된 것을 없애준다.
- (통증개선) 양쪽 옆구리가 아픈 증상에 주로 쓴다.

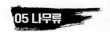

🌿 **한의학적 성질**
- 성질이 차고 맛은 쓰며 시고 매우며 독이 없다.

🌿 **가공 방법**
- 물에 담가 속을 제거하고 밀기울과 함께 볶아 쓴다. 동의보감 [입문]
- 7~8월에 열매를 따서 볕에 말린다. 살이 많고 꼭지 부분이 항아리의 입처럼 뒤집혀 있으면서 오래 묵은 것이 좋다.

🌿 **섭취 방법**
- (항암) 건장한 사람이 기로 인해 찌르는 듯 아프면 탱자 열매껍질(지각)을 쓰며 만약 기로 불편하고 찌르는 듯 아프면 목향을 써야 한다. 동의보감 [정전]
- (소화기계 건강) 냉기로 찌르는 듯 아픈 것을 치료하려면 탱자 열매껍질(지각) 2냥(60g), 목향·감초 각 1냥(30g)을 가루내어 2돈(6g)씩 파뿌리 달인 물로 먹는다. 동의보감 [특효]
- (호흡기 건강) 가래를 없애고 가슴이 답답한 것을 풀어줄때는 달여 먹거나 가루내어 먹는게 좋다.
- (통증개선) 양쪽 옆구리가 아플 때는 달이거나 가루내어 먹는게 좋다.

🌿 **궁합이 맞는 재료**
- 목향(木香), 울금(鬱金), 감초(甘草), 파뿌리(蔥白) 동의보감 [정전] 동의보감 [특효]

🌿 **유래·특징**
- 우리나라는 제주도에만 있는데 왜귤(倭橘)이라고 한다. 동의보감 [속방]
- 탱자나무는 귤나무의 일종이다. 동의보감 [입문]
- 탱자 열매껍질(枳殼)은 상체 질환에 주로 쓰고 탱자 열매(枳實)는 하체 질환에 주로 쓴다. 탱자 열매껍질은 피부·가슴 같은 높은 부위의 병을 주관하고, 탱자 열매껍질은 심장과 위(心胃) 같은 낮은 부위의 병을 주관하는데 그 치료효과는 비슷하다. 동의보감 [탕액]

* 문헌은 기본적으로 동의보감 (본초)에서 인용하였고, 이외의 문헌만 별도로 표시

쵸피 쵸피나모여름

Zanthoxylum piperitum
화초(花椒), 촉초(蜀椒), 진초(秦椒)

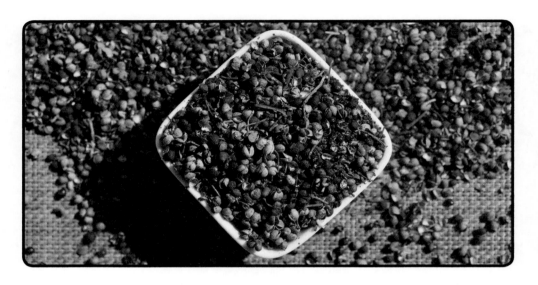

주요성분 : Limonene, Citronellal, Snashool, Phellandrene

한의학적 효능
- •(구강 건강) 치아와 머리카락을 튼튼하게 하고 치아 통증을 없앤다.
- •(통증개선) 가슴과 배의 차가운 통증을 치료한다.
- •(남성 생식기 건강) 음낭이 차갑고 부으며 아플 때 치료한다.
- •(신장 건강) 신장의 양기를 북돋우며 생식기 부위에 땀이 많이 나는 증상(陰汗)을 멎게 한다.
- •(이뇨개선) 소변을 조절한다.
- •(살충) 기생충을 죽인다.
- •(눈 건강) 눈을 밝게 한다.
- •(항균) 폐결핵(瘵蟲) 및 피와 점액이 혼합된 세균성 장염(痢疾)을 치료한다. 동의보감 [정전]
- •(관절 건강) 풍과 습으로 인해서 관절이 저리고 아픈 증상(痺痛)을 없앤다. 동의보감 [입문]

한의학적 성질
- •성질이 차고 맛은 쓰며 독이 없다.

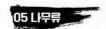

가공 방법

- 절구에 찧어서 나온 붉은 가루를 쓴다.
- 술에 축축하게 버무려서 찐 후에 항아리에 넣고 그늘에 말리되, 바람을 쐬지 않도록 해야 한다. `동의보감 [입문]`

섭취 방법

- (구강 건강) 치아 통증에는 초피를 반드시 써야 한다. 그러나 마비감이 있고 저리며, 열이 있고 아픈 경우에는 쓸 수 없다. 치아 통증에는 초피와 프로폴리스(노봉방, 露蜂房)을 같은 양으로 가루내어 2돈(6g)씩, 소금 한 술을 넣고 물에 달여 양치한 뒤 뱉어낸다. `동의보감 [직지]` `동의보감 [국방]`
- (통증개선) 뱃속의 차가운 통증이 있을 때는 초피 49알을 좁쌀죽 윗물에 하룻밤 재웠다가 입에 머금고 찬 물로 빈속에 삼킨다.
- (통증개선) 더위 때문에 얼음이나 차가운 것을 많이 먹어 차가운 기(냉기, 冷氣)가 쌓여 가슴이 아픈 것이 반 년이 되어도 낫지 않을 때는 초피 30알을 좁쌀죽 윗물에 담가 하룻밤 재웠다가 거른 후, 다시 좁쌀죽 윗물로 이 초피를 먹으면 그 병이 없어지고 다시는 재발하지 않는다. `동의보감 [특효]`
- (남성 생식기 건강) 음낭이 차갑고 부으며 아플 때는 초피 생것을 베에 싸서 고환에 대여 열기가 통하면 낫는다. 또한 신장과 생식기가 당기고 아플 때는 초피 잎과 쑥과 파뿌리를 함께 짓찧어서 식초를 탄 물과 섞어 바르면 효과가 좋다.
- (살충) 기생충을 죽일때는 달여 먹거나 환으로 먹는게 좋다.
- (항균) 폐결핵(제충, 療蟲)을 치료하려면 초피 2푼(0.6g), 목향 1푼(0.3g)을 가루내어 환을 만들어 먹으면 모두 대변으로 배설된다. `동의보감 [정전]`
- (관절 건강) 관절의 차가운 습에 의해 저리고 아픈 경우(비통, 痺痛)에는 달여 먹거나 환을 만들어 먹는게 좋다.

궁합이 맞는 재료

- 프로폴리스(露蜂房), 쑥(艾葉), 파뿌리(총백, 蔥白) `동의보감 [본초]` `동의보감 [정전]`

유래·특징

- 사천에서 나는 것을 촉초(蜀椒)·천초(川椒)라 하고, 관중(關中)· 섬서(陝西)에서 나는 것을 진초(秦椒)라고 한다. `동의보감 [입문]`

* 문헌은 기본적으로 동의보감 (본초)에서 인용하였고, 이외의 문헌만 별도로 표시

초피 잎 쵸피나모닙

Zanthoxylum piperitum
초목경엽(椒木莖葉)

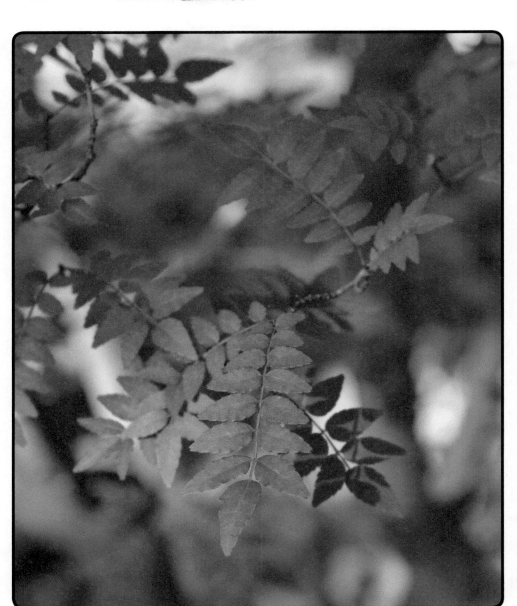

주요성분 : Vitamin A, 2-tridecanone, Bicyclogermacrene, β-myrcene, anethofuran, 3-methylbutanal, Terpinolene, α-terpineol, ɤ-terpinene, Neryl acetate

한의학적 효능

- (혈행개선) 기가 원활하게 소통되지 못하고 한 곳에 뭉치게 되는 것(분돈기, 伏梁氣)을 치료한다.
- (신장 건강) 신장(내신, 內腎)과 고환(외신, 外腎)이 당기면서 아픈 것과 배꼽 아래서 펄쩍펄쩍 뛰는 느낌이 치솟아 마치 돼지가 뛰는 것 같을 때(奔豚) 치료한다.
- (항염증) 심한 구토와 설사를 하는 급성 위장염(곽란, 霍亂)을 치료한다.
- (신경보호) 종아리 근육에 경련이 일어나 뒤틀리고 아픈 증상(전근, 轉筋)을 치료한다.

한의학적 성질

- 성질이 뜨겁다.

가공 방법

- 초피 잎을 따서 쪄서 찜질하는데 사용한다.

섭취 방법

- (항염증) 급성 위장염으로 근육이 뒤틀리는 것을 치료할 때는 쪄서 찜질한다.

* 문헌은 기본적으로 동의보감 (본초)에서 인용된 것임

초피 씨 천쵸삐

Zanthoxylum piperitum
초목(椒目), 천초목(川椒目)

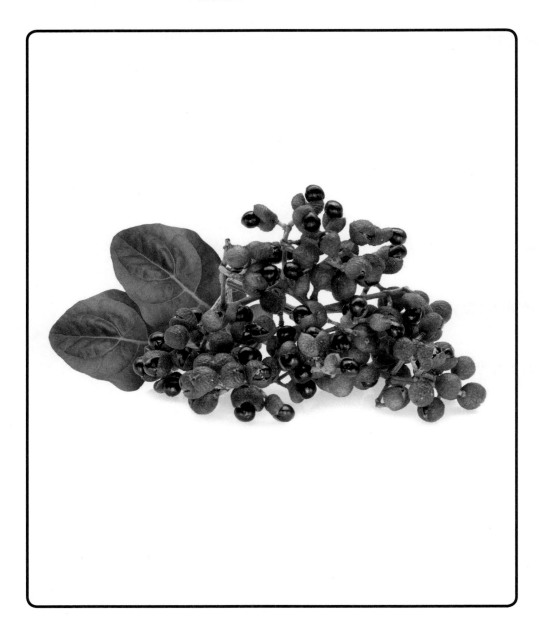

주요성분 : Terpinen-4-ol, 1,8-cineole, α-pinene, β-sitosterol, Citronellal, Linalool, limonin, α-terpineol, α-thujene, Piperitone, Nerol

한의학적 효능
- (신장 건강) 신장이 약해 몸이 붓는 증상을 치료한다.
- (이뇨개선) 소변을 잘 나오게 하며 아랫배가 부으면서 소변을 잘 못 보는 증상(방광급, 膀胱急)에도 쓴다.
- (지한) 식은 땀을 멎게 한다.

한의학적 성질
- 성질이 차고 맛은 쓰며 독이 없다.

가공 방법
- 살짝 볶아서 사용한다.

섭취 방법
- (신장 건강) 늘 물을 마시려 하며 살갗이 거칠고 검으며 소변이 잘 안나오는 증상(수고, 水蠱)을 치료할때는 가루 내어 따뜻한 물에 1돈(3g)씩 타서 마시면 좋다.
- (이뇨개선) 아랫배가 부으면서 소변을 잘 못 보는 증상(방광급, 膀胱急)에는 가루 내어 먹거나 환으로 먹는다. 이 약은 다만 몸이 부을 때 소변으로 잘 빼낼 뿐, 대변이 잘 나오게 하지는 않는다. 따라서 물을 내려 보내는데 가장 빠르다.
- (지한) 식은 땀을 멎게 하는데 가장 효과가 좋다. 약간 볶아서 아주 곱게 간 것 0.5돈(1.5g)을 생돼지의 윗입술을 삶은 물 1홉(180ml)에 타서 잘 때 먹으면 효과가 좋다.

*문헌은 기본적으로 동의보감 (본초)에서 인용된 것임

몰약나무 수지 몰약(沒藥)

Commiphora myrrha Engler

말약(末藥)

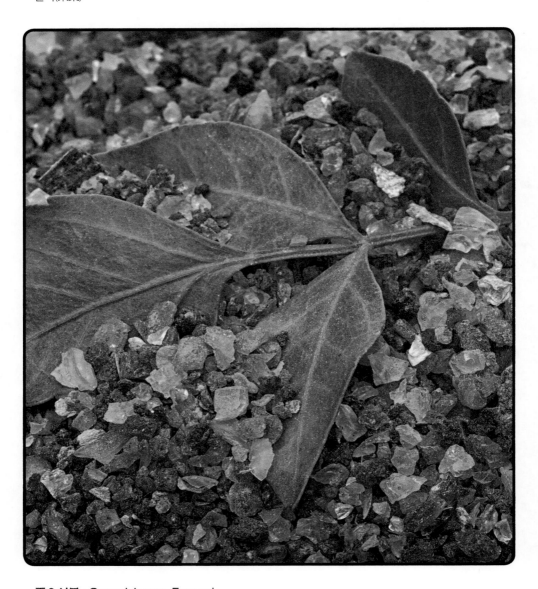

주요성분 : Guggulsterone, Eugenol

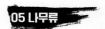

한의학적 효능
- (항암) 기(氣)나 피가 뭉친 것을 풀어준다.
- (통증개선) 통증을 멎게 하며 타박상으로 쇠붙이에 다친 상처, 매 맞아 다친 것에 주로 사용한다.
- (근골 건강) 뼈가 부러져 어혈이 생기고 아픈 것에 주로 쓴다.
- (항염증) 종기(腫毒)를 없애고 온갖 고치기 힘든 부스럼증(惡瘡)에 주로 쓴다.
- (장 건강) 치질로 인한 항문 농양(痔漏)에 주로 쓴다.
- (지혈) 갑자기 하혈하는 것을 치료한다.
- (눈 건강) 눈에 백태가 생기면서 어지럽고 아픈 것을 치료한다.
- (피부 건강) 피부가 붉은 것을 치료한다.

한의학적 성질
- 성질이 따뜻하고 맛은 쓰며 맵고 독이 없다.

가공 방법
- 곱게 갈아 약에 넣거나 뜨거운 술에 타서 먹는다.

섭취 방법
- (항암, 통증개선, 항염증) 몸 안에 뭉친 나쁜 피(어혈, 瘀血)를 풀어주며 부은 것을 삭히며 통증을 멎게 하고 종기(瘡)를 기묘하게 잘 치료하는 약이다. 동의보감 [입문]

유래·특징
- 안식향과 비슷한데, 덩어리의 크기는 일정하지 않고 검은색이다.
- 페르시아 소나무의 수지이다. 동의보감 [입문]

---

* 문헌은 기본적으로 동의보감 (본초)에서 인용하였고, 이외의 문헌만 별도로 표시

화살나무 잎 브디회

Euonymus alatus (Thunb.) Siebold
위모(衛矛), 귀전우(鬼箭羽), 귀전(鬼箭)

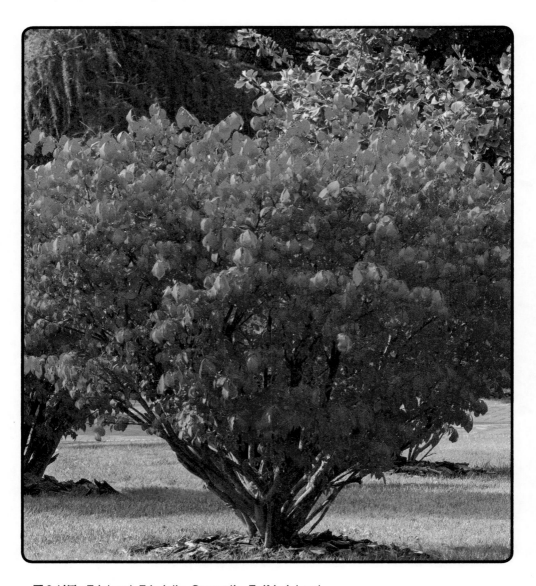

주요성분 : Edelanol, Friedelin, Quercetin, Epifriedelanol

한의학적 효능
- (항염증) 외부 감염으로 인한 결핵 등 질환에 주로 쓴다.
- (소화기계 건강) 갑자기 졸도(中惡)하여 배가 아픈 데 주로 쓴다.
- (살충) 뱃속의 기생충을 죽인다.
- (여성 건강) 여성 성기에서 비정상 과다 출혈(崩漏)·냉 분비물(帶下)과 산후에 피가 뭉쳐 아픈 것을 멎게 한다.
- (항암) 뱃속에 덩어리(癥瘕)가 뭉친 것을 풀어준다.

한의학적 성질
- 성질이 차고 맛은 쓰며 독이 없다.

가공 방법
- 8월·11월·12월에 채취하여 껍질과 깃을 제거하고 사용한다.

섭취 방법
- (항염증) 여러 가지 안 좋은 감염(邪氣)에 주로 쓰는데 불에 태우거나 달여서 먹는다.
- (주의사항) 임산부를 낙태시킬 수 있으니 임신 중에는 사용하지 않는다.

유래·특징
- 귀전(鬼箭)이라고도 하며 주변에서 볼 수 있다. 그 줄기에는 3줄의 깃이 달려 화살의 깃 모양을 하고 있다.
- 또, 귀전우(鬼箭羽)라고도 한다. 민간에서는 흔히 이것을 태워 재앙을 물리친다. 동의보감 [입문]

* 문헌은 기본적으로 동의보감 (본초)에서 인용하였고, 이외의 문헌만 별도로 표시

엄나무 껍질 엄나모겁질

Kalopanax septemlobus (Thunb.) Koidz.

해동피(海桐皮), 정동피(釘桐皮), 자동피(刺桐皮), 자통(刺通)

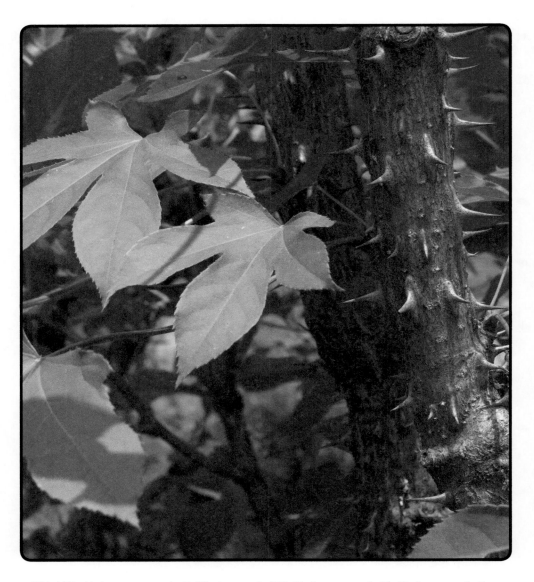

주요성분 : Kalopanaxsaponin G, Kizutasaponin K11, Pericarpsaponin Pk, Hederasaponin B, Protocatechuic acid, Syringin, Coniferin, Liriodendrin, Kalopanaxin A, Kalopanaxin B

한의학적 효능
- (근력 강화) 허리와 다리를 쓰지 못하는 것에 주로 쓴다.
- (통증개선) 마비되고 아픈 것에 주로 쓴다.
- (항염증) 피와 점액이 혼합된 세균성 감염(적백리, 赤白痢)과 갑자기 졸도하여 심하게 구토와 설사를 하는 급성 위장염(霍亂)을 치료 한다.
- (면역증진, 피부 건강) 영양부족 및 진드기로 인한 피부질환(개선, 疥癬)을 치료한다.
- (치아 건강) 치아가 아픈 것을 치료한다.
- (눈 건강) 눈이 충혈된 것을 치료한다.

한의학적 성질
- 성질이 따뜻하고 맛은 쓰며 독이 없다.

유래·특징
- 개오동나무 껍질과 비슷하며 아무 때나 채취한다.
- 우리나라는 제주도에만 있다. 동의보감 [속방]

*문헌은 기본적으로 동의보감 (본초)에서 인용하였고, 이외의 문헌만 별도로 표시

가죽나무 잎 가듁나모닙

Ailanthus altissima(Mill.) Swingle

저근백피(樗根白皮), 고목창(苦木瘡)

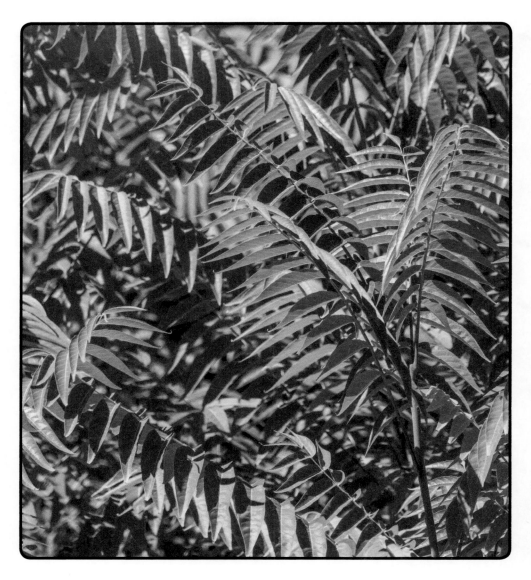

주요성분 : Rutin, Quercetin

한의학적 효능
- (항염증) 전염성 피부병(瘡疥)에 주로 쓴다.
- (면역증진) 영양부족 증상을 고친다.
- (장 건강) 설사를 멎게 한다.
- (남성 생식기 건강) 정액이 새는 것을 막는다.

한의학적 성질
- 성질이 따뜻하고 맛은 쓰며 독이 조금 있다.

섭취 방법
- (항염증) 종아리와 발목이 가렵고 아프며, 심하면 화끈거리고 붓는 병증(풍저, 風疽)을 씻는데 주로 쓴다.

유래·특징
- 뿌리껍질을 고목창(苦木瘡)이라고 한다.

*문헌은 기본적으로 동의보감 (본초)에서 인용된 것임

이스라지 씨 뫼이스랏씨, 산미즈

Prunus japonica var. nakaii (H.Lév.) Rehder

욱리인(郁李仁), 욱자(郁子), 욱이자(郁里子), 거하리(車下李), 천금등(千金藤)

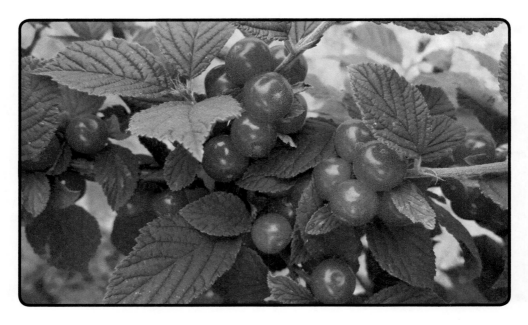

주요성분 : Prunuside, Ursolic acid, Multiflorin B, Afzelin, Muningin, Multinoside A,
Kaempferitrin, Vanillic acid, Protocatechuic acid

한의학적 효능

- (신장 건강) 전신이 붓는 데 주로 사용한다.
- (이뇨개선) 방광을 잘 통하게 하여 소변을 잘 나오게 한다.
- (장 건강) 장(腸)에 기가 맺혀 가스가 차고 급체로 가슴이 막혀 구토를 하거나 대·소변을 못보는 것(關格)을 치료한다.
- (소화기계 건강) 음식물이 오랫동안 소화되지 않은 숙체(宿食)를 소화 시킨다.
- (항암) 피가 뭉친 덩어리를 깨뜨린다. 동의보감 [정전]

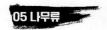

🌿 **한의학적 성질**
- 성질이 차갑거나 뜨겁지 않고 평이하며 맛은 쓰고 매우며 독이 없다.

🌿 **가공 방법**
- 열매의 껍질을 벗기고 속 씨를 끓인 물에 담갔다가 껍질을 벗기고 뾰족한 끝을 떼고, 씨가 2개 들어있는 것을 버리고, 꿀물에 하룻 동안 담갔다가 갈아서 사용한다. 동의보감 [입문]

🌿 **섭취 방법**
- (이뇨개선) 붓기로 배가 불러 오르고 숨이 차며, 대·소변이 잘 나오지 않는 경우에는 이스라지 씨 1냥(30g)을 갈아 즙을 내고, 여기에 율무 가루 2홉(400g)을 넣어 죽을 쑤어 먹는다. 동의보감 [입문]
- (장 건강) 급체로 가슴이 막혀 구토를 하거나 대·소변을 보지 못하는 병증(관격, 關格)에는 가루 내어 2돈(6g)씩 미음에 타서 먹거나 환으로 먹어도 좋다.
- (소화기계 건강) 옆구리가 단단하고 아픔(벽기,癖氣)이 있을 때는 이스라지 씨를 끓인 물에 담갔다가 껍질을 벗기고 곱게 갈아, 매번 2돈(6g)씩을 밀가루와 섞어서 구운 떡(燒餠)을 만들어 빈속에 먹는다. 그러면 시원하게 설사를 하게 되는데, 설사가 멎지 않으면 식초를 탄 차가운 물을 마신다.

🌿 **궁합이 맞는 재료**
- 율무(薏苡仁) 동의보감 [입문]

🌿 **유래·특징**
- 주변에서 많이 볼 수 있으며, 가지·꽃·잎은 모두 자두와 비슷하나, 열매는 앵두처럼 작으며 붉은색으로 맛은 달고 시면서 약간 떫고, 씨는 열매와 함께 익는다. 6월에 열매와 뿌리를 채취해서 쓴다. 거하리(車下李)라고도 한다.
- 천금등(千金藤)이라고도 한다. 동의보감 [정전]

＊문헌은 기본적으로 동의보감 (본초)에서 인용하였고, 이외의 문헌만 별도로 표시

상수리 굴근도토리 ㄱ

Quercus acutissima Carruth.

상실(橡實), 오심(烏椹), 흑심(黑椹), 문무실(文武實), 상수리 나무 열매

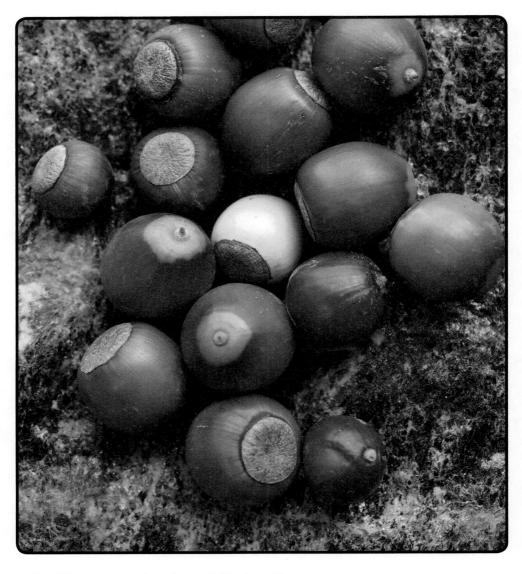

주요성분 : Caffeic acid, Gallic acid, Ellagic acid

🦇 **한의학적 효능**
- (항염) 설사와 세균성 장염(痢疾)에 주로 쓴다.
- (위, 장 건강) 위와 장(腸胃)을 튼튼하게 만든다.
- (면역증진) 살지고 튼튼하게 한다.

🦇 **한의학적 성질**
- 성질이 따뜻하고 맛은 쓰고 떫으며 독이 없다.

🦇 **가공 방법**
- 껍질과 열매를 같이 쓰는데 약에 넣을 때는 볶아서 쓴다.

🦇 **섭취 방법**
- (위 · 장 건강) 위의 장(腸胃)을 튼튼하게 하고 설사를 멎게 할 때는 가루 내어 미음에 타서 먹거나 환으로 먹는 것이 좋다.

🦇 **유래 · 특징**
- 작(柞) · 역(櫟) · 저(杼) · 허(栩)는 모두 상수리의 이름이다.
- 상실은 상수리이며 어디에나 있으며, 상수리는 도토리의 일종이다.
  떡갈나무와 상수리나무에는 모두 도토리가 열리지만 상수리가 더 좋다.
- 배 주린 것을 채우며 흉년에 대비할 수 있게 한다.

* 문헌은 기본적으로 동의보감 (본초)에서 인용된 것임

도토리 껍질 도토리겹질

Quercus acutissima Carruth.
상각(橡殼)

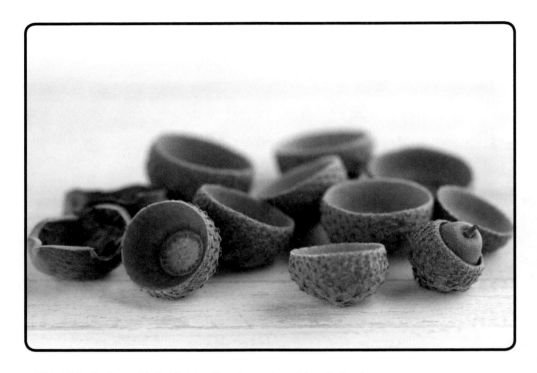

주요성분 : Gallic acid, 3,4,5-trimethoxybenzoic acid methyl ester

한의학적 효능
- (장 건강) 치질에 주로 쓴다.
- (여성 건강) 여성 성기 비정상 과다 출혈(붕루, 崩漏)·냉 분비물(대하, 帶下)에 주로 쓴다.
- (항균) 설사와 세균성 장염(이질, 痢疾)을 멎게 한다.
- (염색) 머리와 수염을 검게 물들일 수 있다.

한의학적 성질
- 성질이 따뜻하고 맛은 쓰고 떫으며 독이 없다.

섭취 방법
- (여성 건강) 여성 성기 과다 출혈(붕루, 崩漏)·냉 분비물이 있을 때는(대하, 帶下) 불에 태운 재를 미음에 타서 먹는다.

궁합이 맞는 재료
- 창이(蒼耳)와 함께 불에 태워서 가루 낸 후 목련 꽃봉우리(辛夷)·구운 생강을 넣은 사물탕(四物湯)에 타서 먹는다. 동의보감 [정전]

유래·특징
- 상수리의 껍질이다.

* 문헌은 기본적으로 동의보감 (본초)에서 인용하였고, 이외의 문헌만 별도로 표시

후추 호초(胡椒)

Piper nigrum

매리지(味履支), 부초(浮椒), 옥초(玉椒)

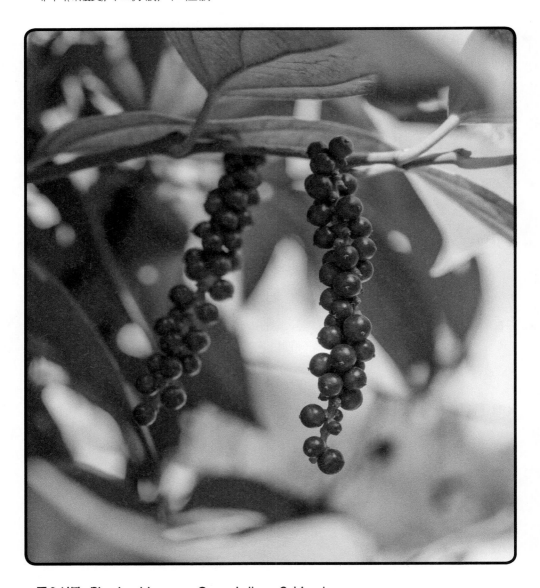

주요성분 : Piperine, Limonene, Caryophyllene, Sabinenl

한의학적 효능
- (혈행개선) 기를 내려 대변을 원활히 한다.
- (위 건강) 속을 따뜻하게 만든다.
- (호흡기 건강) 호흡기 질환으로 생긴 가래를 제거한다.
- (소화기계 건강) 구토와 설사를 동반한 세균성 장염(霍亂)으로 위(胃)가 차고 아픈 것을 멎게 한다.
- (장 건강) 장(腸)이 약하여 차가운 기(寒邪)로 인해 생긴 설사(冷痢)에 주로 쓴다.
- (해독) 물고기 · 고기 · 자라 · 버섯의 독을 풀어 준다.

한의학적 성질
- 성질이 아주 따뜻하고 맛은 매우며 독이 없다.

가공 방법
- 가루로 만들어 사용한다.

유래·특징
- 남방에서 나며 모양이 갈매나무 열매(鼠李子)와 비슷한데, 양념으로 쓴다. 볕을 향하는 것이 후추이고, 그늘을 향하는 것이 필징가다.

* 문헌은 기본적으로 동의보감 (본초)에서 인용된 것임

필징가 필징가(蓽澄茄)

Piper cubeba L.f.

징가(澄茄), 필가(蓽茄), 산계초의 열매(큐베브)

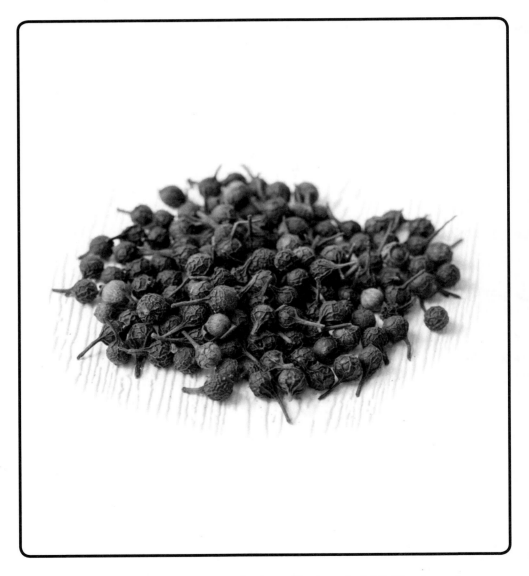

주요성분 : Piperidine, Piperine, α-aromadendrene, Terpinen-4-ol, 1,8-Cineole, α-pinene, O-ethylcubebin, Terpinolene

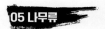

한의학적 효능
- (장 건강) 기를 내려 대변을 원활히 소통한다.
- (소화기계 건강) 소화 시키는 데 주로 쓴다.
- (항균) 감염으로 심한 구토와 설사하고 배가 아픈 것을 치료한다.
- (신장 건강) 신장의 기(腎氣)를 원활히 하며 방광이 찬 것을 따뜻하게 해준다.
- (피부 건강) 머리를 염색할 수 있고 몸에서 향기가 나게 한다.

한의학적 성질
- 성질이 따뜻하고 맛은 매우며 독이 없다.

가공 방법
- 열매꼭지를 없애고 술에 담가 한나절 동안 찐 후에 절구로 곱게 빻아서 쓴다. 동의보감 [입문]

유래·특징
- 남해에서 나는 어린 후추이다. 오동나무 씨나 순비기나무 씨(蔓荊子)와 비슷한데 조금 크다. 푸른색일 때에 딴다. 거친 자루가 있고 꼭지가 둥들다.

* 문헌은 기본적으로 동의보감 (본초)에서 인용하였고, 이외의 문헌만 별도로 표시

익지 열매 익지자(益智子)

Alpinia oxyphylla Miquel

익지인(益智仁)

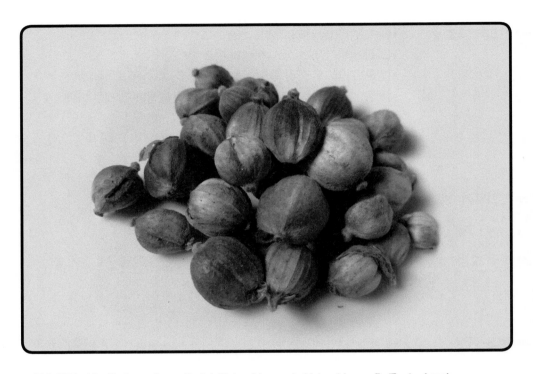

주요성분 : Nootkatone, B-nootkatol, Yakuchinone A, Yakuchinone B, Tectochrysin

한의학적 효능

- (남성 생식기 건강) 정액이 절로 나가는 것을 예방 및 치료한다.
- (소화기계 건강) 속을 따뜻하게 만든다.
- (신장 건강) 소변을 조절할 수 있다.
- (항치매) 침이 새어나가는 것을 막는다.
- (면역증진, 수면개선) 기를 북돋우며 정신을 안정시킨다.
- (혈행개선) 기를 고르게 조절한다.
- (구강 건강) 입 냄새를 치료한다. 동의보감 [득효]

한의학적 성질
- 성질이 따뜻하고 맛은 매우며 독이 없다.

가공 방법
- 소금물을 넣고 달인다.

섭취 방법
- (소화기계 · 남성 생식기 건강) 소금물을 넣고 달이면 위(胃)를 따뜻하게 만들고 정액(精)이 새는 것을 막는다. 동의보감 [입문]
- (신장 건강) 소변이 잦고 참을 수 없을 때는 소금물에 달여 먹는 데 환으로 먹어도 좋다. 동의보감 [의감]
- (구강 건강) 입 냄새가 날 때는 익지 열매의 껍질을 까고 감초 가루를 넣어 침으로 삼키던지 끓인 물에 조금씩 먹는다. 동의보감 [특효]

궁합이 맞는 재료
- 감초(甘草) 동의보감 [특효]

유래 · 특징
- 열매는 대추만 하고 껍질은 희고 속의 씨는 검은데, 씨가 가는 것이 좋다.
- 복용하면 사람을 지혜롭게 만들기 때문에 익지(益智)라고 부른다. 동의보감 [입문]

* 문헌은 기본적으로 동의보감 (본초)에서 인용하였고, 이외의 문헌만 별도로 표시

마가목 줄기 마가목느정이

Sorbus commixta Hedl

정공등(丁公藤), 남등(南藤)

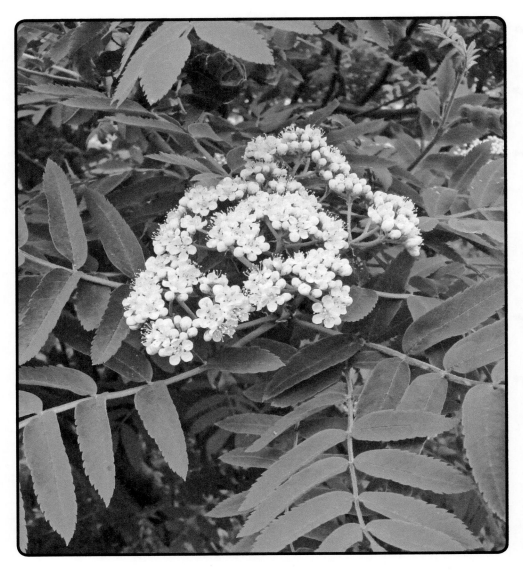

주요성분 : Neochlorogenic acid, Cryptochlorogenic acid, Lupeol, β-sitosterol, Ursolic acid

한의학적 효능
- (항노화) 노쇠한 것을 보양하여 늙지 않게 하며 흰 머리를 검게 한다.
- (성기능 개선) 발기를 돕는다.
- (관절 건강) 허리와 다리를 튼튼하게 하며 다리가 저리고 아픈 증상(비증, 痺證)을 치료한다.
- (항균) 감기를 치료한다.

한의학적 성질
- 성질이 따뜻하고 맛은 매우며 독이 없다.

가공 방법
- 아무 때나 베어 술에 담가 복용한다.

유래·특징
- 남등(南藤)이라고도 한다. 줄기는 말채찍 같고 마디가 있으면서 자줏빛을 띤 갈색(紫褐色)이며, 잎은 살구 잎 같으면서 뾰족하다.
- 해숙겸(解叔謙)의 어머니가 병이 들어 신명께 기도하자 신선(이인, 異人)이 나타나 약을 먹게 했는데 바로 이 약이다. 동의보감 [남사]

* 문헌은 기본적으로 동의보감 (본초)에서 인용하였고, 이외의 문헌만 별도로 표시

목별 씨 목별자(木鼈子)

Momordica cochinchinensis Sprenger

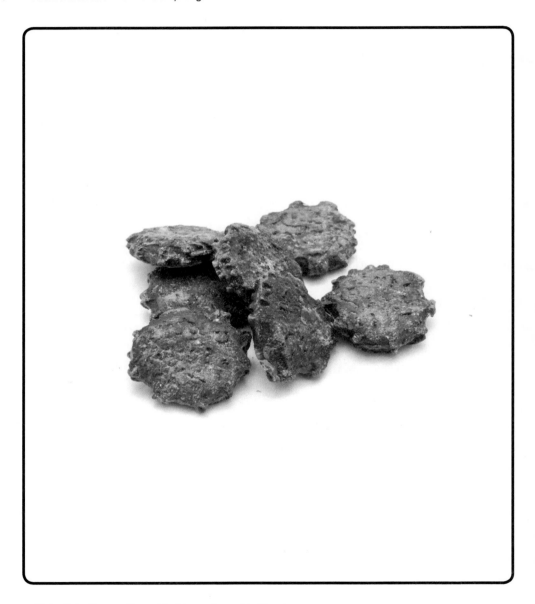

주요성분 : Momordic acid, Oleanolic acid, Sterol

한의학적 효능
- (신장 건강) 붓고 뭉친 것에 주로 쓴다.
- (피부 건강) 잘 안 낫는 피부질환(악창, 惡瘡)에 주로 쓴다.
- (장 건강) 치질로 항문이 부은 것에 주로 쓴다.
- (항염증) 유방에 생기는 종기(유옹, 乳癰)를 삭인다.

한의학적 성질
- 성질이 따뜻하고 맛은 달며 독이 없다.

가공 방법
- 껍질을 벗기고 썰어 밀기울과 함께 볶아서 사용한다.

유래·특징
- 나무 열매이며 생김새가 자라 비슷하여 목별(木鼈)이라고 한다.

*문헌은 기본적으로 동의보감 (본초)에서 인용된 것임

무궁화 목근화(木槿花)

Hibiscus syriacus L.

근화(槿花), 조생모락화(朝生暮落花)

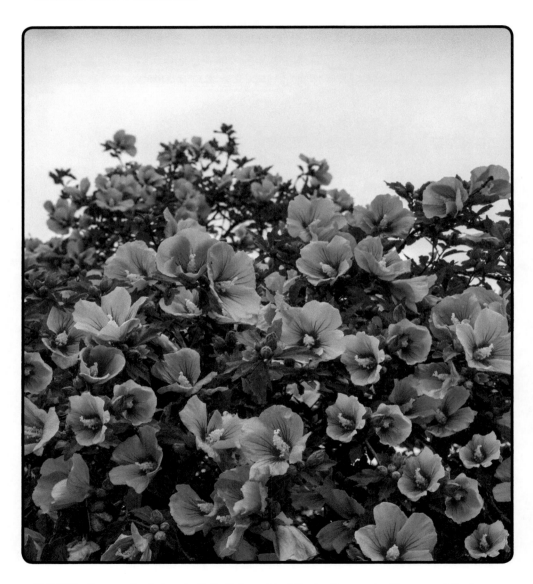

주요성분 : Saponarin, Apigenin-7-O-diglycoside, Vitexin, Saponarin, Rhamnosylvitexin

한의학적 효능
- (항균) 피와 고름이 섞인 설사를 하는 세균성 장염(赤白痢)을 치료한다.
- (항염증) 감기를 치료한다.
- (지혈) 치질로 피를 쏟는 것을 치료한다.

한의학적 성질
- 성질이 서늘하고 독이 없다.

가공 방법
- 볶아서 시용한다.

섭취 방법
- (항염) 달여서 차 대신 마시면 감기가 치료된다.
- (항균) 피와 고름이 섞인 설사를 하는 세균성 장염(赤白痢)일 때는 가루내어 미음에 타서 먹거나, 밀가루와 섞어 부침개(전병, 煎餅)를 만들어 먹는다.

*문헌은 기본적으로 동의보감 (본초)에서 인용된 것임

쉽게 풀어쓴

동의보감

Korean Traditional Medicinal Foods
from Donguibogam 2022

06 가공류
Processed Foods

검정 참깨기름 거믄촘뻬기름

호마유(胡麻油)

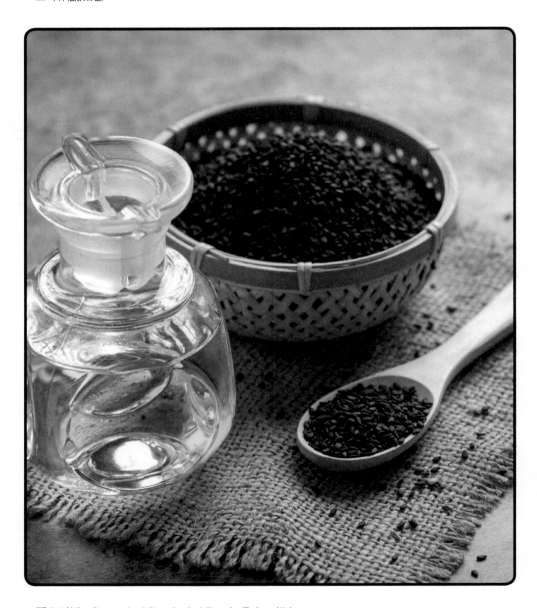

주요성분 : Sesamin, Vitamin A, Vitamin E, Lecithin

🍃 한의학적 효능
- •(장 건강) 장(腸)의 열로 인한 변비에 주로 사용한다
- •(살충) 기생충을 죽인다.
- •(여성 건강) 출산 후에 태반이 나오지 않는 것을 치료한다
- •(항노화) 대머리를 치료한다.
- •(목 건강) 목소리가 나오지 않는 것을 주로 치료한다.
- •(항염증) 피부 악성 종기 및 유행성 감염을 없앤다.
- •(심장 건강) 심장 통증을 완화시킨다. 동의보감 [종횡]

🍃 한의학적 성질
- •성질은 차다.

🍃 가공 방법
- •검은 참깨를 찌거나 볶아 먹지만 약으로는 사용하지 않는다.

🍃 섭취 방법
- •(장 건강) 열로 인한 변비에는 1~2홉(180~360ml)을 빈속에 마시면 대변이 나온다. 이것 한 가지만 먹기도 하고, 물에 타서 깨죽을 쑤어 먹기도 한다.
- •(살충) 기생충이 있을 때는 검정 참깨기름 1홉(180mL), 계란 2개, 망초(탱자열매로 대체) 1냥(30g)을 고루 섞어서 먹으면 기생충이 대변으로 나온다.
- •(목 건강) 목소리가 나오지 않을 때는 죽력이나 생강즙 등과 섞어 먹는다.
- •(항염증) 열독으로 인한 감염증에는 검정 참깨기름 1홉(180mL), 계란 2개, 망초(탱자열매로 대체) 3돈(9g)을 섞어서 먹으면 잠시 뒤에 설사를 한다.
- •(심장 건강) 차갑거나 열이 있든 상관없이 심장 통증에는 검정 참깨기름 1홉(180mL)을 마신다. 동의보감 [종횡]

🍃 궁합이 맞는 재료
- •죽력(竹瀝), 생강(生薑), 계란(鷄卵), 탱자 열매(枳實)

🍃 유래·특징
- •검은 참깨를 생으로 짜낸 기름을 말한다.

*문헌은 기본적으로 동의보감 (본초)에서 인용하였고, 이외의 문헌만 별도로 표시

흰 참깨기름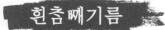

백마유(白麻油), 향유(香油)

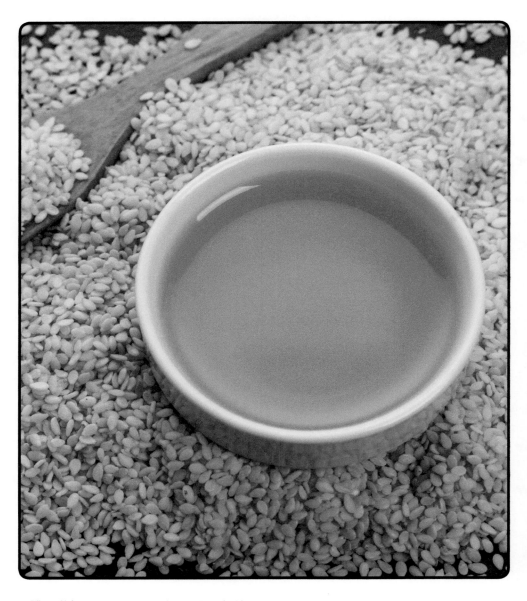

주요성분 : Sesamin, Vitamin E, Vitamin K

한의학적 효능
- (장 건강) 뜨거운 열을 대소변을 통해 배출한다.
- (살충) 회충으로 인한 발작성 심장 통증(회심통, 蚘心痛)을 치료하며 회충 등 벌레에 살충 효과가 있다.
- (항염증) 종기(瘡)와 건선(乾癬) 등 피부병에 좋다.
- (피부 건강) 종기와 붓기를 없애며 피부가 갈라진 것을 보습해 준다.

한의학적 성질
- 성질이 아주 차고, 독이 없다.

가공 방법
- 생으로 짜낸 것은 약으로, 볶아서 짜낸 것은 식용으로 쓴다.

섭취 방법
- (항염증) 종기가 처음 생겼을 때나 등에 종기가 났을 때에는 참깨 기름을 10여 번 끓어오르게 달여 식히며 1근(600g)을 좋은 술 2사발과 고루 섞어 5번에 나누어 데워 먹는다. 동의보감 [직지]
- (피부 건강) 종기로 부었을 때는 묵은 기름을 졸여서 붙이면 새살이 돋게 된다.
- (주의사항) 뼈에 영양분이 흡수가 안되며 소화기관에 부담을 주기 때문에 치아 및 소화 질환이 있는 사람은 절대로 먹으면 안 된다.

유래·특징
- 참깨(脂麻)를 짓눌러서 기름을 짜내며 향유(香油)라고도 부른다.

* 문헌은 기본적으로 동의보감 (본초)에서 인용하였고, 이외의 문헌만 별도로 표시

생 참깨기름

생 참깨기름

생지마유(生脂麻油)

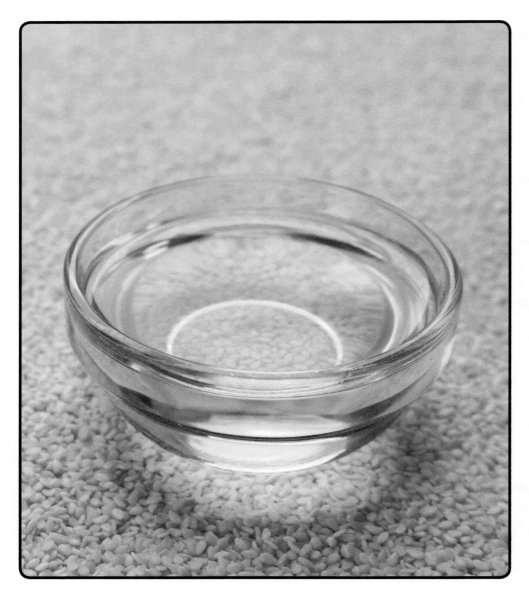

주요성분 : Sesamin, Sesamol, Linoleic acid, Oleic acid

한의학적 효능
- (장 건강) 열로 인한 변비(열비, 熱秘)를 치료한다.
- (여성 건강) 태반이 나오지 않는 데 주로 쓴다.
- (항염증) 소아의 머리 종기나 뽀드라기에 쓴다.
- (신장 건강) 흰머리가 검어지거나 대머리도 머리가 난다.

한의학적 성질
- 성질이 차갑고 독이 없다.

가공 방법
- 생것으로 기름을 짜거나 바른다.

섭취 방법
- (장 건강) 열로 인한 변비(열비, 熱秘)가 있을 때는 1홉(180mL)씩, 대변이 나올 때까지 먹는다.
- (여성 건강) 태반이 나오지 않을 때는 참깨 생것을 찧어 기름을 짜내어 마시면 태반이 나온다.
- (항염증) 생것을 씹어 소아의 머리에 난 종기나 두드러기에 발라 주면 좋다.
- (항노화) 생것으로 기름을 짜서 머리에 바르면 대머리도 머리가 나며 검은 깨를 아홉 번 찌고 아홉 번 말려 가루 내고 대추살로 졸이고 반죽하여 환으로 제조해 먹으면 흰 머리가 다시 검어진다.

궁합이 맞는 재료
- 대추(大棗)

* 문헌은 기본적으로 동의보감 (본초)에서 인용된 것임

콩가루 콩ㄱ른 두황(豆黃), 대두의 분말

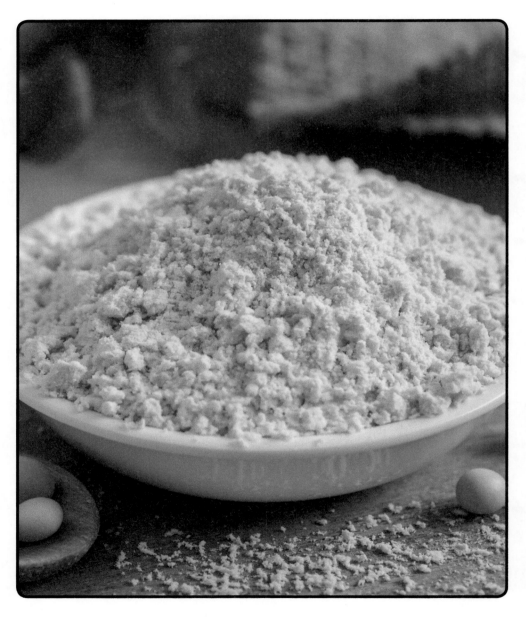

주요성분 : Sesamin, Isoflavone, Phosphorus, Magnesium, Flavonoids, Choline, Folic acid,

Leucine, Threonine, Lysine, Valine, Isoleucine, Phenylalanine

◆ 한의학적 효능
- (위 건강) 위장에 열이 있는 증상(위열, 胃熱)에 주로 쓴다.
- (장 건강) 복부 창만감을 없앤다.
- (소화기계 건강) 소화를 돕는다.
- (신장 건강) 부은 것을 가라 앉힌다.
- (통증개선) 관절이 저리고 쑤시고 아플 때 통증을 멎게 한다.
- (면역증진) 살찌고 튼튼하게 만든다.

◆ 한의학적 성질
- 맛이 달다.

◆ 가공 방법
- 검은콩 1말(7kg)을 푹 쪄낸 다음 자리 위에 펼쳐서 장을 묻어두는 것과 같은 방법으로 쑥으로 덮어 두었다가 노란색 곰팡이(황의, 黃衣)가 올라오기를 기다려 꺼내어 햇볕에 말려 찧어 가루 내어 쓴다. 동의보감 [수세비결]
- 대두 5되(3.5kg)를 장을 담그는 방법과 같이 만들고 누런 것을 가져다가 찧어 가루 내고 졸인 뒤 돼지기름으로 섞어서 벽오동 씨 크기의 환으로 만든다. 동의보감 [수세비결]

◆ 섭취 방법
- (면역증진) 피로로 마른 사람에게는 돼지기름 또는 기러기기름으로 졸이거나 환을 만들어 먹는다.

◆ 궁합이 맞는 재료
- 돼지기름, 기러기기름

* 문헌은 기본적으로 동의보감 (본초)에서 인용하였고, 이외의 문헌만 별도로 표시

좁쌀가루 조쌀ㄱ라안촌ㄱ륵

속미분(粟米粉), 영분(英粉), 좁쌀 가라앉힌 가루

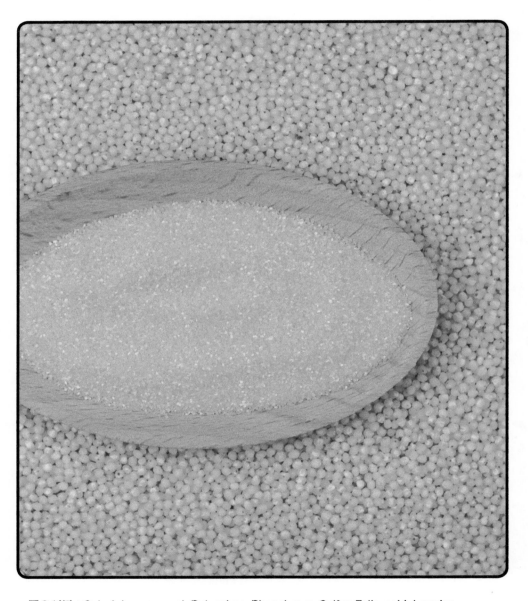

주요성분 : Setarial, ɤ-oryzanol, Potassium, Phosphorus, Sulfur, Folic acid, Leucine

한의학적 효능
- (항우울) 답답함을 멈추게 한다.
- (해독) 모든 독을 해독한다.
- (피부 건강) 땀띠를 없애는 데에 매우 좋다.

한의학적 성질
- 성질이 약간 차고, 맛은 시며 독이 없다.

가공 방법
- 좁쌀을 물에 며칠 담가 쉬게 한 후, 갈아서 맑게 가라앉혀서 쓴다.

* 문헌은 기본적으로 동의보감 (본초)에서 인용된 것임

좁쌀 미숫가루 조쌀미시

속미(粟米糗), 좁쌀로 만든 미숫가루

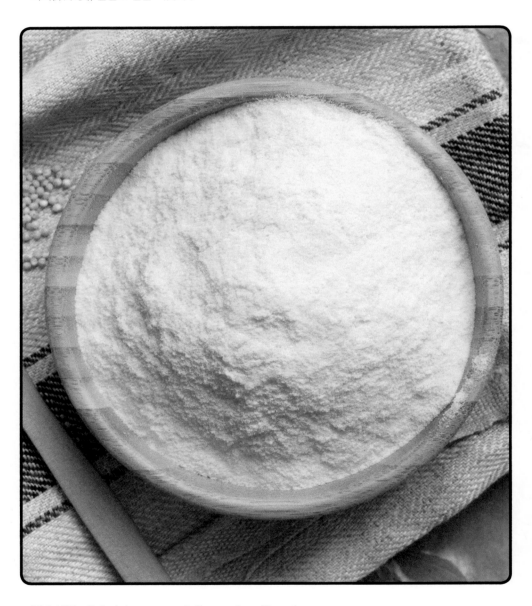

주요성분 : Setarial, ɣ-oryzanol, Magnesium, Phosphorus

🖌 **한의학적 효능**	•(항우울) 답답함을 풀어준다.
	•(해열) 열을 해소 시키고 갈증을 풀어 준다.
	•(장 건강) 설사를 멎게 하며 대장을 튼튼하게 만든다.
🖌 **한의학적 성질**	•성질이 차고 맛은 달며 독이 없다.
🖌 **가공 방법**	•좁쌀이나 보리를 찌고 볶은 후, 갈아서 만든다.
🖌 **섭취 방법**	•(장 건강) 대장을 튼튼하게 하려면 물에 타서 먹는다.
🖌 **궁합이 맞는 재료**	•보리(大麥)
🖌 **유래·특징**	•메좁쌀은 오곡 중에 가장 단단하지만, 좁쌀죽 윗물을 함께 쓰면 쉽게 풀어진다.

* 문헌은 기본적으로 동의보감 (본초)에서 인용된 것임

좁쌀죽 윗물 장수(漿水)

좁쌀죽의 윗물

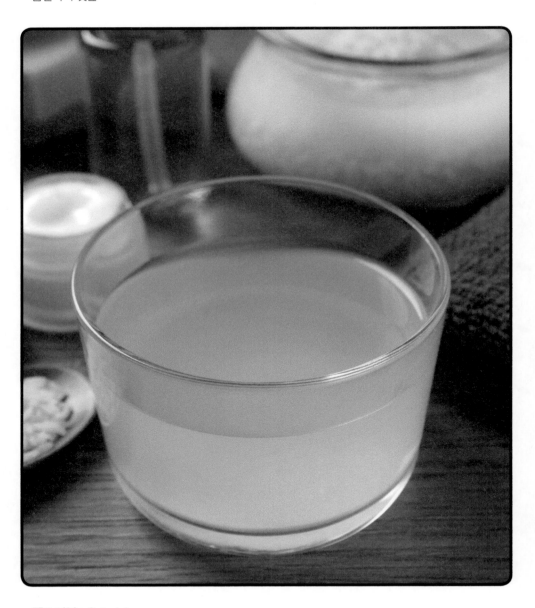

주요성분 : Setariol

한의학적 효능
- (피부 건강) 피부를 희게 하고, 기미와 사마귀를 없앤다.

한의학적 성질
- 맛이 시다.

가공 방법
- 좁쌀죽 위로 맑게 뜬 물을 그냥 두어 맛이 시게 변한 것이다.
- 좁쌀죽에 불을 지펴서 익혔다가 찬물에 넣고 5–6일 지나면 맛이 시고[醋] 하얀 꽃이(곰팡이) 생긴다. 동의보감 [본경소증]

섭취 방법
- (피부 건강) 기미와 사마귀가 생겼을 때에는 좁쌀죽 윗물을 데워서 얼굴을 씻고 베로 사마귀를 아플 정도로 문지른 후, 백단향(白檀)을 물에 갈아서 그 즙을 발라준다.

* 문헌은 기본적으로 동의보감 (본초)에서 인용하였고, 이외의 문헌만 별도로 표시

좁쌀 씻은 물 조쌀 씻은물

속미감즙(粟米泔汁), 좁쌀 씻은 쌀뜨물

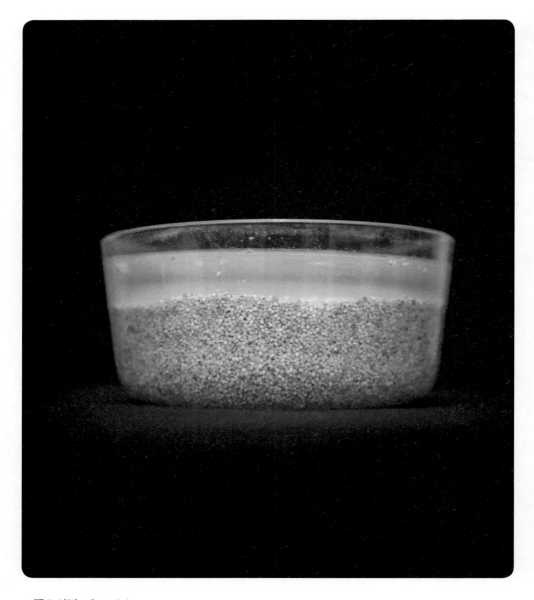

주요성분 : Setariol

🍂 **한의학적 효능**
- (항염증) 위로 구토하고 아래로 설사하는 급성 위장염을 치료한다.
- (해열) 답답함과 갈증을 멈추게 한다.
- (피부 건강) 전염성 피부병(창개, 瘡疥)과 고치기 힘든 부스럼(악창, 惡瘡)을 치료한다.
- (장 건강) 뱃속까지 뒤틀리는 것을 치료한다.
- (항당뇨) 당뇨병을 치료한다.
- (살충) 회충 등 기생충에 효과가 있다.

🍂 **한의학적 성질**
- 맛이 시다.

🍂 **가공 방법**
- 좁쌀뜬물로 좁쌀을 갈아 웃물을 거른 즙이다. 동의보감 [식료]

🍂 **섭취 방법**
- (항염증·해열) 구토와 설사가 있고 갈증이 나며 답답할 때는 몇 되를 마시면 바로 효과가 있다.
- (장 건강) 좁쌀을 갈아서 맑은 물에 섞은 다음 걸러서 즙을 내어 마시면 뱃속까지 뒤틀리는 것을 치료한다.
- (항당뇨) 신 것은 당뇨병을 치료하는 데 매우 좋다. 좁쌀의 쌀뜨물을 오래 놓아두면 시어지는데 늘 마시면 좋다.

🍂 **유래·특징**
- 냄새나는 좁쌀뜨물이 더 좋다.

*문헌은 기본적으로 동의보감 (본초)에서 인용하였고, 이외의 문헌만 별도로 표시

녹두가루 슈비흔녹둣フ르

녹두분(綠豆粉), 물에서 간 녹두 분말

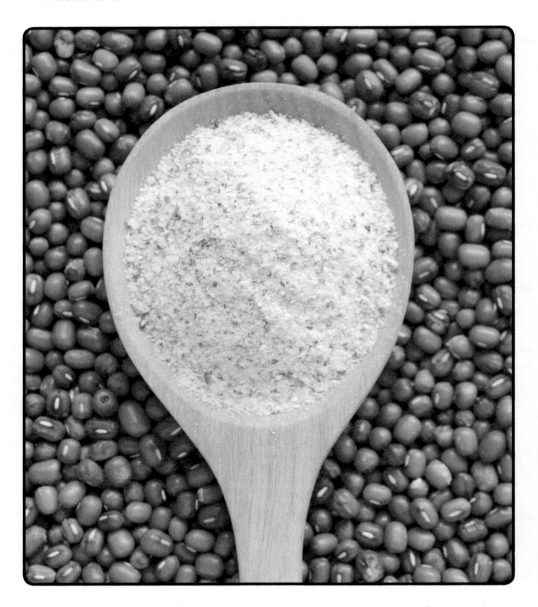

주요성분 : Ruteoline, Rutin, Potassium, Leucine, Lysine, Valine, Isoleucine, Phenylalanine

한의학적 효능

- (면역증진) 몸이 허약할 때 기력 회복에 도움이 된다. `동의보감 [일용]`
- (피부건강) 등에 생긴 종기(배옹저, 背癰疽)·부스럼(창절, 瘡癤)을 치료한다. `동의보감 [일용]`
- (해열) 열로 인해 생기는 발진(熱毒)을 제거한다. `동의보감 [일용]`
- (해독) 술과 음식의 독을 풀어준다. `동의보감 [일용]`
- (항당뇨) 당뇨병을 치료한다.

한의학적 성질

- 성질이 차고, 맛은 달다. 독이 없다. `동의보감 [일용]`

가공 방법

- 녹두를 물에 담갔다가 간 후, 걸러서 가라앉혀 앙금을 말려서 가루 내어 쓴다. `동의보감 [일용]`

섭취 방법

- (해독) 술과 음식의 독을 풀어줄 때는 국수를 만들어 먹으면 좋다. `동의보감 [일용]`
- (항당뇨) 당뇨병이 있을 때는 두 달인 물을 마시거나 갈아서 즙을 내어 마시는게 좋다.

* 문헌은 기본적으로 동의보감 (본초)에서 인용하였고, 이외의 문헌만 별도로 표시

녹두죽 녹두죽(綠豆粥) 녹두로 만든 죽

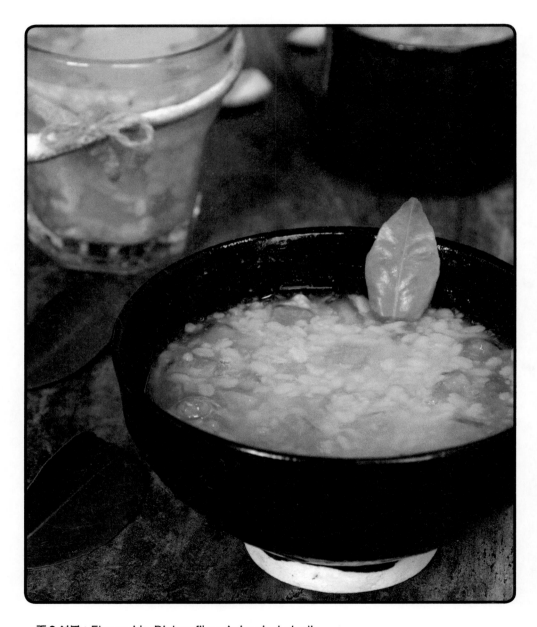

주요성분 : Flavonoids, Dietary fiber, Apigenin, Luteolin

한의학적 효능
- (항염증) 차가운 기운으로 생긴 열병을 치료한다.
- (해열) 가슴이 답답하며 갈증이 나는 경우를 치료한다. 동의보감 [속방]

한의학적 성질
- 성질이 차고 맛은 달며 독이 없다.

가공 방법
- 녹두를 물에 깨끗하게 일어 푹 삶고 쌀을 넣어 함께 삶아 먹는다.

섭취 방법
- (해열·항염증) 차가운 기로 생긴 열병과 가슴이 답답하고 갈증 날 때는 경우를 치료한다. 죽을 쑤어 늘 먹는다 동의보감 [속방]

* 문헌은 기본적으로 동의보감 (본초)에서 인용하였고, 이외의 문헌만 별도로 표시

보리가루 보리쌀ㄱ른

대맥면(大麥麵), 보리의 분말가루

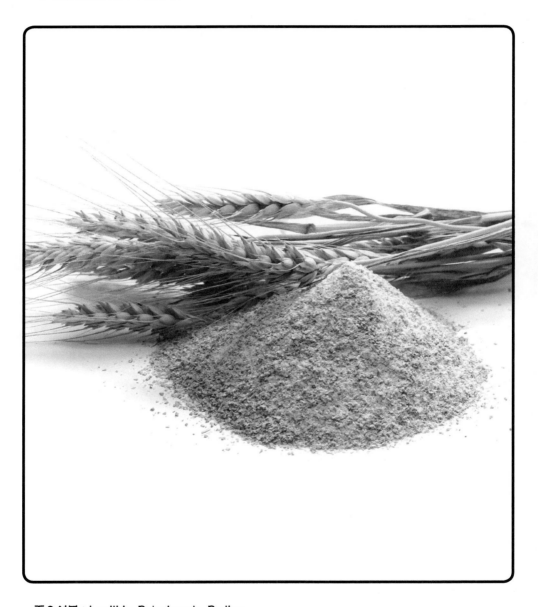

주요성분 : Lecithin, Polyphenols, Proline

한의학적 효능
- (위 건강) 위장을 편안하게 하고 갈증을 멎게 한다.
- (소화기계 건강) 소화를 돕고 복부 창만감(복창, 腹脹)을 치료한다.
- (항염증) 인후가 부으면서 아픈 증상(전후풍, 纏喉風)을 치료한다.

한의학적 성질
- 성질이 따뜻하고, 맛은 짜며 독이 없다.

가공 방법
- 죽이나 떡을 만든다.

섭취 방법
- (소화기계 건강) 배에 가스가 찰 때에는 자주 먹으면 가장 좋으며 보리밥도 좋다. 동의보감 [속방]
- (항염증) 인후가 부으면서 아프고 핏줄이 보이며 작열감이 있을 때는 보리 가루로 묽은 죽을 쑤어 먹인다. 보릿가루 죽은 매끌매끌하여 삼키기가 쉽고 위의 기(위기, 胃氣)도 도와준다.
- (주의사항) 떡을 만들어 먹으면 배꼽 주위가 뛰는 증상이 생기지 않으며(동기, 動氣) 갑자기 많이 먹으면 생길 수 있으니 주의해야 한다.

유래·특징
- 뜨겁거나 조급하게 하는 성질이 없어서 밀보다 좋다.

* 문헌은 기본적으로 동의보감 (본초)에서 인용하였고, 이외의 문헌만 별도로 표시

메밀가루 모밀구륵

교맥면(蕎麥麪), 메밀의 분말가루

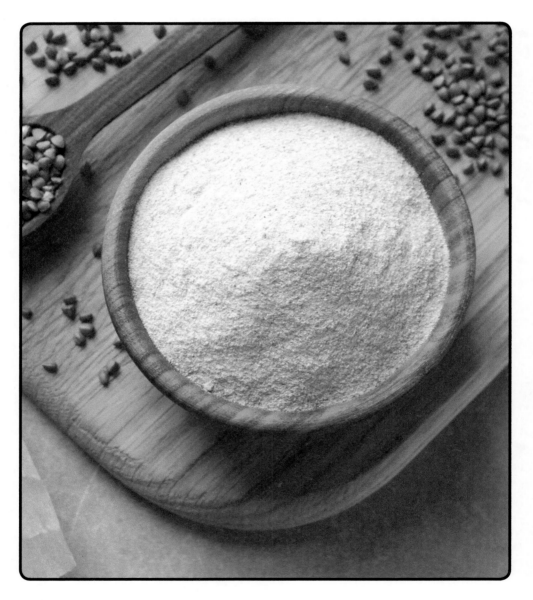

주요성분 : Vitexin, Rutin, Phosphorus, Potassium, Sulfur, Flavonoids, Choline, Folic acid, Leucine, Lysine

🦅 **한의학적 효능**
- •(위·장 건강) 위와 장(腸胃)에 쌓인 오랜 체기(滯氣)를 없앤다.
  동의보감 [식물]
- •(여성 건강) 붉고 흰 냉 분비물을 치료한다. 동의보감 [회춘]

🦅 **한의학적 성질**
- •성질이 차고, 맛은 달며 독이 없다.

🦅 **가공 방법**
- •적당량을 게어 계란 흰자로 환이나 떡을 만들거나 익혀서 사용한다.
  동의보감 [회춘]

🦅 **섭취 방법**
- •(위·장 건강) 민간에서는 1년 동안 위와 장(腸胃)에 쌓인 오랜 체기(滯氣)를 이것을 먹으면 없어진다고 한다. 동의보감 [식물]
- •(여성 건강) 여성이 붉고 흰 냉 분비물이 있을 때는 적당량을 계란흰자로 환을 만들어 30–50알씩 끓인 물로 빈속에 먹으면 곧 낫는다.
  동의보감 [회춘]
- •(주의사항) 피부병(제창, 諸瘡)이 생길 수 있으니, 달여 먹어야 한다.
  동의보감 [직지]

🦅 **궁합이 맞는 재료**
- •계란흰자(雞子淸) 동의보감 [회춘]

* 문헌은 기본적으로 동의보감 (본초)에서 인용하였고, 이외의 문헌만 별도로 표시

밀가루 밀ㄱㄹ 소맥면(小麥麵), 밀 분말가루

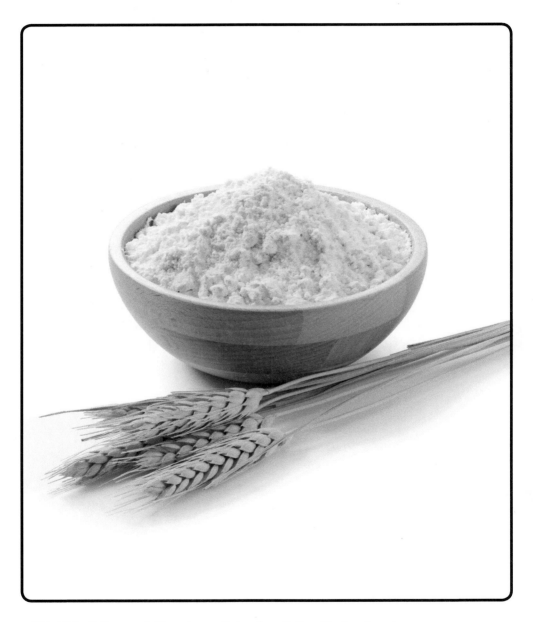

주요성분 : Policosanol, Phosphorus, Potassium, Sulfur, Choline, Leucine

한의학적 효능
- (소화기계 건강) 소화기관의 기를 보충하며 위와 장(腸胃)을 튼실하게 만든다.
- (면역증진) 기력을 증진시키며 오래 먹으면 사람을 튼튼하게 만든다.

한의학적 성질
- 성질이 따뜻하고 맛이 달다.
- 밀은 성질이 차지만, 밀가루로 만들면 따뜻하고 독이 있다.

가공 방법
- 절구에 찧어 먹는다.

섭취 방법
- (면역증진) 오장을 조화롭게 하며 자주 먹어도 좋다.
- (주의사항) 밀가루는 열을 몰리게 해서 약하게 몸 안에 풍(風)이 발생할 수 있기 때문에 많이 먹으면 안된다.

* 문헌은 기본적으로 동의보감 (본초)에서 인용된 것임

한식날 밀국수 한식날밍근밀ㄱㄹ국슈

한식면(寒食麵), 한식날 만든 밀국수

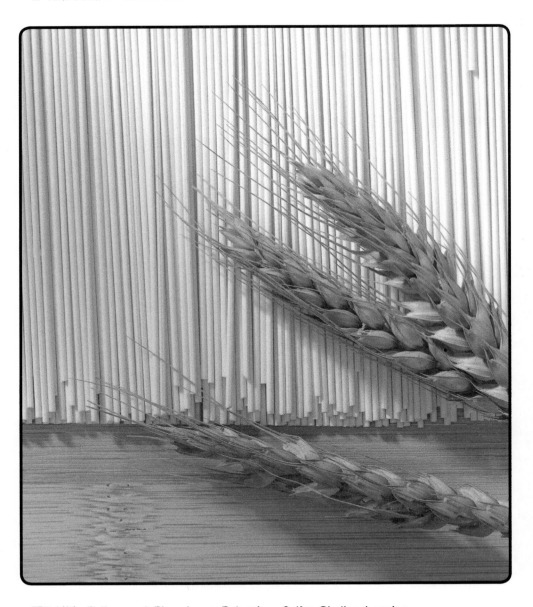

주요성분 : Policosanol, Phosphorus, Potassium, Sulfur, Choline, Leucine

한의학적 효능
- (항암) 몸에 생긴 단단한 덩어리를 풀어준다. 동의보감 [강목]
- (혈행개선) 기를 혈관 내에서 잘 돌게 한다. 동의보감 [강목]

한의학적 성질
- 성질이 따뜻하고 맛이 달다.

가공 방법
- 흰 누룩(白麴) 1근(600g)과 별도로 다시 밀가루 반 근(300g)을 준비한다. 흰 누룩을 물에 걸쭉하게 개어 얇은 조각(薄片) 2덩이를 만들어 앞의 밀가루를 안에 넣고 싼 다음 주위를 단단히 다듬는다. 청명일에 쪄 익혀 바람이 통하는 곳에 걸어 그늘에 말린(陰乾) 뒤 밀가루 반죽에 싸서 보관하는데, 오래 될수록 더 효과적이다. 동의보감 [의감]
- 불에 쬐어 말린 후에 저장해서 쓴다. 동의보감 [강목]

유래·특징
- 한식날에 끓여 먹는 면를 말한다. 동의보감 [강목]

*문헌은 기본적으로 동의보감 (본초)에서 인용하였고, 이외의 문헌만 별도로 표시

칡가루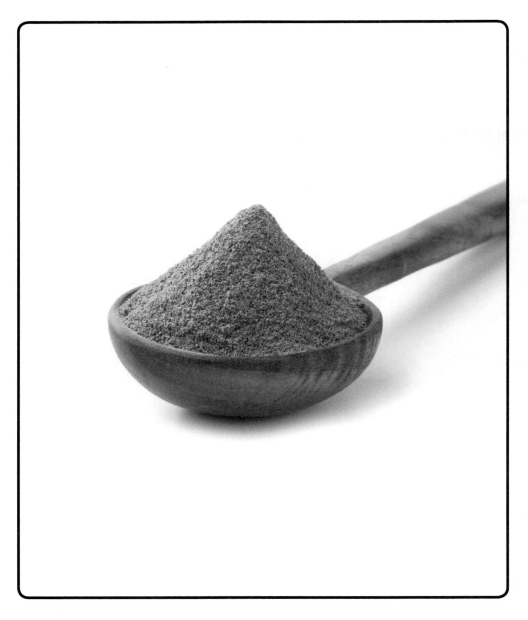

츩ㄱ른 갈분(葛粉), 칡 뿌리 가루

주요성분 : Daidzein, Puerarin, Potassium, Phosphorus

한의학적 효능
- (항우울) 답답하고 목마른 것을 멎게 한다.
- (장 건강) 대소변이 잘 나오게 한다.
- (해열) 소아가 열이 뭉쳐 속이 답답한 것을 치료한다.
- (숙취해소) 술 많이 마시는 사람의 갈증을 풀어준다. 동의보감 [입문]

한의학적 성질
- 성질이 아주 차고 맛은 달며 독이 없다.

가공 방법
- 칡뿌리를 캐어 곱게 짓이겨 물속에 담그고 주무르면 가루가 나온다. 이 가루가 시간이 지나면 가라앉아 덩어리가 된다. 동의보감 [입문]

섭취 방법
- (숙취해소) 칡가루를 끓인 물에 잘 풀고 생 꿀을 타서 먹으면 평소에 술을 많이 마시는 사람의 갈증을 풀어준다. 동의보감 [입문]

＊문헌은 기본적으로 동의보감 (본초)에서 인용하였고, 이외의 문헌만 별도로 표시

소금에 절인 매실 백매(白梅)

Prunus mume (Siebold) Siebold & Zucc.

소금에 절인 매실

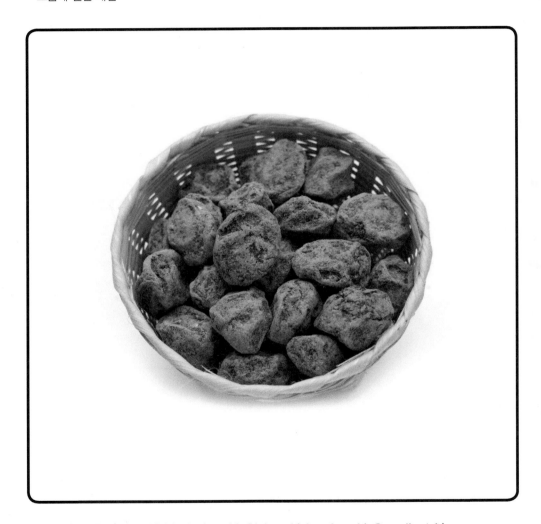

주요성분 : Stearic acid, Linolenic acid, Oleic acid, Lauric acid, Caprylic acid, Isovaleric acid

한의학적 효능
- (지혈) 주로 쇠붙이에 다친 상처를 지혈시킨다.
- (항염증) 피가 나오는 세균성 장염(혈리, 血痢)을 치료한다.
- (피부 건강) 검은 사마귀에 바르면 썩은 살을 없앤다.
- (호흡기 건강) 가래침(痰唾)을 없앤다.
- (구강 건강) 입 냄새를 없앤다

한의학적 성질
- 성질이 따뜻하고 맛은 시며 독이 없다.

가공 방법
- 물에 담가 두어 식초를 만든 후, 고깃국이나 채소 절임에 섞으면 맛이 좋아진다.

섭취 방법
- (항염증) 피가 나오는 세균성 장염(혈리, 血痢)에는 소금에 절인 매실 과육 1개와 작설차를 식초 탄 물에 우려먹는다.
- (구강 건강) 입 냄새가 날 때는 늘 입에 머금고 있으면 입안에서 향기가 난다.

궁합이 맞는 재료
- 작설차(苦茶)

* 문헌은 기본적으로 동의보감 (본초)에서 인용된 것임

훈증 매실 오매(烏梅)

Prunus mume (Siebold) Siebold & Zucc.

훈증한 매실

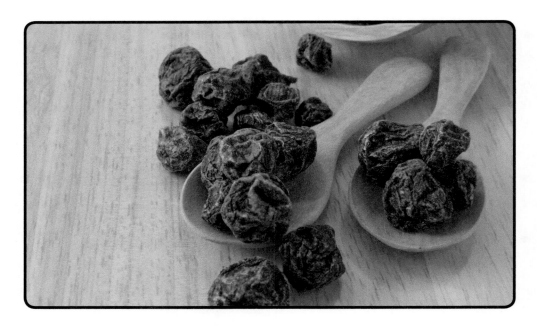

주요성분 : Stearic acid, Linolenic acid, Oleic acid, Lauric acid, Caprylic acid, Isovaleric acid

🔸 한의학적 효능

- (호흡기 건강) 가래(痰)를 제거하고 갈증을 멎게 한다.
- (항염증) 세균성 장염(이질, 痢疾)을 멎게 한다.
- (해열) 몸이 허약하여 생긴 열(노열공증, 勞熱骨蒸)을 내리며 토하거나 설사하는 급성 위장염의 갈증(조갈, 燥渴)에 주로 쓴다.
- (숙취해소) 술독을 풀어준다.
- (위 건강) 밀가루 음식으로 소화가 안되어 배에 가스가 찰 때 치료한다.
- (수면개선) 불면증을 치료한다.
- (피부 건강) 검은 사마귀를 없앤다.
- (항당뇨) 입이 마른 증상과 당뇨병을 치료한다.

🍃 **한의학적 성질**   • 성질이 따뜻하고 맛은 시며 독이 없다.

🍃 **가공 방법**   • 차로 만든다.

🍃 **섭취 방법**

• (호흡기건강, 해열) 침을 자주 뱉고, 가래와 갈증 및 뼈가 타는 듯한 열로 인해 가슴이 답답할 때는 차로 만들어서 마신다.

• (호흡기 건강) 폐의 기(肺氣)를 수렴하는 작용이 있으며 차로 마시면 좋다. 동의보감 [탕액]

• (항염증) 피나 오랜 설사가 있는 세균성 장염에는 훈증 매실을 물에 달여 꿀을 타서 먹는다.

• (해열) 열로 인한 말라리아 감염 학질로 답답하고 입이 마를 때는 달인 물을 마시면 된다.

• (위 건강) 밀가루 음식을 먹고 소화가 되지 않아 배가 팽팽한 경우에 훈증 매실 과육으로 환을 만들어 끓인 물에 30알씩 먹는다. 동의보감 [유취]

• (수면개선) 불면증이 있을 때는 차로 마시면 잠을 잘 자게 된다.

• (피부 건강) 검은 점이나 사마귀, 살이 썩어 들어간 것은 여러 가지 약에 섞어서 바른다.

• (피부 건강) 얼굴에 주근깨가 생길 때는 매실 과육(梅肉) · 앵두나무의 가지 · 저아조각(猪牙 角) · 등과 보라색인 부평초와 같은 양을 가루내어 얼굴을 씻는다.

• (항당뇨) 구토하고 설사하며 입이 마르고 답답한 당뇨병일 때는 물에 담갔다가 꿀을 타서 마신다. 동의보감 [입문]

＊문헌은 기본적으로 동의보감 (본초)에서 인용하였고, 이외의 문헌만 별도로 표시

곶감 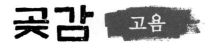 고욤

Diospyros kaki L.
백시(白柿), 건시(乾柿), 황시(黃柿), 우내시(牛嬭柿), 감을 햇볕에 말린 것

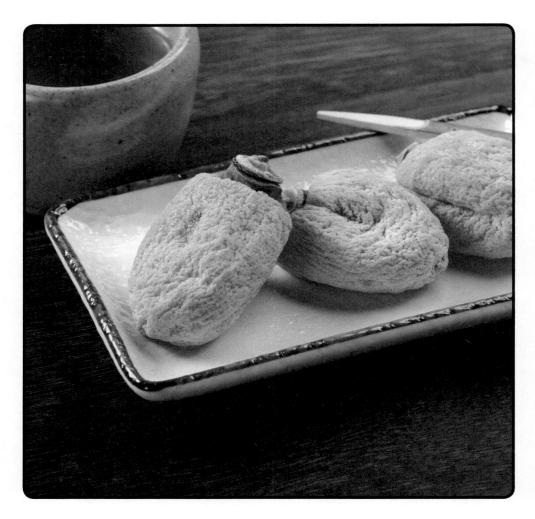

주요성분 : Trans-zeatin, Furfuric acid, Citrulline, β-sitosterol, Betulinic acid, Friedelin

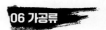

🍂 한의학적 효능

- (항염증) 설사로 인한 세균성 장염(곽란, 亂)을 치료한다.
- (위,장 건강) 위와 장(腸胃)을 튼튼하게 하며 몸이 차가운 증상을 치료한다.
- (소화기계 건강) 음식물이 오랫동안 소화되지 않은 숙체(宿食)를 소화시킨다.
- (피부 건강) 얼굴의 기미를 없앤다.
- (혈행개선) 피가 뭉친 어혈(瘀血)을 풀어준다.
- (구강 건강) 목소리를 윤택하게 한다.

🍂 한의학적 성질

- 성질이 차다.

🍂 섭취 방법

- (항염증) 쌀가루와 함께 떡을 만들어 아이에게 먹이면 가을철의 설사로 인한 세균성 장염(痢疾)을 치료한다
- (위 건강) 입맛을 돋우고 위장(腸胃)을 튼튼하게 하려면 자주 먹을수록 좋다.
- (소화기계 건강) 음식을 잘 먹지 못하고 소화가 잘 되지 않을 때는 연유와 꿀과 함께 달여 먹는다.
- (구강 건강) 목소리와 목구멍을 윤택하게 하려면 물에 담갔다가 늘 먹는다.

🍂 유래·특징

- 볕에 말린 것은 백시(白柿)라 하고 백시(白柿) 껍질 위에 두껍게 맺힌 것은 시상(柿霜)이라고 한다. `동의보감 [입문]`
- 건시(乾柿), 황시(黃柿)라고도 한다.
- 우내시(牛嬭柿)라고도 한다. 감과 비슷하지만 매우 작다.

---

*문헌은 기본적으로 동의보감 (본초)에서 인용하였고, 이외의 문헌만 별도로 표시

불에 말린 감 오시(烏柿)

Diospyros kaki L.

화시(火柿)

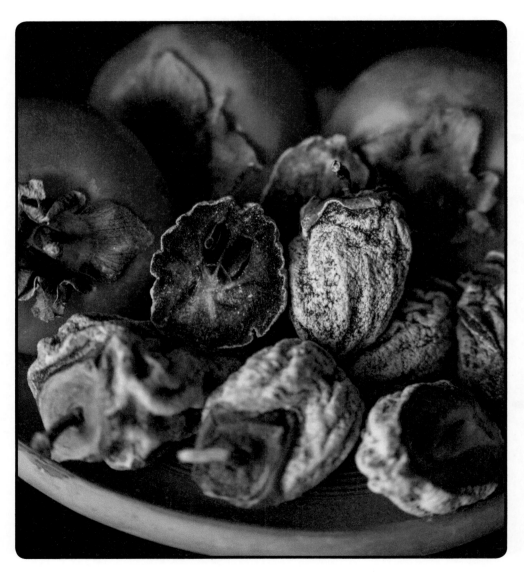

주요성분 : Trans-zeatin, Furfuric acid, Citrulline, β-sitosterol, Betulinic acid, Friedelin

한의학적 효능
- (해독) 주로 독을 없앤다.
- (피부 건강) 쇠붙이에 다친 상처와 불에 덴 것을 치료한다.
- (통증개선) 새 살이 돋게 하고 통증을 멎게 한다.
- (장 건강) 설사를 멎게 할 수 있다.

한의학적 성질
- 성질이 따뜻하다.

유래·특징
- 불에 말린 것은 오시(烏柿)라고 한다. 동의보감 [입문]
- 홍시를 불에 말린 것으로 화시(火柿)라고도 한다.

* 문헌은 기본적으로 동의보감 (본초)에서 인용하였고, 이외의 문헌만 별도로 표시

숙지황 숙지황(熟地黃)

Rehmannia glutinosa (Gaertn.)

숙지(熟地)

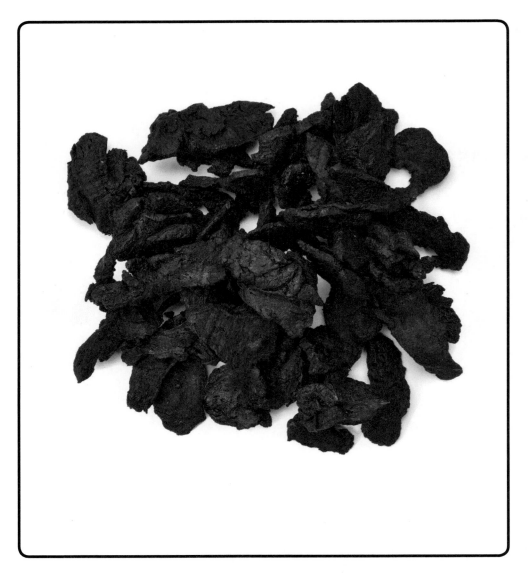

주요성분 : 5-hydroxymethyl-2-furaldehyde, Aucubin, Catalpol, Melittoside, Rehmannioside A

🌿 **한의학적 효능**
- (신장 건강) 신장의 정기(腎精)를 보강한다.
- (항노화) 수염과 머리카락을 검게 만든다.
- (눈, 귀 건강) 눈과 귀를 밝게 한다.
- (관절 건강) 뼈와 근육을 튼튼하게 한다.
- (뇌 건강) 골수(척수)를 채워준다.
- (혈행개선) 혈액순환을 통해 심장의 피(정혈, 精血)를 보강한다.

🌿 **한의학적 성질**
- 성질이 따뜻하고 맛은 달면서 약간 쓰며 독이 없다.

🌿 **가공 방법**
- 생지황 적당량을 물에 담갔다가 버드나무로 만든 시루나 토기 시루에 지황을 넣어 찌고, 꺼내어 볕에 말린다. 또, 그 즙에 하룻밤 담그고, 또 쪄서 꺼내어 볕에 말린다. 이와같이 아홉 번 찌고 말리되, 찔 때마다 찹쌀로 만든 청주를 뿌리고 충분히 푹 익힌다. 검은색이 나면 볕에 말린 후, 거두었다가 필요할 때 약에 넣어 쓴다. 동의보감 [속방]
- 지황즙에 담갔다가 술을 뿌려서 아홉 번 찌고 말린 것을 숙지황이라 한다.
- 숙지황을 생강즙으로 법제하면 가슴이 답답해지지 않는다. 동의보감 [의감]

🌿 **섭취 방법**
- (신장 건강) 불의 힘을 빌려서 9번 쪘기 때문에, 신장의 정기(腎精)를 보강하며 팔미환(八味丸)이 이것을 주요 약(君藥)으로 쓴다. 동의보감 [탕액]
- (항노화) 수염과 머리를 검게 하고 싶을 때는 환으로 먹거나 술을 빚어 먹기도 한다.
- (주의사항) 숙지황은 가슴을 답답하게 하니 담적(痰積)이 심한 사람은 오래 먹으면 안 된다. 동의보감 [정전]

🌿 **궁합이 맞는 재료**
- 생강(生薑) 동의보감 [의감]

*문헌은 기본적으로 동의보감 (본초)에서 인용하였고, 이외의 문헌만 별도로 표시

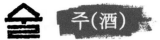 곡식으로 만든 술

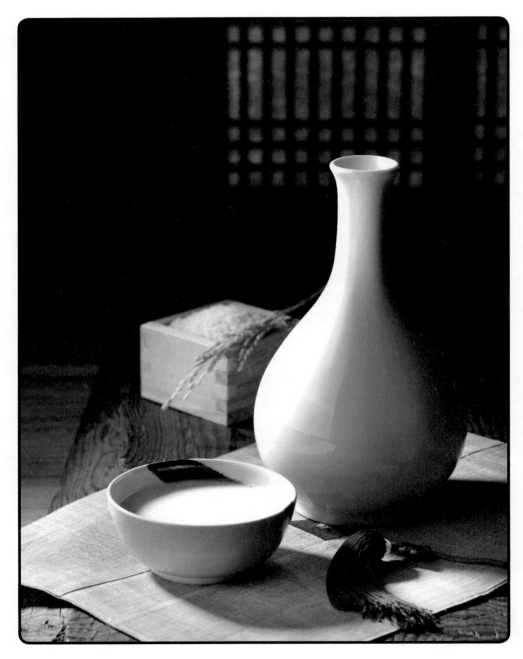

한의학적 효능
- (혈행개선) 몸의 혈액을 순환을 시켜 잘 흐르게 한다.
- (소화기계 건강) 위와 장(腸胃)을 튼실하게 만든다.
- (피부 건강) 피부를 윤기 있게 만든다.
- (항우울) 우울함을 없애고 마음껏 이야기하게 한다.

한의학적 성질
- 성질이 아주 뜨겁고, 맛은 쓰고 달고 매우며, 독이 있다.

가공 방법
- 술에는 여러 가지가 있지만 쌀로 만든 술(미주, 米酒)을 약으로 쓴다. 찹쌀과 맑은 물, 흰 밀가루 누룩으로 만든 것이 좋다.

섭취 방법
- (혈행개선) 혈액순환 하는 힘은 다른 여러 가지 약보다 낫다. 따뜻하게 하여 약간 취할 정도로 먹으면 효과가 좋다.
- (주의사항) 오랫동안 마시면 정신(神)이 맑지 않으며 수명이 줄어든다

유래·특징
- 술은 우리 몸의 경락을 쉬지 않고 운행시킬 수 있어 부자(附子)와 성질이 비슷하다. 매운맛은 발산하는 성질이 있고, 쓴맛은 기를 아래로 하강시킬 수 있으며, 단맛은 가운데 있으면서 완화시킬 수 있다. 약 기운을 이끌어 전신의 표면까지 소통시킬 수 있으며 가장 높은 곳에까지 이르도록 할 수 있다. 동의보감 [탕액]

* 문헌은 기본적으로 동의보감 (본초)에서 인용하였고, 이외의 문헌만 별도로 표시

술지게미 술주여미

주박(酒糟), 술 거른 후 생긴 부산물

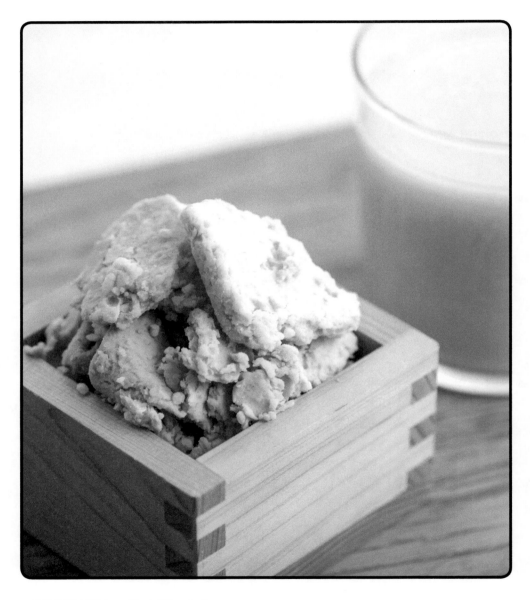

주요성분 : Dietary fiber, Vitamin B

한의학적 효능
- (혈행개선) 다쳐서 멍든 곳 및 동상(동창, 凍瘡)을 치료한다.
- (해독) 뱀이나 벌에 쏘인 곳과 채소 독을 풀어준다.
- (방부) 저장할 때 썩지 않게 할 수 있고 연하게 만들 수도 있다.

한의학적 성질
- 성질이 따뜻하고 맛은 짜며 독이 없다.

가공 방법
- 술을 거른 후 생긴 지게미를 말한다.

섭취 방법
- (혈행개선) 다쳐서 멍든 곳에 뿌려주고 동상(凍瘡)일 때 발을 담가서 씻어 준다.
- (해독) 뱀이나 벌에 쏘인 데에 붙여주고, 채소 독을 풀어준다.

유래·특장
- 술지게미로 저장하면 썩지 않으니 과일을 오래 저장할 수 있다.

*문헌은 기본적으로 동의보감 (본초)에서 인용된 것임

조하주

조하주(糟下酒)

거르지 않은 술

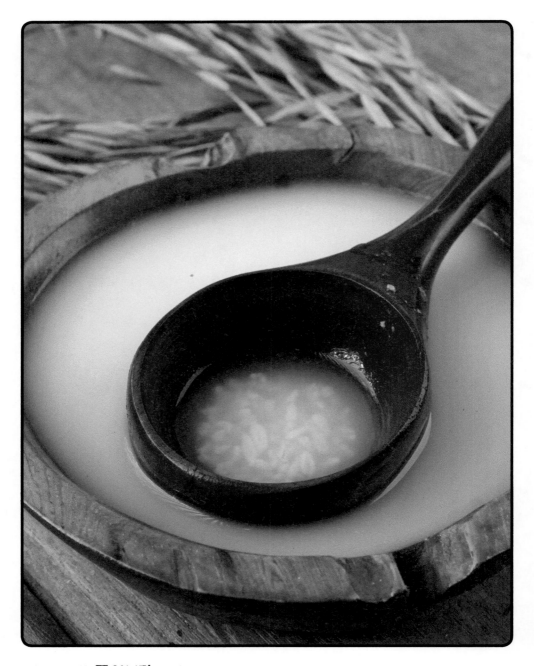

한의학적 효능
- •(위 건강) 위장(胃)을 따뜻하게 한다.
- •(항염증) 차가운 기운을 막아 감기에 도움이 된다.

한의학적 성질
- •성질이 따뜻하다.

가공 방법
- •거르지 않은 술을 말한다.

*문헌은 기본적으로 동의보감 (본초)에서 인용된 것임

두림주 두림주(豆淋酒) 검은콩으로 담근 술

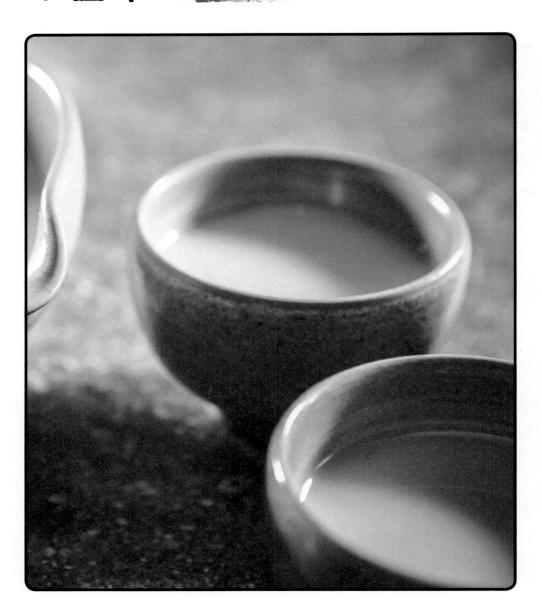

한의학적 효능
- (뇌 건강) 중풍으로 인한 경련과 허리가 휘어지고 비뚤어진 상태(각궁반장, 角弓反張)를 치료한다.
- (신경보호) 중풍으로 입을 열지 못하여 말을 하지 못하고, 구안와사와 반신불수가 있는 경우를 치료한다.

한의학적 성질
- 성질이 따뜻하고 맛은 쓰고 달고 맵다.

가공 방법
- 검정콩을 매우 뜨겁게 볶고, 이것을 술에 담가 두었다가 하루에 3번 마신다.

* 문헌은 기본적으로 동의보감 (본초)에서 인용된 것임

총시주 총시주(葱豉酒) 대파로 담근 술

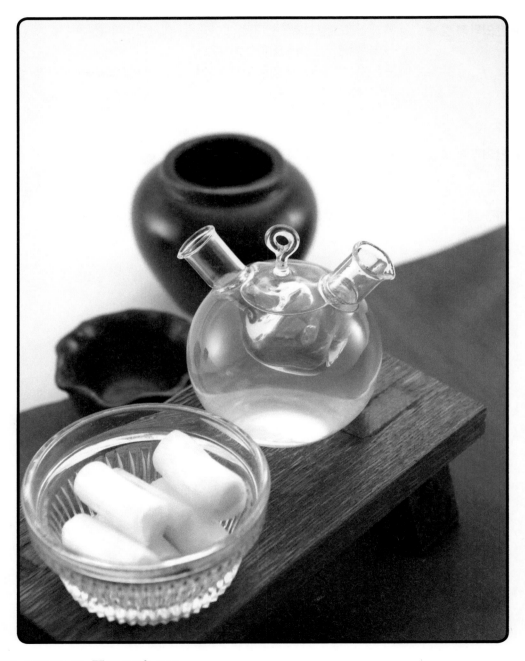

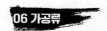

한의학적 효능 • (항염증) 차가운 기운이 들어온 감기(상한, 傷寒)를 치료한다.
동의보감 [속방]

한의학적 성질 • 성질이 따뜻하고 맛은 맵다.

가공 방법 • 수염뿌리가 달린 파의 흰대 부분을 얇게 썰어 뜨거운 술 안에 넣어
만든다. 동의보감 [속방]

섭취 방법 • (항염증) 감기에 처음 걸렸을 때에 쓰며 몸안의 기를 조화롭게 하여 땀을
나게 한다. 이 술을 마시고 땀을 내면 낫는다. 동의보감 [속방]

* 문헌은 기본적으로 동의보감 (본초)에서 인용하였고, 이외의 문헌만 별도로 표시

포도주 보도주(蒲萄酒) 포도로 담근 술

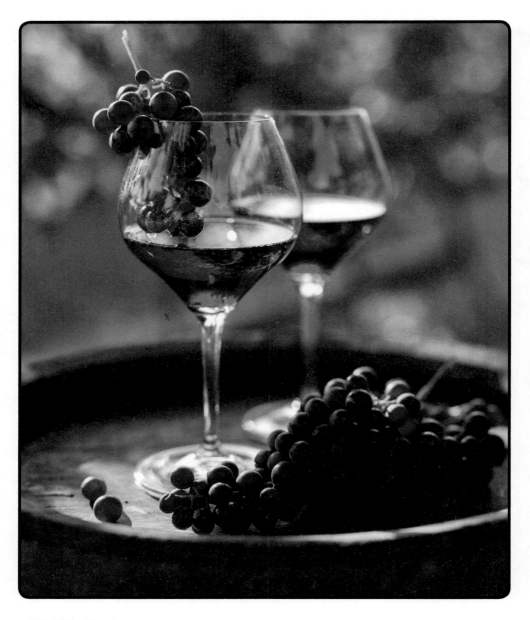

주요성분 : Fluorine

한의학적 효능
- (항노화) 얼굴이 늙지 않게 한다.
- (신장 건강) 신장(腎)을 따뜻하게 만든다.

한의학적 성질
- 맛은 달며 시다.

가공 방법
- 익은 포도를 비벼서 낸 즙을 찹쌀밥과 흰 누룩에 섞어 빚으면 술이 된다.

섭취 방법
- 맛도 매우 좋다. 산포도도 괜찮다.

궁합이 맞는 재료
- 찹쌀(糯米), 흰누룩(白麴)

* 문헌은 기본적으로 동의보감 (본초)에서 인용된 것임

오디주 상심주(桑椹酒) 오디로 담근 술

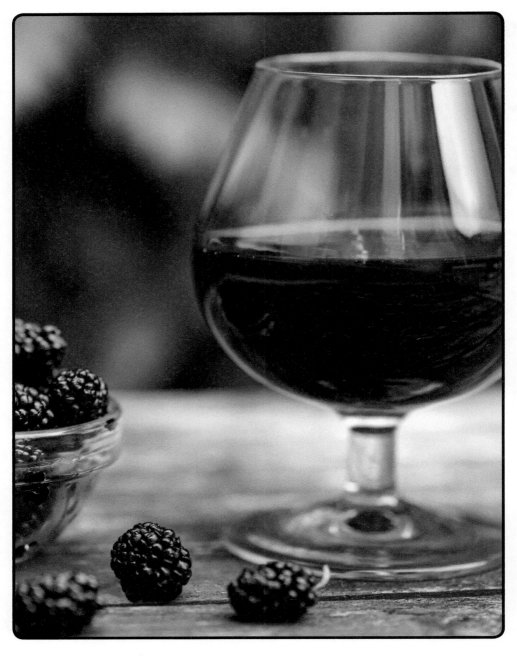

한의학적 효능	• (면역증진) 온 몸의 장기(五藏)의 영양를 보충해 준다. • (눈·귀 건강) 귀와 눈을 밝게 한다.
한의학적 성질	• 맛은 달다.
가공 방법	• 오디의 즙을 짜서 술을 빚는다.

* 문헌은 기본적으로 동의보감 (본초)에서 인용된 것임

구기주 구기주(枸杞酒) 구기자로 담근 술

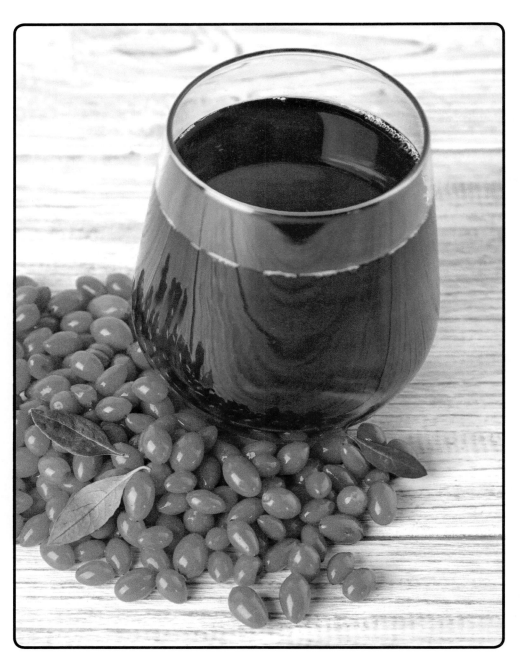

한의학적 효능

- (면역증진) 몸이 허약한 것을 보완한다.

한의학적 성질

- 맛은 쓰며 달다고도 한다.

가공 방법

- 구기자 5되(4kg)를 청주 2말(36L)에 갈아 7일 동안 담갔다가 꺼내어 찌꺼기를 제거하고 마신다. 처음에는 3홉(550ml)으로 시작하고, 뒤에는 주량대로 마신다.

섭취 방법

- (면역증진) 사람을 살지고 튼튼하게 만든다.

* 문헌은 기본적으로 동의보감 (본초)에서 인용된 것임

지황주 지황주(地黃酒) 지황으로 담근 술

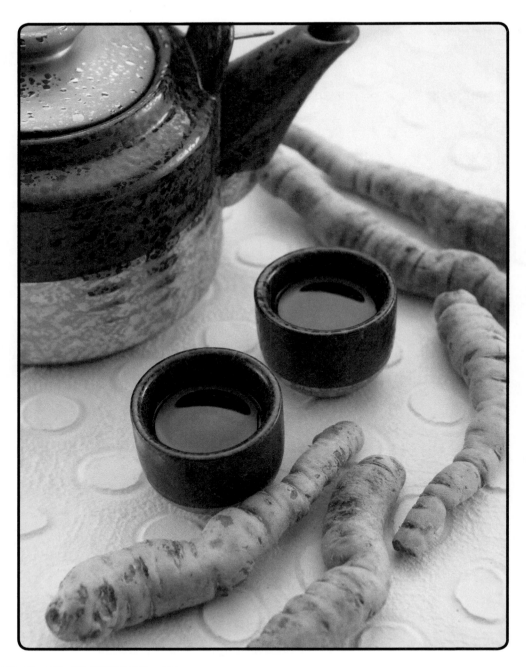

한의학적 효능
- (혈행개선) 혈액 순환을 조화롭게 한다. 동의보감 [입문]
- (항노화) 얼굴이 늙지 않게 한다. 동의보감 [입문]

한의학적 성질
- 맛은 달며 쓰다.

가공 방법
- 찹쌀 1말(8kg)과 얇게 썬 생지황 3근(1.8kg)을 함께 푹 찐다. 여기에 흰 누룩을 넣고 일반적인 방법으로 버무려 빚어서 숙성되면 마신다. 동의보감 [입문]

* 문헌은 기본적으로 동의보감 (본초)에서 인용하였고, 이외의 문헌만 별도로 표시

솔잎술 송엽주(松葉酒) 솔잎으로 담근 술

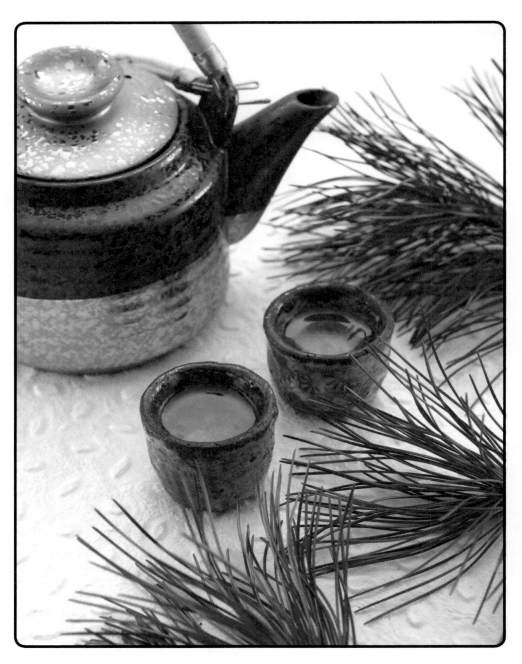

한의학적 효능
- (관절 건강) 다리가 나무처럼 뻣뻣해지는 각기(脚氣)를 치료한다.
- (항염증) 찬바람이 몸에 침투하여 생기는 관절의 통증이나 마비 증상(풍비, 風痺)을 치료한다
- (신경보호) 중풍으로 입이 비뚤어진 경우를 치료한다.

한의학적 성질
- 성질이 따뜻하고 맛은 달다.

가공 방법
- 푸른 소나무 잎 1근(600g)을 찧어 즙을 내고, 청주 1병에 넣어 불가에서 하룻밤 재운다. 처음에는 0.5되(0.9L)부터 마시기 시작하여 점차 1되(1.8L)까지 양을 늘린다.

섭취 방법
- (신경보호) 술을 마시고 땀이 나오면 비뚤어진 입이 바르게 된다.

*문헌은 기본적으로 동의보감 (본초)에서 인용된 것임

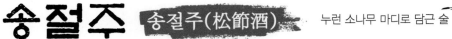

송절주 송절주(松節酒)

누런 소나무 마디로 담근 술

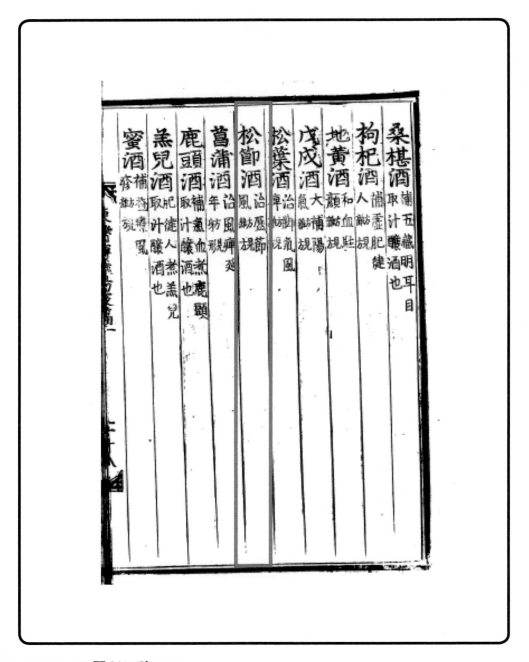

桑椹酒 補五藏明耳目 取汁釀酒也

拘杞酒 人參靈補虛肪肥健

地黃酒 顏和益血駐

戊戌酒 大補陽肪氣力

松葉酒 治歷節風肪益氣力

松節酒 治風肪延年

菖蒲酒 治風年肪延神

鹿頭酒 補氣血取汁釀酒也煮鹿頭

羔兒酒 大補益肪虛療風取汁釀酒也煮羔兒

蜜酒 療風

한의학적 효능
- (관절 건강) 뼈마디가 아프거나 붓거나 구부리고 펴기를 잘 못하는 병(역절풍, 歷節風)을 치료한다.

한의학적 성질
- 성질이 따뜻하고 맛은 달다.

가공 방법
- 누런 소나무 마디로 술에 담가 먹는다. 이것을 송절주라 한다.
- 소나무 마디 20근(12kg)에 술 5말(9L)을 넣고 21일 동안 담가 둔다. 이것을 1홉(180ml)씩 하루 5~6차례 복용한다. 동의보감 [외대]

* 문헌은 기본적으로 동의보감 (본초)에서 인용하였고, 이외의 문헌만 별도로 표시

창포주

창포주(菖蒲酒)

석창포 뿌리로 담근 술

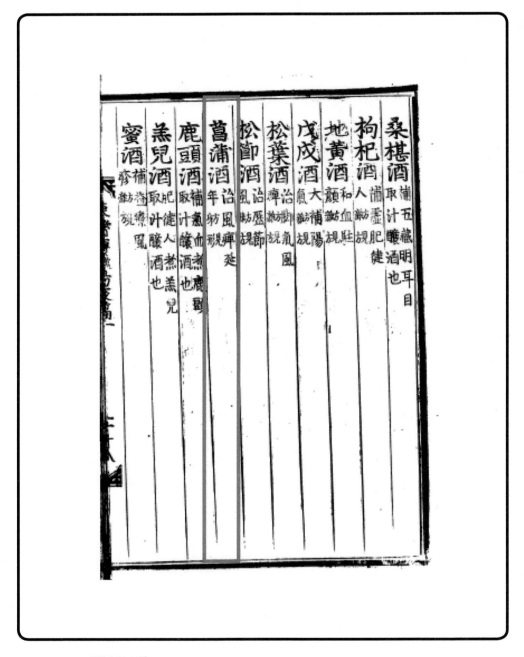

한의학적 효능
- (항치매) 정신을 맑게 한다. 동의보감 [입문]
- (항노화) 오래 살게 한다. 동의보감 [입문]
- (관절 건강) 찬바람이 몸에 침투하여 생기는 통증이나 마비 증상(풍비, 風痺)를 치료한다. 동의보감 [입문]

한의학적 성질
- 성질이 따뜻하고 맛은 맵다.

가공 방법
- 석창포 뿌리 즙 5말(9L)에 찹쌀 5말(4kg)을 넣고 삶은 후 고운 누룩 5근(3kg)과 고루 섞는다. 술 빚는 일반적인 방법대로 숙성시켜 가라앉힌다. 동의보감 [입문]

섭취 방법
- (항치매·항노화) 술의 윗물을 오래 복용하면 정신을 맑게 하여 오래 살게 한다. 동의보감 [입문]
- (관절 건강) 중풍과 감기를 치료할 때는 창포 뿌리를 캐어 썰어서 술에 담그거나 빚어서 먹는다.

*문헌은 기본적으로 동의보감 (본초)에서 인용하였고, 이외의 문헌만 별도로 표시

꿀술 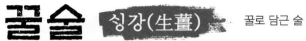 생강(生薑) 꿀로 담근 술

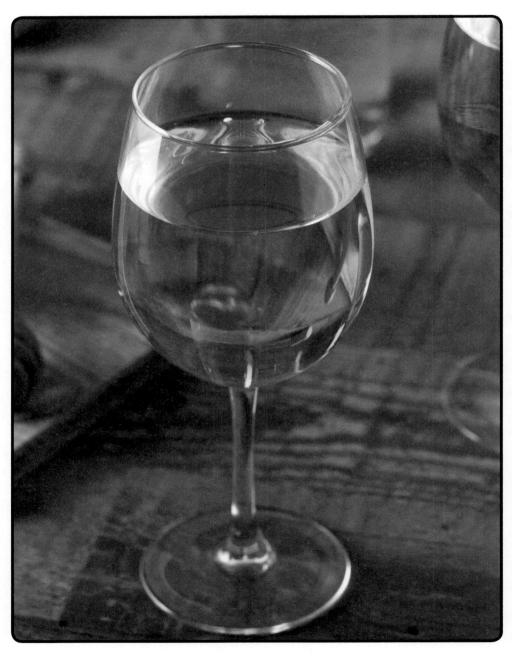

한의학적 효능	• (면역증진) 몸이 허약한 것을 보완한다.
	• (항염증) 풍진(風疹) 감염으로 인한 발열, 발진을 치료한다.

한의학적 성질	• 맛이 달다.

가공 방법	• 좋은 꿀 2근(1.2kg), 물 1사발, 흰 누룩 1.5되(1.2kg), 잘 끓은 밑술 3냥(120g)을 쓴다. 먼저 꿀물을 졸여 거품을 제거하고 아주 차게 식힌다. 여기에 누룩과 밑술을 넣고 매일 3번 휘저어 주면 3일 후에 숙성된다. 동의보감 [원용]

섭취 방법	• 맛이 매우 좋다. 동의보감 [원용]

* 문헌은 기본적으로 동의보감 (본초)에서 인용하였고, 이외의 문헌만 별도로 표시

춘주

춘주(春酒) 음력 3월에 청명에 담근 술

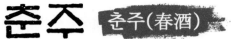

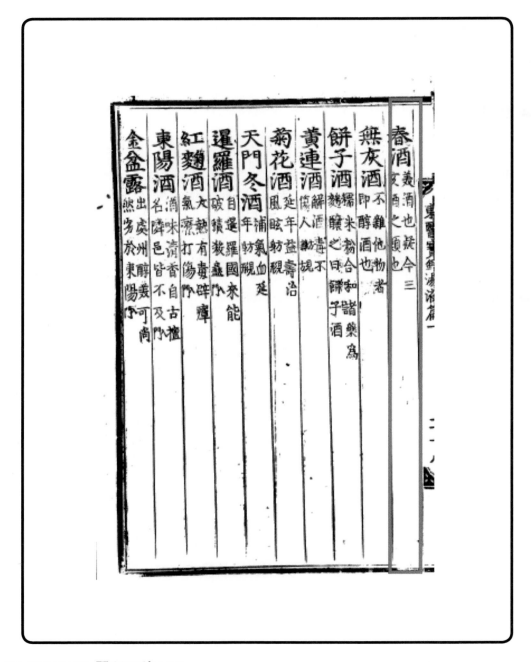

한의학적 효능　•(피부 건강) 살찌고 피부가 희게 된다.

가공 방법　•청명(淸明)에 양조한 술도 또한 오래도록 보관해도 괜찮다.
　　　　　　　　　　동의보감 [수세]

섭취 방법　•술맛이 좋다.

* 문헌은 기본적으로 동의보감 (본초)에서 인용하였고, 이외의 문헌만 별도로 표시

무회주

무회주(無灰酒)

순주(醇酒), 아무것도 섞지 않은 술

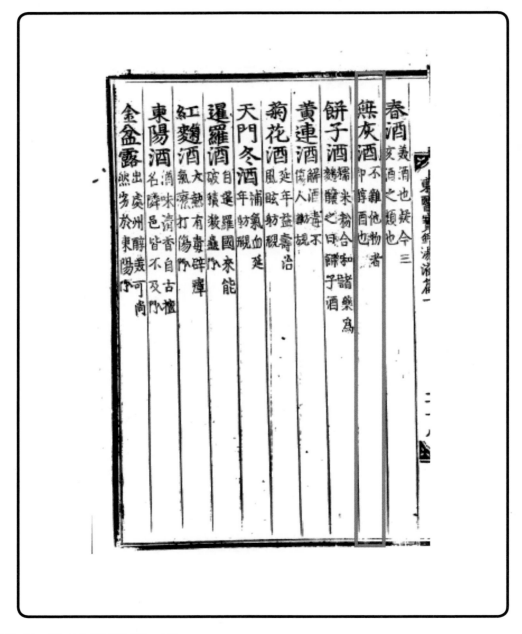

한의학적 효능

- (면역증진) 몸을 가볍게 하고 튼튼해지는 데 도움을 준다. 동의보감 [회춘]
- (항노화) 머리카락을 검게 만들 때 도움을 준다. 동의보감 [회춘]
- (항염증) 종기 치료에 도움을 준다. 동의보감 [회춘]

가공 방법

- 무회주에 각종 소재들을 섞어서 졸이거나 달여서 사용한다. 또는 밑술로서 활용한다. 동의보감 [특효]

섭취 방법

- (항노화·면역증진) 10월 임계일(壬癸日)에 살진 구기자 2되(1.6kg)를 채취한 후 찧어서 부수며 무회주2되(3.6L)와 같이 21일동안 담근 후 생지황즙 3되(5.4L)를 넣고 고루 섞어 입구를 세겹으로 밀봉해 입춘 전 30일씩 되면 항아리를 개봉하여 빈속에 데워 1잔씩 마신다. 동의보감 [회춘]
- (항염증) 개모시풀(야저마, 야저마(野苧麻))를 찧어 낸 즙을 무회주에 타서 찌꺼기를 환부에 발라준다. 동의보감 [백초경]

유래·특징

- 다른 것을 섞지 않은 술이다.
- 순주(醇酒)를 말한다.

* 문헌은 기본적으로 동의보감 (본초)에서 인용하였고, 이외의 문헌만 별도로 표시

병자주 병자주(餅子酒)

찹쌀, 약재 및 누룩을 섞어 만든 술

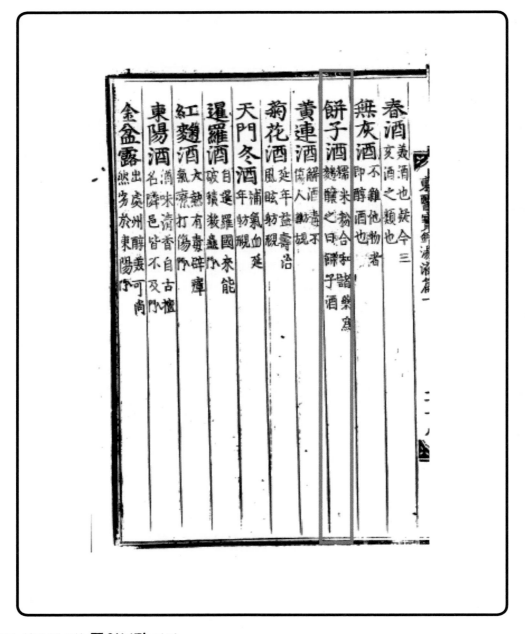

가공 방법

• 찹쌀 가루를 다른 약들과 섞어 누룩을 만들어 빚어서 병자주(餠子酒)라
  한다.

섭취 방법

• 중국 절강, 호남, 호북 지역에서 찹쌀가루를 여러 가지 약재를 넣은 다음
  누룩과 섞었는데 이것을 병자주(餠子酒)라고 한다. 동의보감 [강목]

• 한나라 때 승상(丞相)에게 상등품인 술을 하사하였는데 찹쌀로 만든
  것이 상등품(上等品), 기장으로 만든 건 중등품(中等品), 좁쌀로 만든
  것이 하등품(下等品)이였다. 동의보감 [강목]

* 문헌은 기본적으로 동의보감 (본초)에서 인용하였고, 이외의 문헌만 별도로 표시

국화주 국화주(菊花酒)

감국화가 주원료로 담근 술

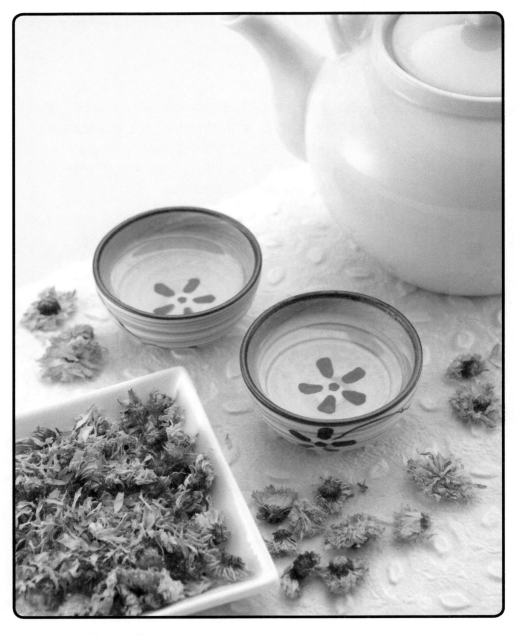

한의학적 효능
- (항노화) 오래 살게 하고 수명을 늘린다. 동의보감 [입문]
- (관절 건강) 근육과 뼈를 튼튼하게 만든다. 동의보감 [입문]
- (뇌 건강) 골수의 영양을 보충한다. 동의보감 [입문]
- (항염증) 몸이 허약할 때 외부 바람 침입하여 생기는 어지러움증(풍현, 風眩)을 치료한다. 동의보감 [입문]

한의학적 성질
- 맛이 달다.

가공 방법
- 감국화 · 생지황 · 구기자 뿌리껍질 각 5되(2kg)에 물 1섬(18L)을 넣고 5말(9L)이 될 정도까지 달인 후 이 물에 찹쌀 5말(4kg)을 넣고 다시 삶는다. 익으면 고운 누룩을 넣고 함께 섞은 후 항아리에 담는다. 술이 익으면 가라앉힌 후 그 윗물을 데워 먹는다. 동의보감 [입문]

섭취 방법
- (항염증) 감기로 인한 어지러움과 두통(풍현두통, 風眩頭痛)이 있을 때는 꽃을 따서 가루 내어 술에 1돈(3g)씩 타서 먹되, 하루에 2번 먹는다.

궁합이 맞는 재료
- 생지황(生地黃), 구기자 뿌리껍질(地骨皮) 동의보감 [입문]

유래·특징
- 흰 국화가 더 좋다. 동의보감 [입문]

* 문헌은 기본적으로 동의보감 (본초)에서 인용하였고, 이외의 문헌만 별도로 표시

천문동주 천문동주(天門冬酒)

천문동으로 담근 술

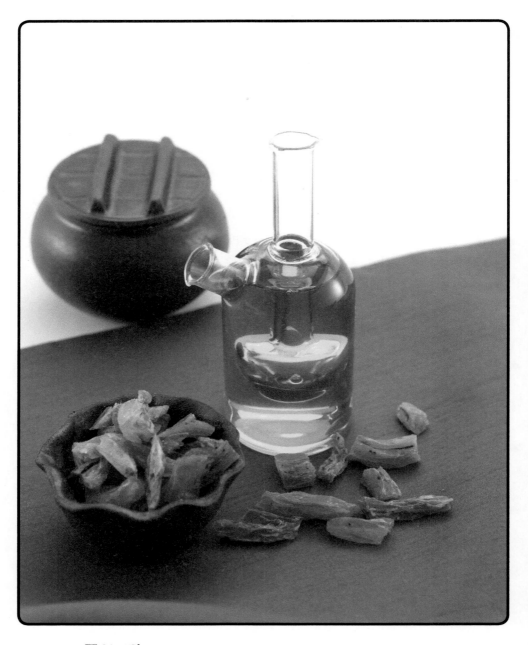

한의학적 효능	• (면역증진) 몸의 기와 피(氣血)를 보충한다.
	• (항노화) 오래 살게 한다.

한의학적 성질
• 맛이 쓰고 달다.

가공 방법
• 천문동의 껍질과 심을 제거하고 찧어낸 즙 2말(36L)에 누룩 2되(1.6kg)를 담근다. 누룩이 발효될 때 찹쌀 2말(16kg)을 넣고 술을 빚는다. 28일 동안 밀봉한 후에 꺼내어 가라앉히고 그 윗물을 마신다. 이것에 천문동 가루를 타서 먹으면 더욱 좋다. 동의보감 [특효]
• 뿌리를 캐어 찧어서 짜낸 즙 2말(36L)과 찹쌀밥 2말(16kg)을 고운 누룩에 버무려 일반적인 방법으로 술을 숙성시킨 후 맑게 뜬 것을 마신다. 마른 것을 가루 내어 술을 빚어도 된다. 동의보감 [입문]

궁합이 맞지 않는 재료
• 잉어와 함께 먹는 것을 피한다.

*문헌은 기본적으로 동의보감 (본초)에서 인용하였고, 이외의 문헌만 별도로 표시

섬라주 섬라주(暹羅酒)

태국에서 전해져 온 술로 단향으로 담근 술

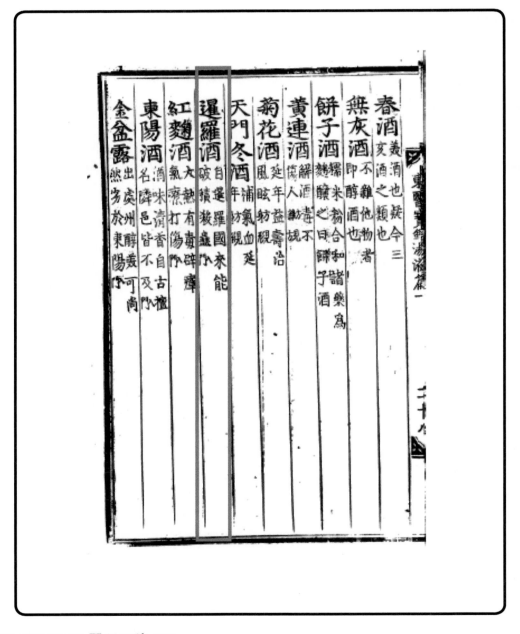

한의학적 효능
- (항암) 몸에 생긴 단단한 덩어리를 깨뜨려서 풀어준다.
- (살충) 기생충을 죽일 수 있다.

한의학적 성질
- 성질이 아주 뜨겁다.

가공 방법
- 소주를 2차 증류하여 진귀하고 독특한 향을 넣은 것이다. 술병마다 백단향(檀香) 열 몇 근(6kg이상)을 사용하여 훈증 하여서 칠흑같이 된 뒤에야 술을 넣고 밀납으로 봉해서, 흙 속에 2~3년간 기운이 밖으로 새지 못하게(소기, 燒氣) 묻어두었다가 꺼내어 쓴다.

섭취 방법
- 술을 잘 마시는 사람도 3~4잔이면 바로 취하였고, 값은 일반 술의 수십 배에 달했다.

유래·특징
- 태국(暹羅國)에서 전해져 온 것이다.

*문헌은 기본적으로 동의보감 (본초)에서 인용된 것임

홍국주 홍국주(紅麴酒)

홍국으로 만든 술

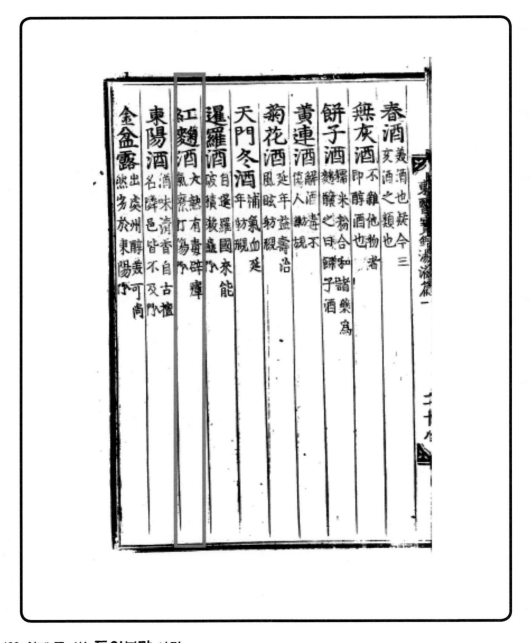

한의학적 효능
- (항염증) 말라리아 감염증(장기, 氣)를 물리친다. 동의보감 [입문]
- (상처개선) 타박상을 치료한다. 동의보감 [입문]
- (혈행개선) 뱃속이나 출산 후 뭉친 피를 풀어준다. 동의보감 [입문]

한의학적 성질
- 성질이 아주 뜨겁고 독이 있다.

가공 방법
- 홍국을 술에 담가 달여서 마신다.

섭취 방법
- (주의사항) 다리가 붓고 마비되는 말초 신경 장애(각기, 脚氣), 치질(장풍, 腸風), 항문 출혈(하혈, 下血), 천식(효천, 哮喘), 기침(해수, 咳嗽), 비 생리적 체액(담음, 痰飮) 등 질환을 일으킬 수 있다.

*문헌은 기본적으로 동의보감 (본초)에서 인용하였고, 이외의 문헌만 별도로 표시

동양주 동양주(東陽酒)

금화주(金華酒), 중국 난릉 지역에서 전승되어온 술

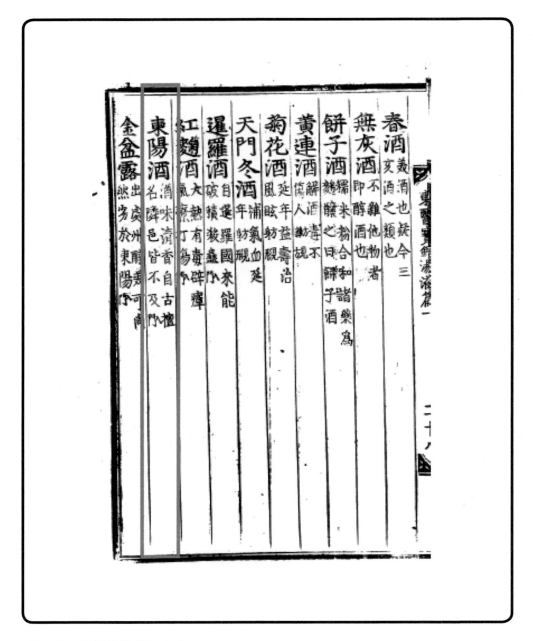

🌊 **한의학적 성질**
• 맛은 매웠지만 독하지는 않았고, 맛이 좋지만 달지 않았다.

🌊 **가공 방법**
• 누룩에 약재가 들어갔지만, 북송 시대부터는 전혀 넣지 않고, 오직 밀기울과 밀가루, 여뀌즙을 섞어서 만든다. 민간인들이 물맛이 좋다고 막걸리(薄酒)를 빚으면, 맛은 조금 시큼해도 일종의 맑은 향이 멀리까지 풍겨서 문에 들어서면 바로 맡을 수 있었다. 또는 맑은 물에 밀기울과 밀가루를 섞어서 누룩을 만들고, 쌀은 많이 넣고 물은 조금 넣어 술을 빚었다. 동의보감 [사림광기]

🌊 **섭취 방법**
• 약간 마시거나 취하게 마셔도 두통이 생기지 않고 입안이 마르지 않는다. 술 빛은 금빛을 띤 누런색을 띠면서도 맑았고, 향기와 풍미가 빼어났다. 동의보감 [강목]

🌊 **유래·특징**
• 술맛이 맑고 향기로워 예로부터 유명했다. 이웃 지역의 술이 모두 이 술만 못했다. 그곳의 물이 제일 좋다고 알려져 다른 곳의 물보다 귀하게 여겨졌으며, 그곳의 술도 예로부터 유명했다. 동의보감 [강목]
• 금화주(金華酒)로 중국 난릉(蘭陵) 지역에서 생산된다. 동의보감 [강목]

*문헌은 기본적으로 동의보감 (본초)에서 인용하였고, 이외의 문헌만 별도로 표시

금분로 금분로(金盆露)

중국 처주 지역에서 전승되어온 술

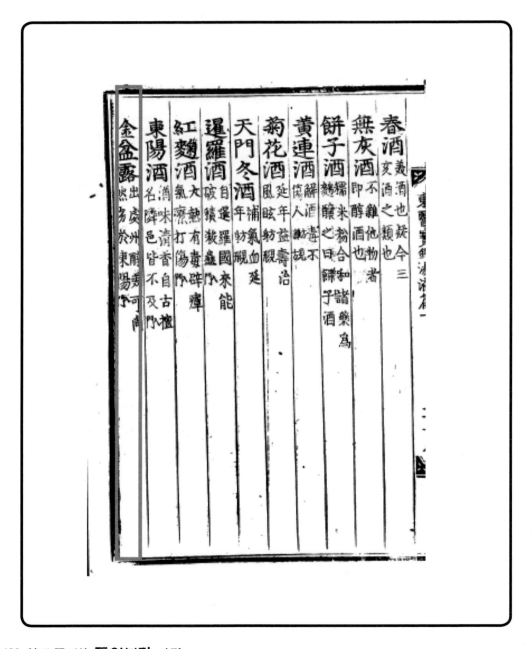

🍃 **가공 방법**

- 맑은 물에 생강즙을 약간 넣어서 누룩을 만들고, 부반법(浮飯法)으로
  찹쌀로 고두밥을 쪄서 식힌 후 항아리에 숙성하며 20여일 후 밥알이
  위로 떠오르면 걸러내고 항아리 안의 쌀을 걸러 물기를 빼고 다시 쌀을
  쪄서 누룩을 넣고 술을 빚는다.

🍃 **섭취 방법**

- 진하면서 맛있다.

🍃 **유래·특징**

- 중국 처주(處州) 지역에서 생산한다. 술맛이 좋기는 하지만
  동양주(東陽酒)보다는 못하다. 동의보감 [입문]
- 향이나 색, 맛이 모두 동양주(東陽酒)보다는 못한 까닭은 물이 다르기
  때문이다.

＊문헌은 기본적으로 동의보감 (본초)에서 인용하였고, 이외의 문헌만 별도로 표시

추로백 산동추로백(山東秋露白)

가을 이슬로 만든 술

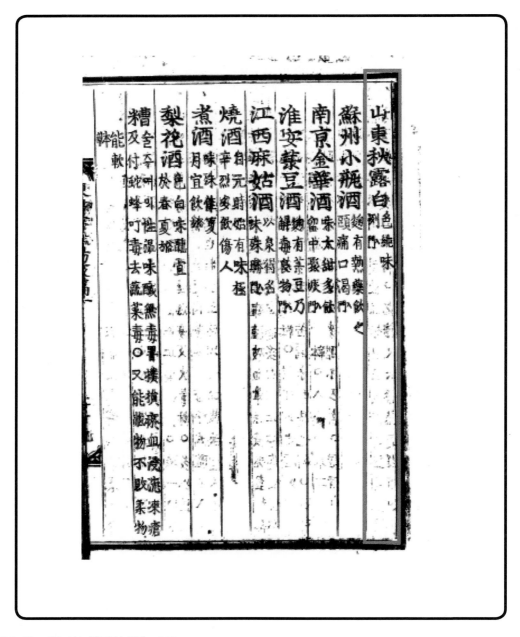

한의학적 효능

•(항노화) 오래 살고 배고프지 않게 된다.

한의학적 성질

•색깔이 순수하고 차갑다. 동의보감 [입문]

가공 방법

•번로수(繁露水)는 가을 이슬이 빈번해지고 양이 많아질 때의 물이다. 대야에 받아 달이는데 이 물로 술을 빚은 것을 추로백(秋露白)이라고 한다.

섭취 방법

•맛이 제일 향기롭고 시원하다.

*문헌은 기본적으로 동의보감 (본초)에서 인용하였고, 이외의 문헌만 별도로 표시

소병주 소주소병주(蘇州小瓶酒)

누룩에 대파, 팥이 들어있는 술

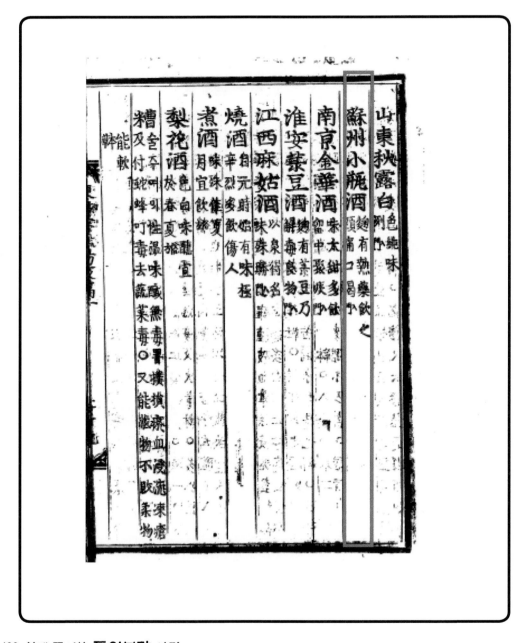

한의학적 성질
- 성질이 뜨겁고 맛은 맵다.

가공 방법
- 누룩에 대파나 천오(육계로 대체), 팥(紅豆)이 들어 있다.

섭취 방법
- (주의사항) 마시면 머리가 아프고 갈증이 난다.

*문헌은 기본적으로 동의보감 (본초)에서 인용된 것임

금화주 남경금화주(南京金華酒)

중국 남경 지역에서 전승되어온 술

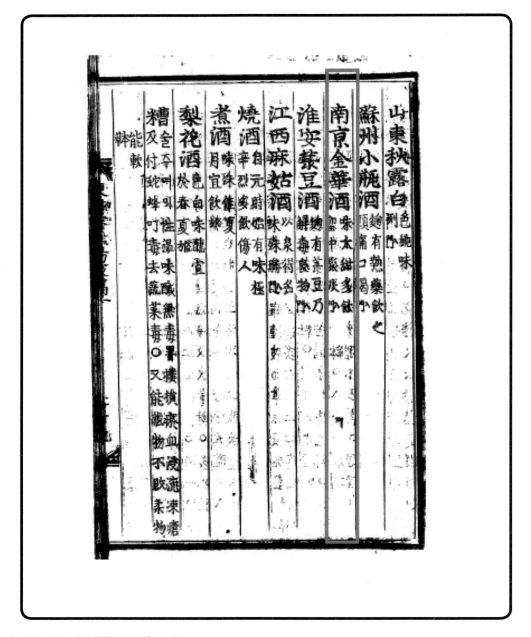

한의학적 성질 •맛이 매우 달다. 동의보감 [입문]

섭취 방법 •(주의사항) 많이 마시면 속에 머물러 가래가 생성되어 뭉친다.
동의보감 [입문]

＊문헌은 기본적으로 동의보감 (본초)에서 인용하였고, 이외의 문헌만 별도로 표시

마고주 강서마고주(江西麻姑酒)

중국 강서 마고 지역에서 유명한 술

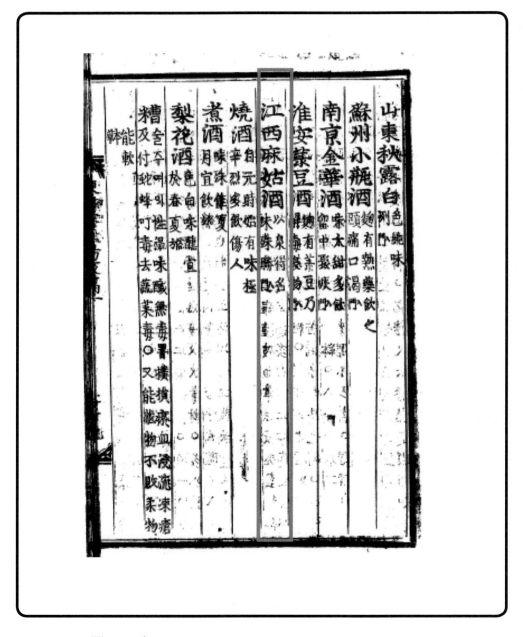

가공 방법

- 누룩은 각종 약재로 만들었으며 중국 절강(浙江) 등에서도 이 술을 빚는다. 단지 절강 지역의 마고주는 그 지역 샘물을 넣는데 더 맛이 좋은 이유는 쌀이 좋기 때문이다. 그러나 두 곳 다 온갖 약재로 만든 누룩을 쓴다는 점에서는 모두 높이 치긴 부족하다. 동의보감 [식물]

섭취 방법

- 술맛이 매우 뛰어나다. 동의보감 [입문]

유래·특징

- 원나라 때 처음 만들었으며 샘 이름을 따서 이름 지었다. 동의보감 [입문]

* 문헌은 기본적으로 동의보감 (본초)에서 인용하였고, 이외의 문헌만 별도로 표시

소주

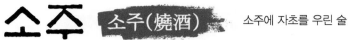 소주(燒酒)　　소주에 자초를 우린 술

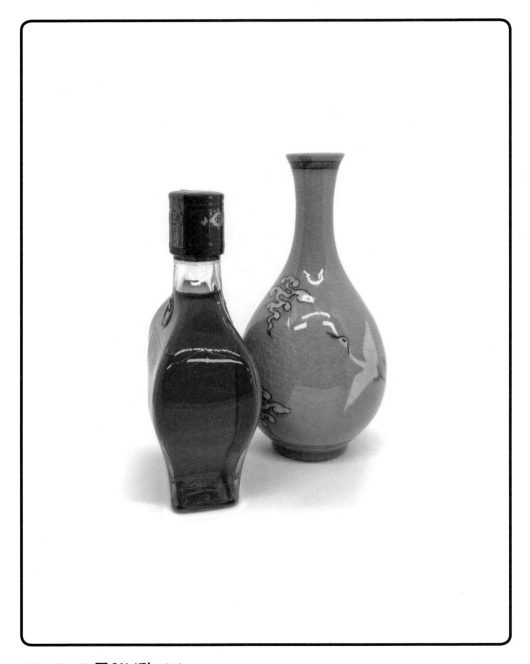

한의학적 성질

• 맛이 매우 맵고 강렬하다.

가공 방법

• 소주(燒酒)를 달일 때 먼저 자초(紫草)를 얇게 썰어 항아리에 넣되,
소주 1병에 자초 5돈(15g)이나 7돈(21g)을 기준으로 한다. 뜨거운 소주를
자초가 있는 항아리에 넣고 오래 두면 먹음직스럽게 밝고 산뜻한 붉은
색이 된다. 동의보감 [속방]

섭취 방법

• (주의사항) 많이 마시면 사람에게 해롭다.

* 문헌은 기본적으로 동의보감 (본초)에서 인용하였고, 이외의 문헌만 별도로 표시

자주 자주(煮酒) 중탕하여 달인 술

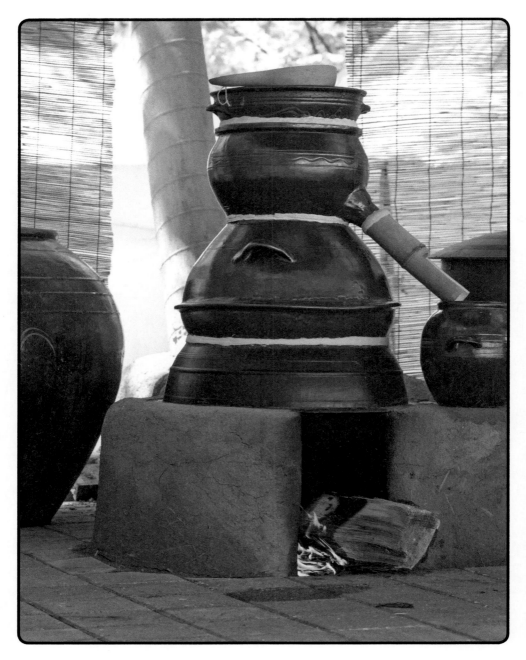

가공 방법

- 좋은 청주 1병에 황랍(프로폴리스) 2돈(6 g), 간 후추 1돈(3g)을 넣고 입구를 밀봉한다. 그 위에 물에 불린 쌀 1찰(세 손가락 끝으로 한번 잡는 양)을 넣고 중탕하여 달인다. 쌀이 밥이 되면 술이 된 것이며 이것을 꺼내어 차게 해서 먹는다. 동의보감 [속방]

섭취 방법

- 맛이 매우 좋으며 여름에 마시는 것이 좋다. 동의보감 [속방]

* 문헌은 기본적으로 동의보감 (본초)에서 인용하였고, 이외의 문헌만 별도로 표시

이화주 이화주(梨花酒)

이화국으로 만든 술

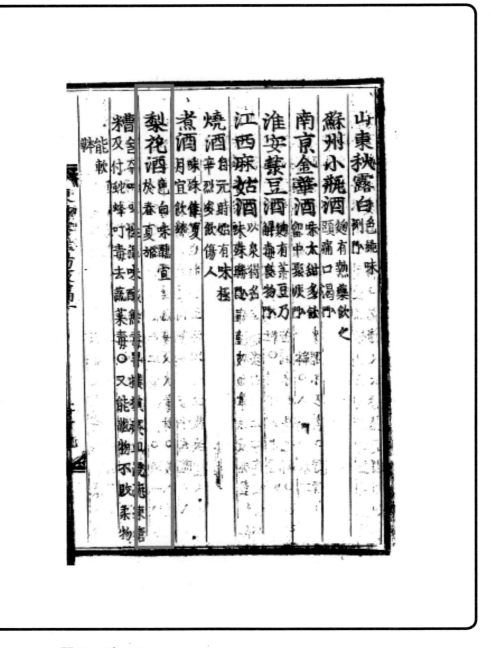

한의학적 성질
- 색깔이 희고 맛이 얼큰하다. `동의보감 [속방]`

유래·특징
- 봄·여름에 먹는 것이 좋다. `동의보감 [속방]`

*문헌은 기본적으로 동의보감 (본초)에서 인용하였고, 이외의 문헌만 별도로 표시

청주 청주(淸酒) 쌀로 만들어 약으로 쓰는 술

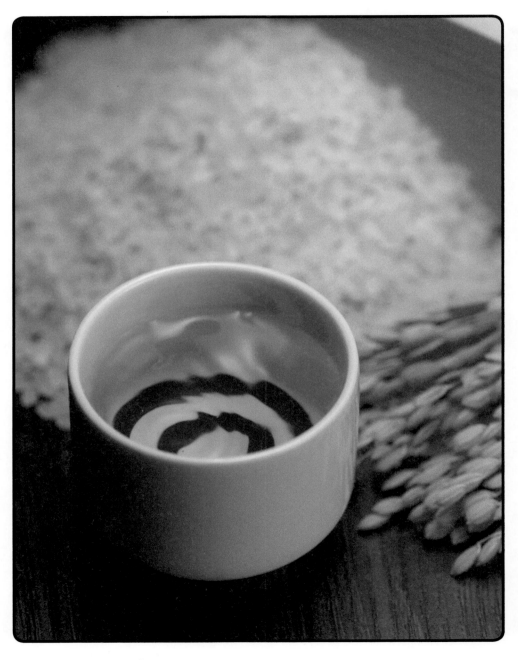

한의학적 효능
- (항노화) 노인의 기(氣)를 보강한다. 동의보감 [종행]
- (신경보호) 중풍으로 입이 비뚤어진 경우를 치료한다.

섭취 방법
- (항노화) 노인의 기를 보강할 때는 병이 없는 부인의 젖(우유로 대체) 2잔과 좋은 청주 반 잔을 끓여 단번에 먹는데 매일 새벽(五更)에 한 번 먹는다. 동의보감 [종행]
- (신경보호) 중풍으로 입이 비뚤어진 경우에는 푸른 소나무 잎 1근(600g)을 찧어 즙을 내고, 청주 1병에 넣어 불가에서 하룻밤 재운다. 처음에는 0.5되(0.9L)부터 마시기 시작하여 점차 1되(1.8L)까지 양을 늘린다. 땀이 나오면 입이 바르게 된다.

* 문헌은 기본적으로 동의보감 (본초)에서 인용하였고, 이외의 문헌만 별도로 표시

죽력 죽력(竹瀝)

죽유(竹油) , 죽력수(竹瀝水)
대나무에 불을 쬐어 추출한 진액

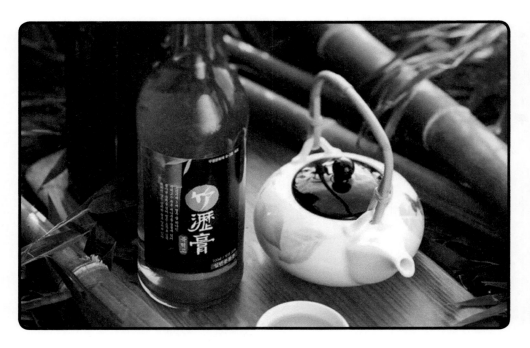

주요성분 : Guaiacol, Phenol, 2, 6-Dimethoxyphenol, Desaspidinol, 5-Tert-butylpyrogallol, Syringaldehyde, Coniferyl aldehyde

한의학적 효능

- (신경보호) 갑작스러운 중풍과 가슴속이 몹시 달아오르고 말을 하지 못하는 증상에 주로 쓴다.
- (해열) 가슴이 답답한 것을 풀어주고 열이 높아 정신이 혼미하거나 출산 후의 열을 내린다.
- (항당뇨) 당뇨병(소갈, 消渴)을 치료한다.
- (항균·항염증) 파상풍을 치료한다.
- (뇌 건강) 소아의 경기와 간질(경간, 驚癇)을 치료한다.
- (구강 건강) 입안에 염증을 치료한다.
- (눈 건강) 눈을 밝게 한다.

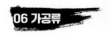

한의학적 성질

• 맛이 달다.

가공 방법

• 청 대나무를 2자(60cm) 정도 되게 자르고 두 쪽으로 갈라 우물물에 하룻밤 담근다. 벽돌 두 덩이를 나란히 놓고 대나무 조각을 벽돌에 걸쳐 놓되, 양끝이 1~2촌(3~6cm) 나가게 한다. 그 아래에 센 불을 지피고 대나무의 양 끝에 그릇을 받쳐 떨어지는 것을 받는다. 그것을 모아 솜에 걸러 찌꺼기를 제거한 후 사기병에 저장한다. 동의보감 [탄심]

섭취 방법

• (신경보호) 갑자기 중풍으로 입을 열지 못하여 말을 하지 못하고 가슴이 답답한 경우에는 죽력 1되(1.8L)를 마신다. 계속해서 마시는 것이 좋다.

• (해열) 감기가 나았는데 과로로 다시 도져 열이 날 때는 죽력을 조금 달여 자주 마셔서 땀을 낸다.

• (해열) 유행성 전염병으로 열이 심하고, 가슴이 답답할 때에는 죽력 반 잔에 새로 떠온 물 반 잔을 섞어 마신다.

• (항당뇨) 당뇨병에는 아무 때나 마시도 효과가 좋다.

• (항균) 파상풍으로 죽을 것 같이 아플 때에는 2~3되(3.6~5.4L)를 먹으면 좋아진다.

• (항염증) 관절염(風痱)으로 정신이 없는 경우에는 죽력 2되(3.6L), 생칡즙 1되(1.8L), 생강즙 5홉(0.9L)을 섞어서 마신다.

• (구강 건강) 입에 염증이 났을 때에는 대나무 잎을 달인 물로 양치하고, 죽력은 입에 바른다.

• (눈 건강) 눈이 붉고 아파서 눈을 뜰 수 없고 백내장이 있을 때 황련(속썩은풀이나 꿀풀로 대체)을 죽력에 하룻밤 재웠다가 그 즙을 눈에 넣는다.

• 남녀의 머리카락이 끈적끈적하거나 기름으로 인하여 달라붙어 있을 때는 죽력을 바르면 풀린다. 소금 약간을 섞으면 더욱 효과가 좋다. 동의보감 [입문]

궁합이 맞는 재료

• 죽력은 생강즙이 없으면 혈액 순환시키지 못한다. 동의보감 [입문]

* 문헌은 기본적으로 동의보감 (본초)에서 인용하였고, 이외의 문헌만 별도로 표시

누룩

국(麴)

여국(女麴), 환자(子), 황의(黃衣), 맥국(麥麴)

밀이나 쌀로 만든 누룩

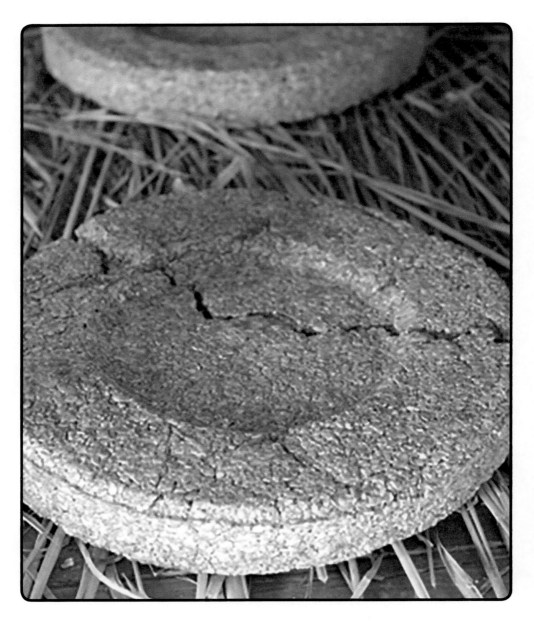

주요성분 : Amylase, Glucosidase, Protease, Lipase, Lactic acid, Acetic acid

한의학적 효능
- (위 건강) 위의 기(胃氣)를 고르게 하여 속을 편하게 만든다.
- (소화기계 건강) 소화가 빨리 된다
- (항염증) 세균성 장염인 이질(痢疾)을 멎게 한다.

한의학적 성질
- 성질이 따뜻하고 맛이 달다.

가공 방법
- 6월에 만든 것이 좋다. 오래된 것을 약에 쓰는데, 쓸 때 향이 나게 볶아서 쓴다.

섭취 방법
- (소화기계 건강) 보리 누룩은 복어로 인한 복부 질환을 치료한다.
  동의보감 [좌전]

유래·특징
- 여국(女麴)은 밀을 껍질째 사용해서 만드는데 환자(麲子)라고도 한다. 밀을 누렇게 찌고 갈아서 만든 것은 황의(黃衣)라고 한다.

* 문헌은 기본적으로 동의보감 (본초)에서 인용하였고, 이외의 문헌만 별도로 표시

약누룩 약의드는누룩

신국(神麴), 약으로 쓰는 누룩

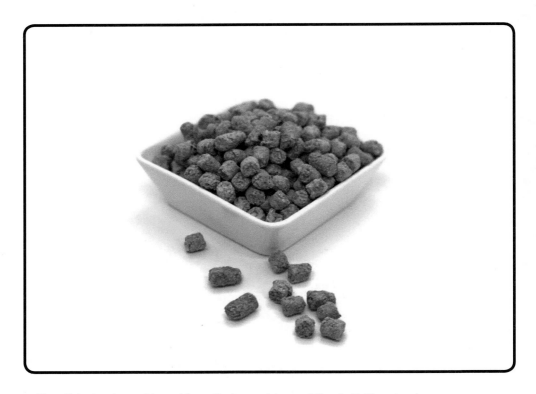

주요성분 : Amylase, Glucosidase, Protease, Lipase, Vitamin B, Ergosterol

🍃 한의학적 효능

- (소화기계 건강) 식욕을 돋우며, 소화기관(脾)을 튼튼하게 하고, 소화에 도움이 된다.
- (위·장 건강, 항염증) 위로는 토하고 아래로는 설사하는 급성위장염과 세균성 장염으로 인한 혈변(血便)을 멈추게 한다.
- (항암) 오랜 체기(滯氣)가 뭉쳐서 생긴 덩어리를 풀어준다.
- (항피로) 가슴으로 치고 올라오는 비정상 체액(痰)을 가라앉혀 답답함을 없애며, 소화 장애로 인한 답답함을 풀어 준다.
- (여성 건강) 상상임신을 치료한다. 동의보감 [입문]

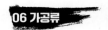

한의학적 성질
- 성질이 따뜻하고, 맛은 달며 독이 없다.

가공 방법
- 백호(白虎)인 밀기울을 포함한 밀가루 25근(15kg), 구진(勾陳)인 도꼬마리의(창이) 생즙 1되(1.8L), 등사(蛇)인, 야생 여뀌(野蓼)의 생즙 1.3되(2.3L), 청룡(靑龍)은 청호의 생즙 1되(1.8L), 현무(玄武)인 행인의 껍질을 벗기고 뾰족한 끝을 떼고, 씨가 2개 든 것은 뺀 후 질게 간 것 1.3되(2.3L), 주작(朱雀)인, 팥을 삶아서 질게 찧은 것 1되(0.9kg), 이 약들을 말복 전에 함께 반죽하여 상순의 인일(寅日)에 매우 단단해지도록 밟는다.
- 약으로 쓸 때는 향이 날 정도로 볶는다. 동의보감 [탕액]

섭취 방법
- (소화기계 건강) 속을 튼튼하게 하고 음식을 잘 소화 시키려면 가루 내거나 달여 먹는 게 좋다.
- (항염증·위 건강) 설사와 세균성 장염이 있을 때는 볶아서 가루 내어 좁쌀 미음에 2돈(6g)씩 타서 하루에 3번 먹는다.
- (위 건강) 음식물을 소화시키고 숙식(宿食)을 제거하려면 가루 내거나 달여 먹는게 좋다. 동의보감 [탕액]
- (장 건강) 여름에 갑자기 설사할 때는 약누룩(볶은 것) · 창출(법제한 것)을 같은 양으로 가루 내어 밀가루 풀로 반죽하여 오자대로 환을 만들고, 미음에 30알씩 먹는다. 동의보감 [강목]
- (여성 건강) 상상임신을 했을 때에는 가루내어 2돈(6g)씩 물에 타거나 진하게 달인 물을 먹기도 한다.

궁합이 맞는 재료
- 창출(蒼朮) 동의보감 [강목]

유래·특징
- 6월 6일은 모든 신(神)이 모이는 날이기 때문에 신국(神麴)이라고 한다. 이 날 약재를 갖추어 상순의 인일(寅日)에 누룩을 밟는다.
- 홍국(紅麴)은 몸에 뭉친 피로를 풀어주어 혈액 순환에 도움을 주며 소화를 증진 시키고 설사를 멎게 한다. 동의보감 [입문]

＊문헌은 기본적으로 동의보감 (본초)에서 인용하였고, 이외의 문헌만 별도로 표시

두시 약전국

담두시(淡豆豉), 약으로 만든 콩 발효물

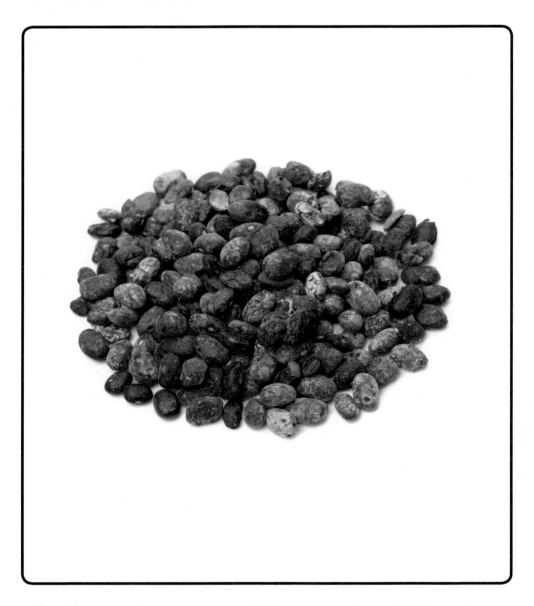

주요성분 : Xanthine, Hypoxanthine, Vitamin B, Carotene, Nicotinic acid, L-Asparagine, Glycine

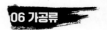

한의학적 효능

- (항염증) 차가운 기운으로 머리가 아프면서 몸이 차거나 열이 나는 감기 증상에 주로 쓴다.
- (면역증진) 오랜 식을 땀을 치료한다.
- (장 건강) 말라리아 감염증(학질, 瘧疾)을 치료한다.
- (해독) 독약의 중독된 것을 풀어준다.
- (살충) 기생충을 죽인다.
- (항우울) 가슴이 몹시 답답하고 괴로울 때 쓴다. 동의보감 [탕액]

한의학적 성질

- 성질이 차고 맛은 쓰며, 짜고 달며 독이 없다.

가공 방법

- 대두 1말(7kg)에 소금 4되(0.6kg), 초피(川椒) 4냥(120g)을 넣는다. 봄가을에는 3일, 여름에는 2일, 겨울에는 5일 동안 저장하여 반쯤 익은 것에 얇게 썬 생강 5냥(150g)을 넣고 고르게 섞어 그릇 속에 넣고 밀봉한다. 이것을 쑥 더미 속에 넣어 두텁게 덮어 7일 혹은 14일이 지나서 사용한다.

섭취 방법

- (항염증) 흰 대파 줄기(葱白)과 함께 먹으면 땀내는 데 가장 빠르며 식초를 만들면 더 좋다.
- (면역증진) 오랫동안 밤에 식은땀이 날 때 약간 볶은 두시 1되(1.4kg)를 술 3되(5.4L)에 3일 동안 담근 후 데워 먹거나 차게 해서 먹는다. 낫지 않으면 다시 만들어 먹는다.
- (항우울) 가슴이 몹시 답답하여 괴로워서(오뇌, 懊憹) 참기 힘들 때는 생것으로 써야 한다. 동의보감 [탕액]

궁합이 맞는 재료

- 파 흰밑(葱白)

* 문헌은 기본적으로 동의보감 (본초)에서 인용하였고, 이외의 문헌만 별도로 표시

두부 두부(豆腐)

콩물을 달여 만든 두부

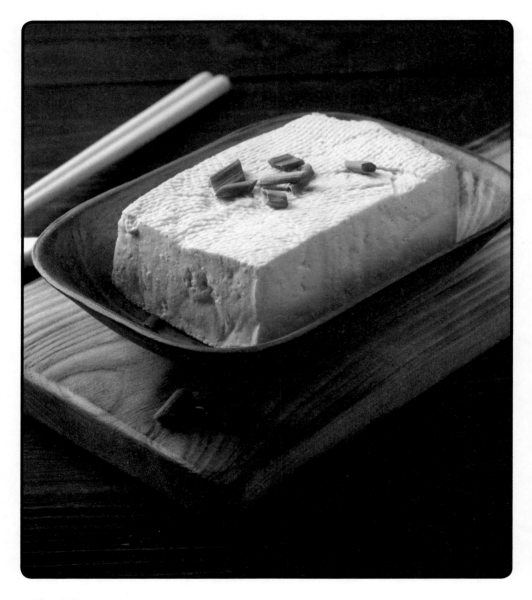

주요성분 : Calcium, Phosphorus, Vitamin A, Leucine

한의학적 효능
• (면역증진, 소화기계 건강) 기(氣) 보충에 도움을 주며 소화기관을 조화롭게 만든다. 동의보감 [입문]

한의학적 성질
• 성질이 차고 맛은 달며 독이 약간 있다. 동의보감 [입문]

섭취 방법
• (주의사항) 많이 먹으면 배에 가스가 차며 술을 마시면 더 심해지는데, 찬물을 마시면 곧 가라앉는다. 동의보감 [속방]
• (주의사항) 속이 찬 증상(중한, 中寒)으로 설사를 많이 하며 방귀를 많이 뀌는 사람은 먹으면 안 된다. 동의보감 [입문]
• (부작용) 배꼽 주위에 박동을 느낄 수 있으며 신장의 기(腎氣)를 발산시키고 피부병(창개, 瘡疥)을 생기게 할 수 있다. 동의보감 [식물]

* 문헌은 기본적으로 동의보감 (본초)에서 인용하였고, 이외의 문헌만 별도로 표시

간장 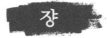 장(醬), 대두로 만든 간장

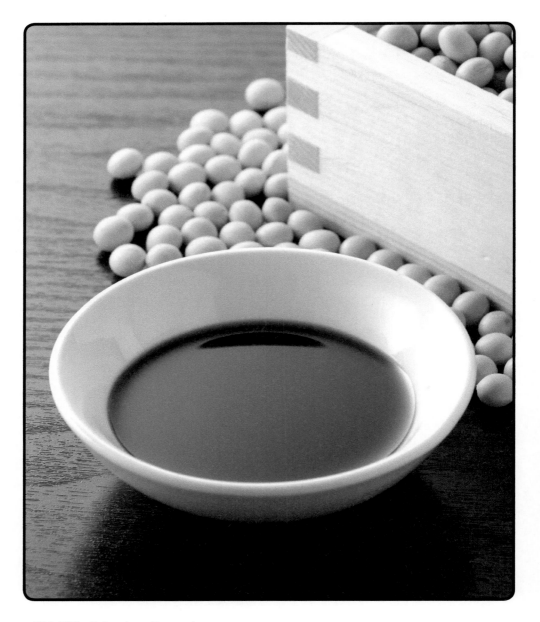

주요성분 : Potassium, Magnesium

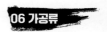

한의학적 효능
- (해열) 열을 없애고 답답한 것을 멎게 한다.
- (해독) 모든 생선·고기·채소·버섯의 독을 없앤다. 모든 약의 독을 풀어주고 화상을 치료한다.
- (통증개선) 통증을 완화시킨다.

한의학적 성질
- 성질이 차고 잘 통하게 하며, 맛은 짜고 시며 독이 없다.

가공 방법
- 보통 콩으로 담근다. 밀로 장을 담그기도 하지만, 콩으로 만든 장만 못하다. 고기장·생선장은 모두 젓갈이라고 부르는데 약에는 쓰지 않는다.

섭취 방법
- 손가락이 당기고 아플 때에는 꿀과 섞어 데운 뒤 손을 담그면 낫는다.

유래·특징
- 장(醬)은 '거느린다'는 의미이다. 다섯 가지 맛(五味)을 조화롭게 거느려 다섯 장기(五藏)를 안정시키니 옛 성인들이 먹지 않을 수 없었다. 콩으로 만들고 오래 묵은 것이 좋다. 동의보감 [입문]

* 문헌은 기본적으로 동의보감 (본초)에서 인용하였고, 이외의 문헌만 별도로 표시

식초

초 초(醋), 혜(醯), 쌀이나 곡식으로 만든 식초

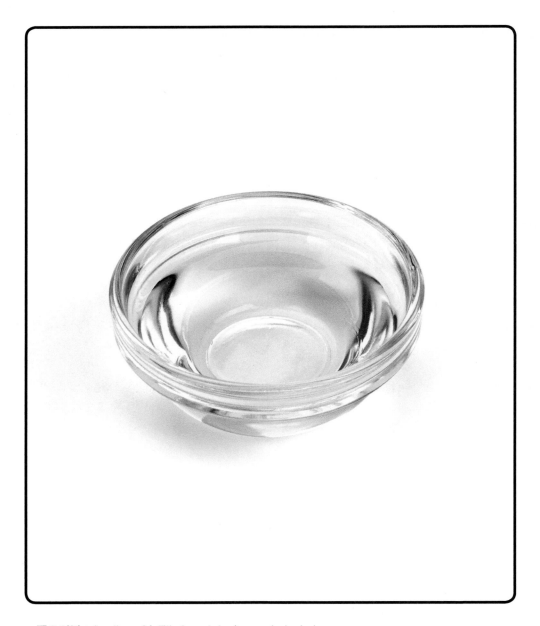

주요성분 : Acetic acid, Ethyl acetate, Isoamyl alcohol

한의학적 효능

- (항염증) 주로 피부 농양 및 종기로 부은 것(옹종, 癰腫)을 가라 앉힌다.
- (항암) 몸 안에 쌓인 기로 인하여 생긴 단단한 덩어리(징괴, 癥塊)를 깨뜨린다.
- (면역증진) 혈액부족으로 인한 어지러움증(혈훈, 血暈)을 없앤다.
- (통증개선) 심장과 인후통(咽痛)을 멎게 한다.
- (해독) 모든 물고기 · 고기 · 채소의 독을 풀어준다.
- (근육강화) 근육이 뒤틀리는 것을 치료한다. 동의보감 [천금]

한의학적 성질

- 성질이 따뜻하고 맛은 시고, 약간 쓴맛이 있으며, 독이 없다.

섭취 방법

- (항염증) 등과 피부의 종기를 치료할 때는 식초에 경묵을 갈아 사방을 둘러놓고, 생강과 돼지 쓸개를 함께 발라 주면 부은 것이 가라 앉는다. 동의보감 [종행]
- (여성건강) 식초 3되(5.4L), 삶은 콩 1되(1.4㎏)를 함께 달인 물 2되(2.4L)를 먹으면 태반이 바로 나온다.
- (근육강화) 근육이 뒤틀리는 경우에는 식초에 담갔던 솜을 따뜻하게 데워 근육이 뒤틀리는 곳을 감싸 준다. 식으면 갈아주는데 이렇게 하면 효과를 본다. 동의보감 [천금]
- (부작용) 많이 먹으면 피부 · 장기(藏) · 뼈를 손상시킨다.

유래·특징

- 초는 혜(醯)라고도 한다. 민간에서는 고주(苦酒)라고 부른다.
- 초(醋)는 '배치하다'는 의미이다. 다섯 가지 맛(五味)을 잘 배치하여 알맞게 한다는 뜻이다. 동의보감 [입문]

* 문헌은 기본적으로 동의보감 (본초)에서 인용하였고, 이외의 문헌만 별도로 표시

쌀 식초 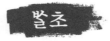 미초(米醋), 고주(苦酒), 쌀로 만든 식초

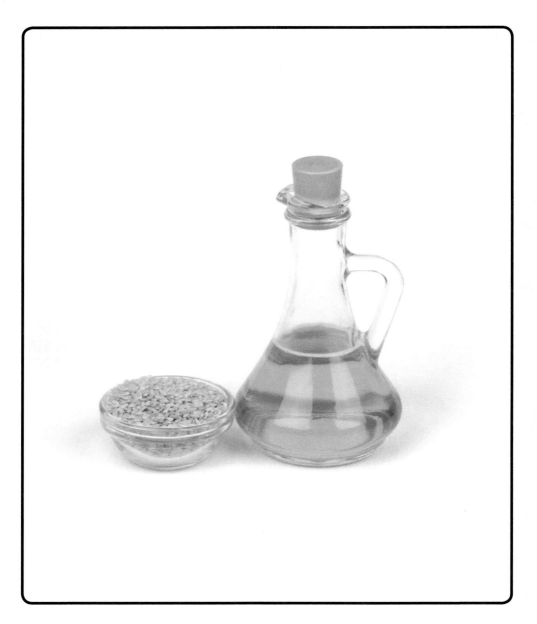

주요성분 : Acetic acid, Propyl acetate

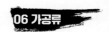

한의학적 효능
- (항염증) 인후염을 치료한다. 동의보감 [회춘]

한의학적 성질
- 성질이 따뜻하고 맛은 시며 독이 없다.

가공 방법
- 삼복(三伏)에 창고에 있던 쌀 한 말(8kg)을 물에 일어서 씻고 찐 후 펼쳐서 식힌다. 그리고 뚜껑을 씌워서 노랗게 될 때까지 햇볕을 쬐어 말리고 물을 뿌려서 씻는다. 별도로 쌀 2말(16kg)을 쪄서 밥을 만들고, 이것을 섞어서 옹기에 넣고 물을 잠길 정도로 붓는다. 밀봉하여 따뜻한 곳에 3주 정도 두면 식초가 만들어진다. 동의보감 [강목]

섭취 방법
- 약으로 쓸 때는 2~3년 묵은 쌀식초가 좋다.
- (항염증) 인후염에는 좋은 식초를 입에 머금고 양치하여 가래를 뱉으면 효과가 좋다. 동의보감 [회춘]

유래·특징
- 고주(苦酒)는 쌀 식초를 말한다. 동의보감 [특효]

*문헌은 기본적으로 동의보감 (본초)에서 인용하였고, 이외의 문헌만 별도로 표시

절인 배추 송채제(菘菜虀)

제수(虀水), 배추를 절여 식초같이 시어진 것

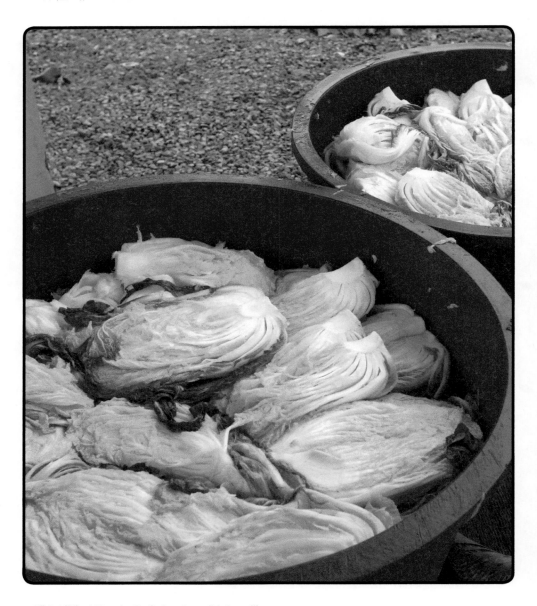

주요성분 : Vitamin C, Potassium, Dietary fiber

한의학적 효능
- (호흡기 건강) 가래를 토하게 할 수 있다.
- (소화기계 건강) 위와 장의 기(氣)를 보강한다.
- (해독) 술이나 국수의 독을 풀어준다. 동의보감 [입문]

한의학적 성질
- 성질이 서늘하고 맛은 달며 독이 없다.

가공 방법
- 배추를 햇볕에 절반 정도 말린 후에 다음날 아침 단지에 넣고 뜨거운 밥물을 부어 두면 3일 후에 식초같이 시어진다. 이것을 제수(虀水)라고 한다. 동의보감 [입문]

섭취 방법
- (호흡기 건강) 제수(虀水)를 약에 넣으면 가래를 토하게 할 수 있다.
- (소화기계 건강·해독) 양념을 넣고 끓여서 먹으면 소화기관을 보강하고 술이나 국수의 독을 풀어준다. 동의보감 [입문]

* 문헌은 기본적으로 동의보감 (본초)에서 인용하였고, 이외의 문헌만 별도로 표시

엿 흑탕, 거믄엿

이당(飴糖), 교이(膠飴), 당당(餳糖), 연당(軟糖), 엿기름으로 곡식을 다려 만든 엿

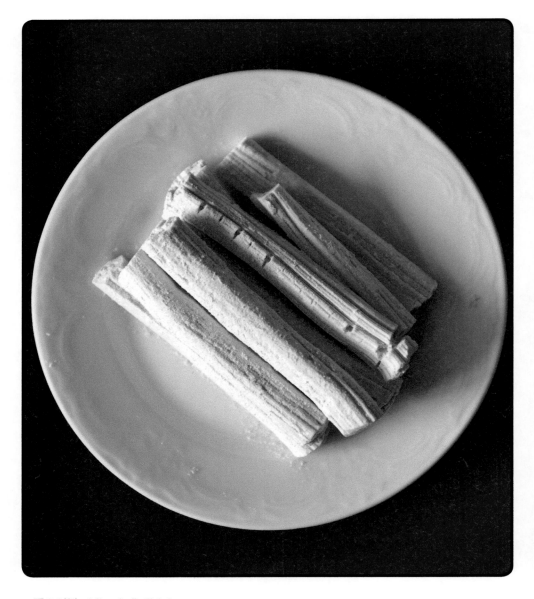

주요성분 : Vitamin B, Folate

🌿 한의학적 효능
- (면역증진) 주로 허약한 것을 보강하고 기력을 도와준다.
- (호흡기 건강) 온 몸에 영양이 골고루 미치도록 하며, 가래를 가라앉히며, 기침을 멎게 한다.
- (목 건강) 생선 가시가 걸려 내려가지 않는 것을 치료한다.

🌿 한의학적 성질
- 성질이 따뜻하고, 맛은 달다.

🌿 가공 방법
- 모든 쌀로 만들 수 있지만, 찹쌀로 만든 것만 약에 쓴다.

🌿 섭취 방법
- (면역증진) 소화기관을 튼튼하게 하며 음식을 생각나게 하며 자주 먹어도 좋다.
- (소화기계 건강) 이(飴)는 곧 무른 엿을 말하며 건중탕(建中湯)에 쓰며 소화기관(脾)에 좋다. 동의보감 [탕액]
- (목 건강) 생선 가시가 걸려 내려가지 않을 때는 계란 노른자 크기로 환을 만들어 삼킨다.
- (주의사항) 이(飴)는 토(土)에 속하고 화(火)에서 이루어져 습(濕) 가운데서 열(熱)을 크게 발생시키니 많이 먹으면 중풍으로 인한 경련증을 앓은 뒤에 말라리아 감염증(비풍, 脾風)이 생기기 쉽다.
  동의보감 [단심]

🌿 유래·특징
- 이당은 교이(膠飴), 검은 엿(黑糖)라고도 하며, 진한 꿀 같은 물엿을 말한다.
- 자주색이 나던 것이 엉켜 호박(琥珀)색으로 된 것을 교이라고 한다. 희고 단단하게 굳은 것은 당당(餳糖)이라고 하는데 약에는 넣지 않는다.
  동의보감 [탕액]

* 문헌은 기본적으로 동의보감 (본초)에서 인용하였고, 이외의 문헌만 별도로 표시

설탕  사당

사당(沙糖), 사탕수수즙 달인 것

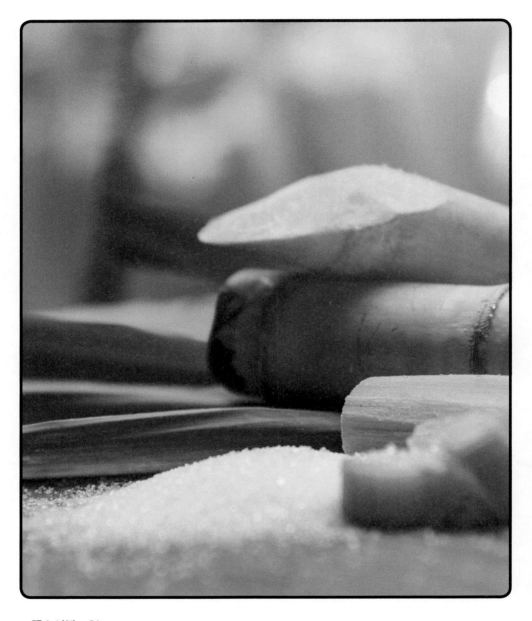

주요성분 : Glucose

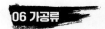

한의학적 효능
- (해열) 심장의 열로 입이 마른 데 주로 쓴다. 동의보감 [입문]

한의학적 성질
- 성질이 차고 맛은 달며 독이 없다. 동의보감 [입문]

가공 방법
- 사탕수수 즙을 달여 만든 것이다. 동의보감 [입문]

유래·특징
- 모래와 비슷해서 사당(沙糖)이라고 한다. 동의보감 [입문]
- 약효는 석청(石蜜)과 같지만, 더 차고 순하다. 동의보감 [입문]

＊문헌은 기본적으로 동의보감 (본초)에서 인용하였고, 이외의 문헌만 별도로 표시

보리즙 대맥즙(大麥汁) 보리 달인 물

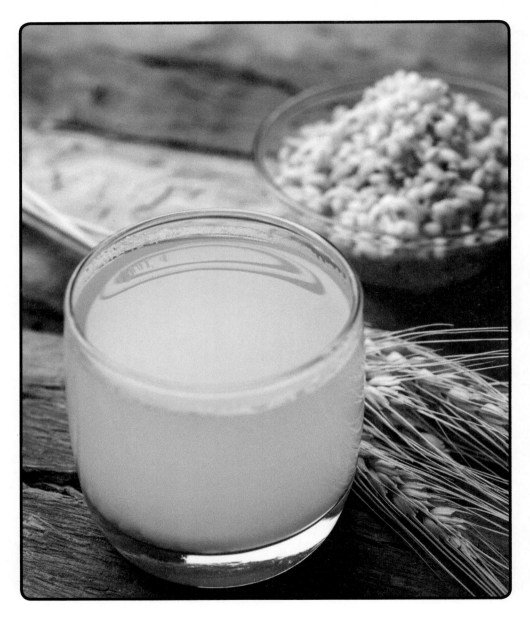

주요성분 : Hordatine A, Calcium, Saporanin

한의학적 효능　　• (눈 건강) 보리 까끄라기가 눈에 들어가 나오지 않을 때 사용한다.

한의학적 성질　　• 성질이 따뜻하고 약간 차다고도 한다. 맛은 짜며 독이 없다.

가공 방법　　• 보리를 물에 달인다.

섭취 방법　　• (눈 건강) 보리 까끄라기가 눈에 들어가 나오지 않을 때는 보리를 달인 물로 씻어 내면 바로 나온다.

＊문헌은 기본적으로 동의보감 (본초)에서 인용된 것임

배즙 이즙(梨汁) 배 생즙

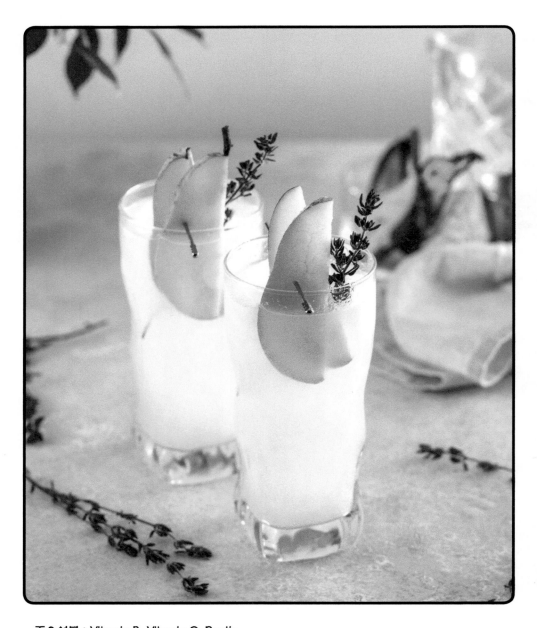

주요성분 : Vitamin B, Vitamin C, Pectin

한의학적 효능
- (눈 건강) 갑자기 눈이 붉고 아프거나 군살이 생길 때 쓴다.
  동의보감 [강목]
- (항염증) 인후염으로 인한 열이 나고 아픈 것을 치료한다. 동의보감 [정전]

한의학적 성질
- 성질이 차고 서늘하며, 맛은 달고 약간 시며 독이 없다.

가공 방법
- 배를 찧어서 즙을 짜낸다. 동의보감 [강목] 동의보감 [정전]

섭취 방법
- (눈 건강) 갑자기 눈이 붉고 아프거나 군살이 생기면 좋은 배 1개를 찧어서 즙을 짜낸다. 황련(속썩은풀) 가지 3개를 썰어 솜에 싸서 배즙에 담가 놓는다. 즙이 누렇게 되면 눈에 넣는다. 동의보감 [강목]
- (항염증) 인후염으로 인한 열이 나고 아플 때는 좋은 배를 찧어 즙을 내어 자주 마시며 많이 먹으면 좋다. 동의보감 [정전]

*문헌은 기본적으로 동의보감 (본초)에서 인용하였고, 이외의 문헌만 별도로 표시

연근즙 우즙(藕汁) 연뿌리를 달인 물

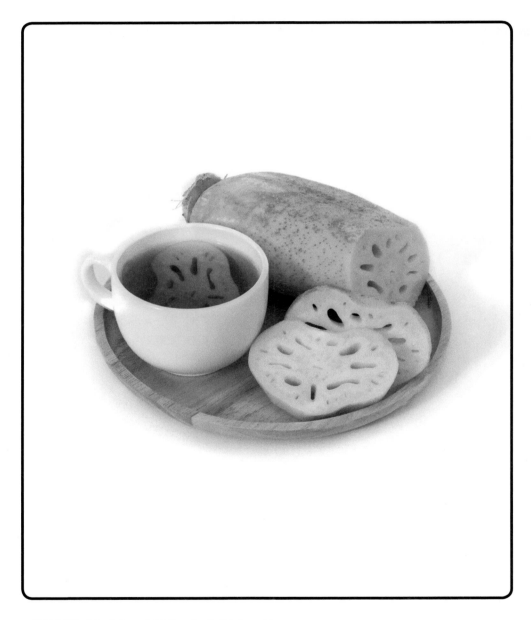

주요성분 : Linoleic acid, Vitamin C, Dietary fiber

한의학적 효능
- (해열) 더위로 생기는 발진(열독, 熱毒)을 풀어주며. 답답하고 목 마른 증상을 없앤다.
- (면역증진) 온몸의 장기를 보강하며 특히 신장을 튼튼하게 한다.
- (혈행개선) 뭉친 피(어혈, 瘀血)를 풀어준다.
- (소화기계 건강) 거식증을 없애고 설사를 멎게 한다.
- (숙취해소) 술독(酒毒)을 풀어준다.
- (지혈) 구강의 대량 출혈(토혈, 吐血)을 멎게 한다.

한의학적 성질
- 성질이 따뜻하고 맛은 달며 독이 없다.

가공 방법
- 연근을 물에 달여서 즙을 낸다.

섭취 방법
- (면역증진) 쪄서 먹으면 온몸의 장기(五藏)를 크게 보강하고 신장 등 하초(下焦)를 튼튼하게 한다.

궁합이 맞는 재료
- 꿀과 같이 먹으면 배에 살이 붙으면서도 기생충이 생기지 않는다.

유래·특징
- 옛날 송나라의 고관이 연뿌리의 껍질을 벗기다가 실수하여 양의 피 속에 떨어뜨렸는데 그 피가 엉기지 않았다. 이 때문에 연뿌리가 피를 흩어지게 한다는 것을 알게 되었다.
- 우(藕)라는 것은 연뿌리이며, 우절(藕節)은 성질이 차다.

* 문헌은 기본적으로 동의보감 (본초)에서 인용된 것임

471

연근 생즙 생우즙(生藕汁)

연 뿌리의 생즙

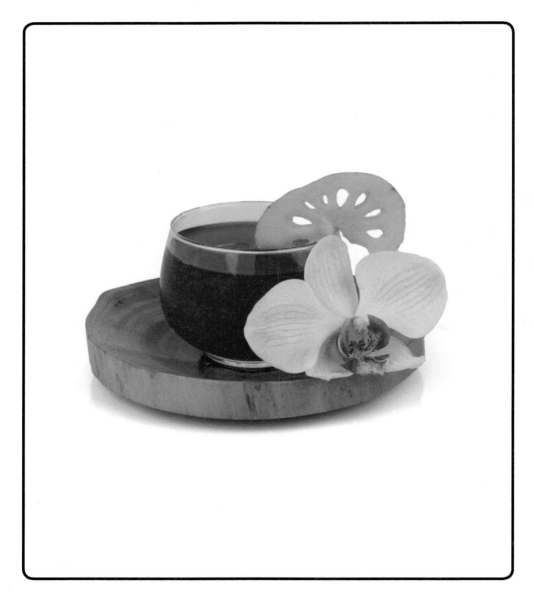

주요성분 : Tannic acid, Pectin, Vitamin B12, Dietary fiber

한의학적 효능
- (혈행개선, 지혈) 뭉친 피를 풀어주고 녹이고 모든 출혈을 멎게 한다.
- (해열) 열병으로 가슴이 답답하고 갈증이 나는 것을 치료한다
- (여성 건강) 산후에 가슴이 답답하거나 뭉친 피가 위로 치받아 가슴이 아픈 데 주로 쓴다.

한의학적 성질
- 성질이 따뜻하고 맛은 달며 독이 없다.

가공 방법
- 연근의 생즙을 짜낸다.

섭취 방법
- (혈행개선, 지혈) 뭉친 피와 출혈이 있을 때는 즙을 내어 마시는데 생지황즙이나 뜨거운 술, 어린아이 오줌(소금물로 대체)과 섞어 먹어도 된다.
- (해열) 열병으로 가슴이 답답하고 갈증이 났을 때는 연근즙 1잔에 꿀 1홉(180ml)을 넣어 먹는다.
- (해열) 생것으로 먹으면 토하고 설사하는 급성 위장염(곽란, 亂) 후에 몸이 허약(虛)하여 생기는 갈증(渴)을 치료한다.
- (여성 건강) 출산 후에 가슴이 답답하거나 아플 때 연근 생즙 2되(3.6L)를 마신다.

궁합이 맞는 재료
- 꿀(蜂蜜), 생지황(生地黃)

*문헌은 기본적으로 동의보감 (본초)에서 인용된 것임

생강즙 생강즙(生薑汁)

생강 생즙

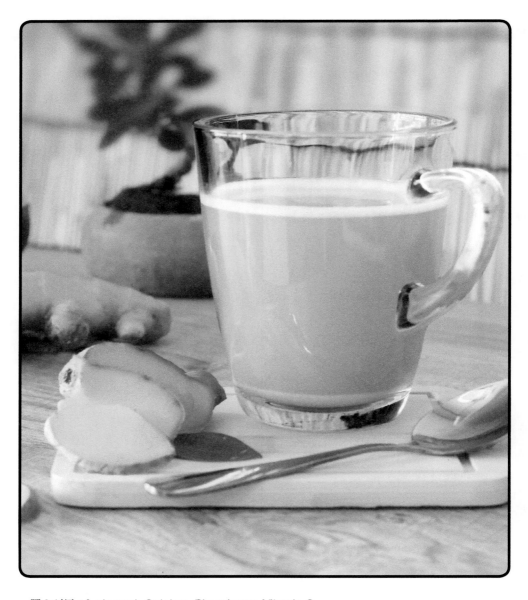

주요성분 : β-gingerol, Calcium, Phosphorus, Vitamin C

한의학적 효능
- (피부 건강) 손톱으로 얼굴을 할퀸 데를 치료한다.
- (소화기계 건강) 속에서 열이 나서 음식을 먹을 수 없을 때 쓴다.

한의학적 성질
- 성질이 약간 따뜻하고 맛은 매우며 독이 없다.

가공 방법
- 생강을 찧어 즙을 짜낸다.

섭취 방법
- (피부 건강) 손톱으로 얼굴을 할퀸 데에는 즙을 내어 경분(형개수나 쑥 분말로 대체)과 섞어 바르면 흉터가 다시는 생기지 않는다.
- (소화기계 건강) 속에서 열이 나서 음식을 먹을 수 없을 때는 생강즙 1홉(180ml)에 꿀 1술, 물 3홉(540ml)과 약간의 생지황즙을 섞어 단번에 마시면 좋아진다.

궁합이 맞는 재료
- 꿀(蜂蜜), 생지황(生地黃)즙

*문헌은 기본적으로 동의보감 (본초)에서 인용된 것임

순무즙 온무청즙(溫蕪菁汁)

순무 생즙을 달인 물

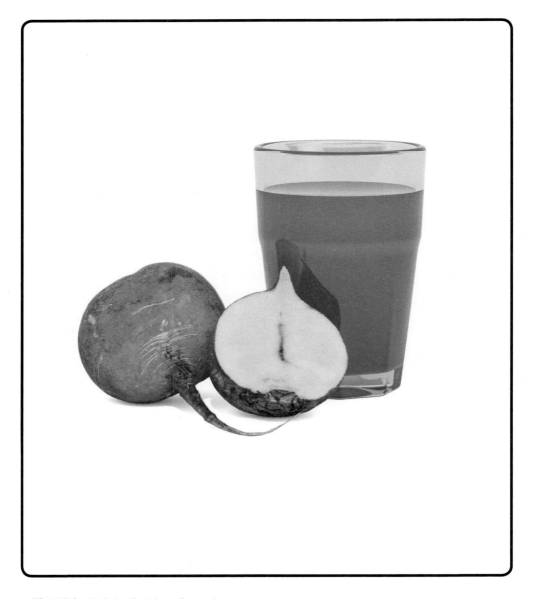

주요성분 : Goitrin, Calcium, β-carotene

한의학적 효능　•(항염증) 전염병 기운을 쫓는다.

한의학적 성질　•성질이 따뜻하고 맛은 달며 독이 없다.

가공 방법　•순무를 찧어 즙을 짜낸 후 데운다.

섭취 방법　•(항염증) 입춘 후 첫 경자일(庚子日)에 순무즙을 데워 집안의 어른과
아이 모두 먹으면 유행병을 예방할 수 있다.

* 문헌은 기본적으로 동의보감 (본초)에서 인용된 것임

무즙 나복즙(蘿蔔汁) 무 생즙

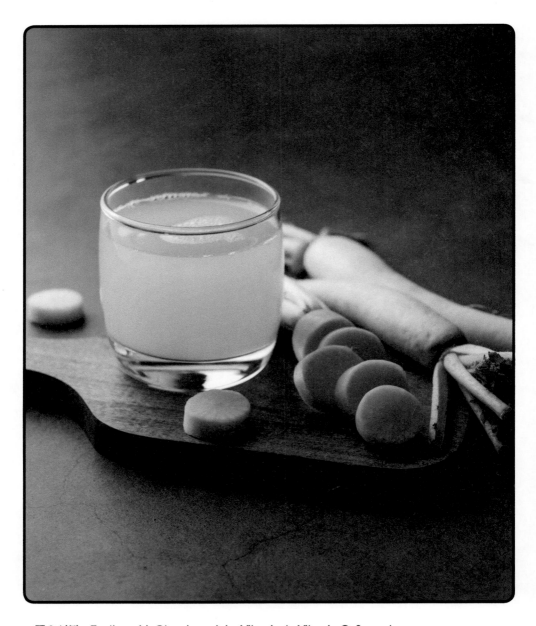

주요성분 : Feulic acid, Glucobrassicin, Vitamin A, Vitamin C, β-carotene

한의학적 효능
- (지혈) 코피 · 토혈 · 기침에 의한 각혈(咳血)을 치료한다. 동의보감 [종행]
- (항염증) 인후염으로 인한 음식물이 소화가 안되는 증상을 치료한다. 동의보감 [강목]

한의학적 성질
- 성질이 따뜻하고 차며 맛은 맵고 달며, 독이 없다.

가공 방법
- 무를 찧어 즙을 짜낸다. 동의보감 [종행] 동의보감 [강목]

섭취 방법
- (지혈) 코피 · 토혈 · 기침에 의한 각혈(咳血)이 있을 때는 무즙에 소금을 약간 넣어 마시거나 좋은 술과 섞어서 마시면 피가 멎는다. 동의보감 [종행]
- (항염증) 인후염으로 인한 음식물이 소화가 안 될 때는 즙을 내어 천천히 삼키면 낫는다. 동의보감 [강목]

* 문헌은 기본적으로 동의보감 (본초)에서 인용하였고, 이외의 문헌만 별도로 표시

동아즙 동과즙(冬瓜汁) 동아 생즙

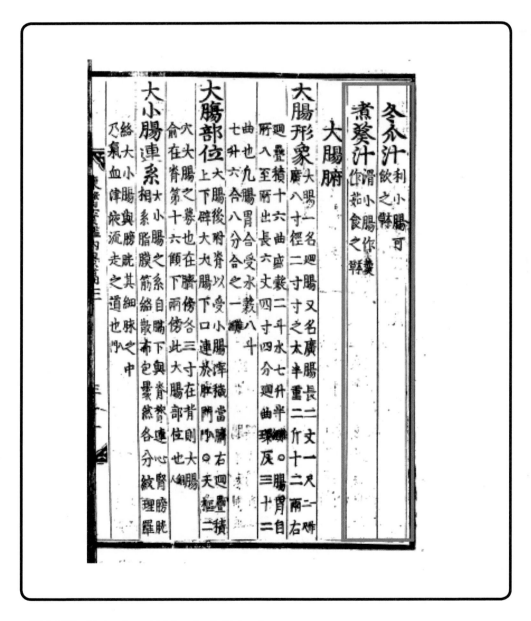

주요성분 : Tartronic acid, Vitamin C, Potassium

한의학적 효능

•(이뇨개선) 소장을 잘 통하게 하여 소변으로 열을 내린다.

한의학적 성질

•성질이 차고 맛은 달며 독이 없다.

가공 방법

•동아를 찧어 즙을 짜낸다.

섭취 방법

•(이뇨개선) 소장을 잘 통하게 하여 소변으로 열을 내리려면 자주 마신다.

*문헌은 기본적으로 동의보감 (본초)에서 인용된 것임

부추즙 구즙(韭汁) 부추 생즙

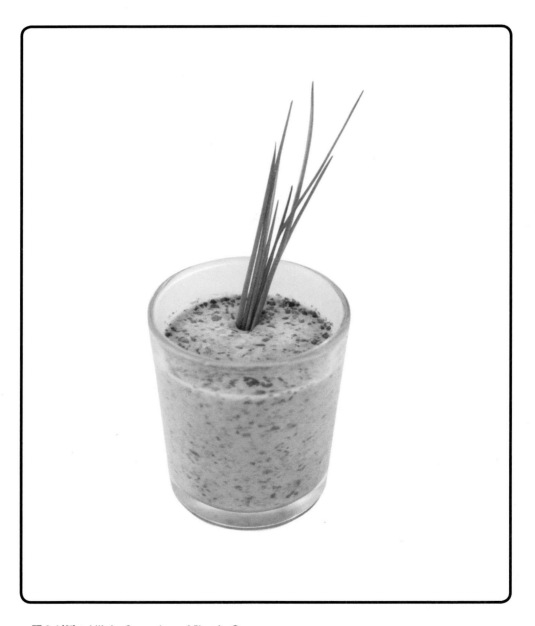

주요성분 : Allicin, β-carotene, Vitamin C

한의학적 효능
- (지혈) 코피 · 토혈 · 기침에 의한 각혈(해혈, 咳血)을 치료한다.
  동의보감 [탄심]
- (혈행개선) 가슴속에 나쁜 피가 뭉친 것을 없앤다. 동의보감 [탄심]
- (통증개선) 가슴이 답답하고 위가 갑자기 아프거나 등이 죽을 것처럼 아플 때 쓴다.
- (위 건강) 음식이 오랫동안 체하여 위에 피가 뭉쳐서 아플 때 가라앉힌다.
  동의보감 [정전]

한의학적 성질
- 성질이 따뜻하고 맛은 맵고 약간 시며 독이 없다.

가공 방법
- 부추를 찧어 즙을 짜낸다.

섭취 방법
- (지혈, 혈행개선) 코피 · 토혈 · 기침에 의한 각혈(咳血)과 가슴속에 어혈이 뭉친 것이 있을 때는 즙을 내어 3–4잔을 차갑게 마시면 가슴이 답답하여 불편해 하다가 저절로 낫는다. 동의보감 [탄심]
- (통증개선) 가슴이 답답하고 위가 갑자기 아프거나 등이 죽을 것처럼 아플 때는 찧어서 즙을 내어 먹으면 가슴의 나쁜 피를 토하면서 낫는다.
- (위 건강) 음식이 오랫동안 체하여 위에 피가 뭉쳐서 아플 때는 복숭아씨 10개(사인 3g으로 대체) 를 썰어 부추즙 1잔에 타 마신다. 동의보감 [정전]
- (위 건강) 부추즙은 가슴 속 나쁜 피와 체기(滯氣)를 없앨 수 있다.
  동의보감 [강목]

* 문헌은 기본적으로 동의보감 (본초)에서 인용하였고, 이외의 문헌만 별도로 표시

박하즙 박하즙(薄荷汁) 박하 생즙

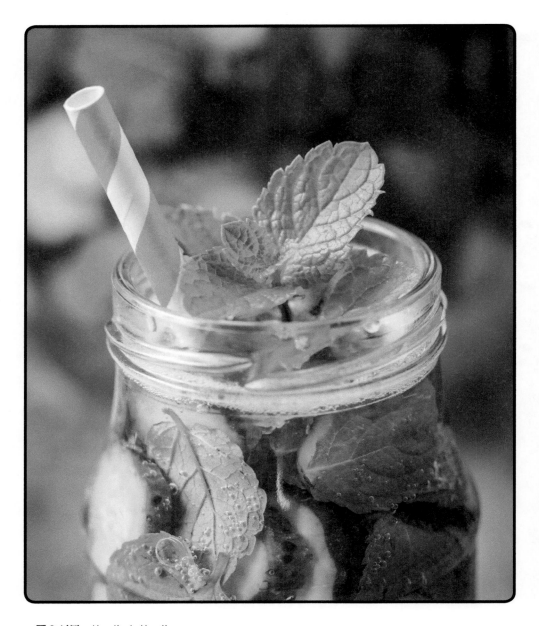

주요성분 : Menthol, Menthone

한의학적 효능
- (해열) 심장의 열을 내린다.

한의학적 성질
- 성질이 따뜻하고 맛은 맵고 쓰며 독이 없다.

가공 방법
- 박하를 찧어 즙을 짜낸다.

섭취 방법
- (해열) 심장의 열이 있을 때는 그대로 마신다.

* 문헌은 기본적으로 동의보감 (본초)에서 인용된 것임

생 칡즙 생갈근즙(生葛根汁)

칡뿌리 생즙

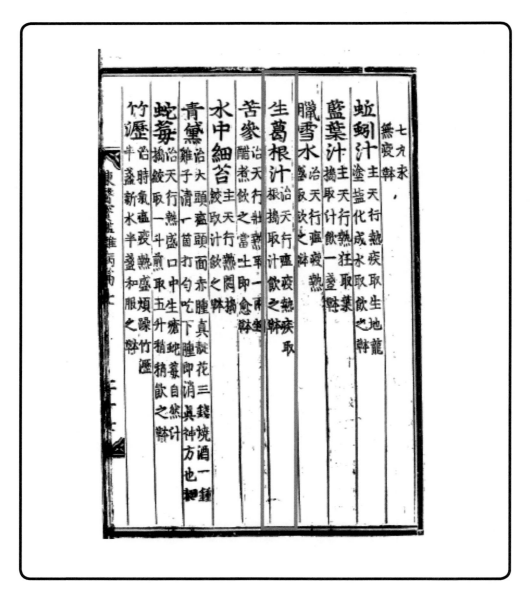

주요성분 : Daidzein, Puerarin

한의학적 효능 • (항염증) 전염성 열병을 치료한다.

한의학적 성질 • 성질이 차고 맛은 달며 독이 없다.

가공 방법 • 생 칡의 뿌리를 찧어 즙을 짜낸다.

섭취 방법 • (항염증) 전염성 열병이 있을 때는 칡뿌리를 찧어 즙을 내어 마신다.

* 문헌은 기본적으로 동의보감 (본초)에서 인용된 것임

쑥즙 애즙(艾汁) 쑥 생즙

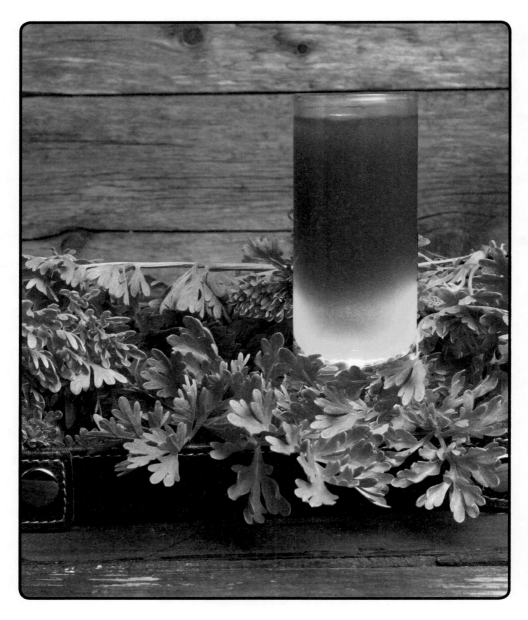

주요성분 : Eupatilin, Adenine, Vitamin A, Calcium

한의학적 효능
- (살충) 회충을 죽인다.

한의학적 성질
- 성질이 따뜻하고 뜨겁다고도 하며 맛은 쓰며 독이 없다.

가공 방법
- 생쑥을 찧어 즙을 짜낸다.

섭취 방법
- (살충) 쑥즙 1되(1.8L)를 빈속에 마시면 회충이 나온다.

* 문헌은 기본적으로 동의보감 (본초)에서 인용된 것임

아욱 달인 물 자규즙(煮葵汁)

아욱 달인 즙

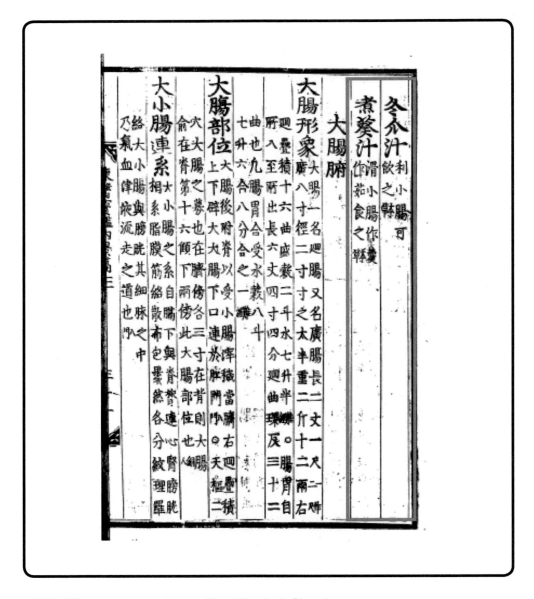

주요성분 : Linoleic acid, Dietary fiber, Vitamin A, Phosphorus

한의학적 효능
• (이뇨개선) 소장을 매끄럽게 하여 열을 소변으로 배출하게 만든다.

한의학적 성질
• 성질이 차고, 맛은 달며 독은 없다.

가공 방법
• 아욱을 달여서 즙을 낸다.

섭취 방법
• (이뇨개선) 국을 끓여 먹거나 나물로 무쳐 먹으면 소변을 자주 보며 열을 내린다.

* 문헌은 기본적으로 동의보감 (본초)에서 인용된 것임

작설차 작셜차

고차(苦茶), 곡아(穀芽), 다아(茶芽), 다엽(茶葉)

어린 찻잎으로 찧어 떡처럼 만든 차

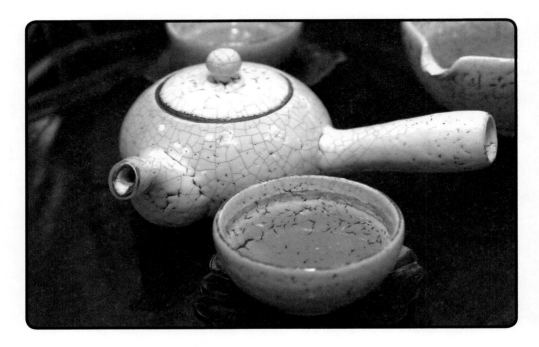

주요성분 : Dietary fiber, Catechin, Caffeine, Carotenoid, Vitamin B, Vitamin C, Flavonols

한의학적 효능

- •(항비만) 기(氣)를 내려 변비를 없앤다.
- •(소화기계·장 건강) 음식물이 오랫동안 소화되지 않은 숙체(宿食)를 소화 시킨다.
- •(눈 건강) 머리와 눈을 맑게 한다.
- •(이뇨개선) 소변을 잘 나오게 한다.
- •(항당뇨) 당뇨병을 치료한다.
- •(항피로) 잠을 적게 자게 한다.
- •(해독) 굽거나 볶은 음식의 독을 풀어 준다.

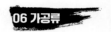

한의학적 성질
- 성질이 약간 차고 맛은 달고 쓰며 독이 없다.

가공 방법
- 어린 잎을 따서 찧어 떡처럼 만든다.

섭취 방법
- (항비만) 차게 마시면 비정상적 체액인 담(痰)이 생기기 때문에 따뜻하게 해서 마셔야 한다. 오래 복용하면 사람의 지방을 제거하여 야위게 만든다. `동의보감 [입문]`
- (해독) 어떤 사람이 오리 구이를 너무 좋아하여 끊지를 못했다. 의사가 보더니 반드시 속에 종기가 생길 것이라고 했다. 그러나 죽을 때까지 병이 생기지 않았다. 나중에 알아 보았더니 이 사람은 매일 밤 반드시 차가운 차 한잔을 마셨다고 했다. 바로 이것이 독을 풀어준 것이다. `동의보감 [식물]`

유래·특징
- 나무는 작으며 치자나무와 비슷하다. 겨울에 잎이 나는데, 일찍 딴 것을 차(茶)라하고, 늦게 딴 것을 명(茗)이라고 한다. 그 이름에 5가지가 있다. 첫째가 차(茶), 둘째가 가(檟), 셋째가 설(蔎), 넷째가 명(茗), 다섯째가 천(荈)이다. 옛사람들이 싹을 작설(雀舌)·맥과(麥顆)라고 한 것은 매우 어리다는 것을 말한 것이니 납다(臘茶)가 바로 이것이다.
- 명(茗)은 천(荈)이라고도 하니 잎이 늙은 것이다.
- 몽산차(蒙山茶)는 성질이 따뜻하여 병을 치료하는 데 가장 좋다. 의흥차(宜興茶)·육안차(陸安茶)·동백산차(東白山茶)·신화산차(神華山茶)·용정차(龍井茶)·민랍차(閩臘茶)·족고차(蜀苦茶)·보경차(寶慶茶)·여산운무차(廬山雲霧茶)는 모두 맛이 좋기로 유명하다.

* 문헌은 기본적으로 동의보감 (본초)에서 인용하였고, 이외의 문헌만 별도로 표시

뽕나무 가지 차 상지차(桑枝茶)

뽕나무 어린 가지로 만든 차

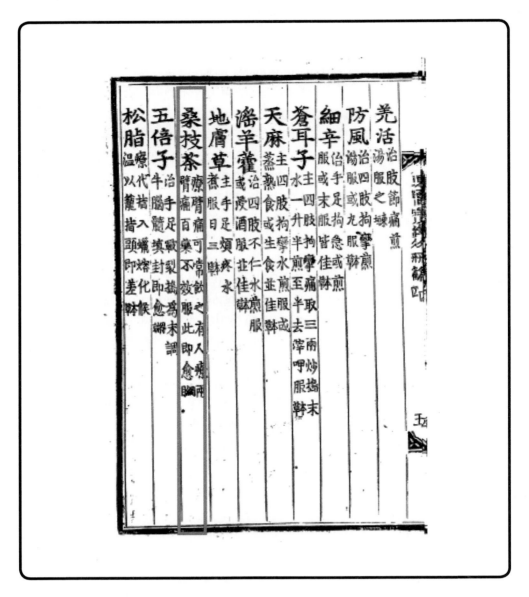

주요성분 : Mulberrofurans, GABA, Dietary fiber, Tea polyphenol, Vitamin B, C, Carotene, Chlorophyll

한의학적 효능
- (항비만) 몸의 오래된 체액인 습(濕)을 내보내고 사람을 마르게 한다.
- (통증개선) 팔이 아픈 것을 치료한다.
- (관절 건강) 다리에 힘이 없고 저린 증상(각기, 脚氣)을 치료한다.
- (항염증) 편두통 및 감기를 치료한다.
- (소화기계 건강) 소화시키고 기(氣)를 내려 배에 가스가 찬 것을 없앤다.

한의학적 성질
- 맛은 쓰고 달며 독이 없다.

가공 방법
- 구리칼로 얇게 썰어서 사기(砂器)에 넣고 누렇게 볶아 물에 달인다.

섭취 방법
- (항비만) 살이 많이 찐 사람은 오랫동안 먹어야 한다. 또, 팥과 함께 삶아서 죽을 쑤어 자주 먹으면 매우 좋다.
- (통증개선) 팔이 아플 때는 늘 마셔도 좋다.
- (관절 건강) 다리에 힘이 없고 저린 증상(각기, 脚氣)일 때는 오래 먹으면 좋다.
- (항염증) 아직 잎이 나지 않은 뽕나무 가지를 썰어서 볶아 차 마시듯 물에 달여 매번 1잔씩 마신다. 오래 마시면 죽을 때까지 편두통에 걸리지 않고 감기를 예방할 수 있다.

궁합이 맞는 재료
- 팥(赤小豆)

* 문헌은 기본적으로 동의보감 (본초)에서 인용된 것임

뽕나무 가지 달인 물 상지전탕(桑枝煎湯)

뽕나무 가지를 태운 물을 거른 맑은 물

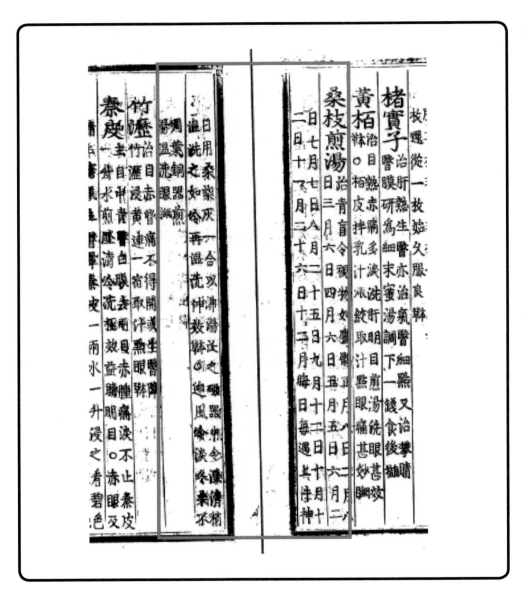

주요성분 : Morusin, Mulberrin, Kuwanon G, Oxyresveratrol, Moracin M, Morusalbols A, Morusalbols B Resveratrols, Mulberrofurans, Prenyl flavonoids

한의학적 효능
- (눈 건강) 청맹을 치료하고, 시력이 매처럼 좋아지게 된다.
- (눈 건강) 바람을 쏘이면 찬 눈물이 나올 경우에 쓴다. 동의보감 [강목]

한의학적 성질
- 맛은 쓰고 달며 독이 없다.

가공 방법
- 뽕나무 가지를 불에 태운재 1홉(180g)을 자기(磁器) 속에 넣고 끓인 물을 부은 후 가라앉힌다.

섭취 방법
- (눈 건강) 정월 8일 · 2월 8일 · 3월 6일 · 4월 6일 · 5월 5일 · 6월 2일 · 7월 7일 · 8월 25일 · 9월 12일 · 10월 12일 · 11월 26일 · 12월 그믐날 등 신일(神日)이 되면 매번 뽕나무(불에 태운 재) 1홉(180ml)을 자기(磁器) 속에 넣고 끓인 물을 부은 후 가라앉힌다. 그 윗물로 약간 따뜻할 때 씻고, 만약 물이 식었을 때는 다시 데워서 씻으면 청맹과 시력이 좋아진다.
- (눈 건강) 바람을 쏘일 때마다 찬 눈물이 나올 경우에는 겨울에도 시들지 않은 뽕잎을 구리그릇에 넣고 달여서 따뜻할 때 눈을 씻어준다. 동의보감 [강목]

* 문헌은 기본적으로 동의보감 (본초)에서 인용하였고, 이외의 문헌만 별도로 표시

뽕나무 태운 물

상시회림즙(桑柴灰淋汁)

뽕나무 태운 물을 거른 맑은 물

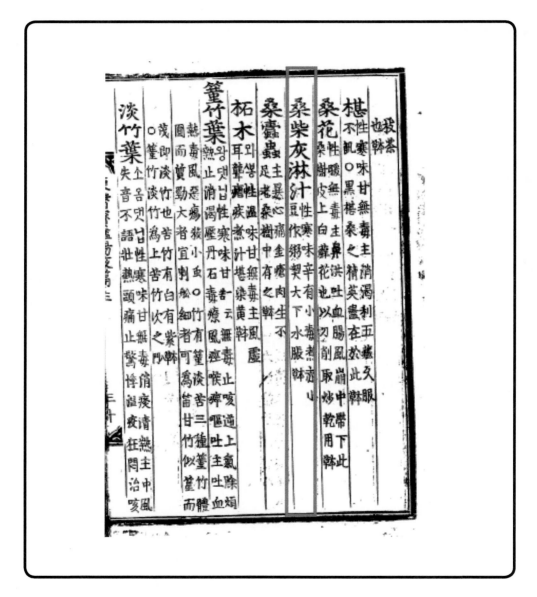

주요성분 : DNJ, GABA, Polyphenols, Resveratrols, Mulberrofurans, Prenyl flavonoids

한의학적 효능	•(피부 건강) 진물이 들어있는 작은 부스럼이 나는 피부병(수창, 水瘡)을 없앤다.
한의학적 성질	•성질이 차고 맛은 매우며 독이 조금 있다.
가공 방법	•뽕나무 태운 물을 거른 맑은 물을 말한다.
섭취 방법	•(피부 건강) 뽕나무 태운 물을 거른 맑은 물로 팥죽을 쑤어 자주 먹으면 피부병이 없어진다. •(피부 건강) 얼굴의 흉집과 사마귀를 없앨 때는 명아주 태운 재(藜灰)와 함께 물에 적셨다가 즙을 짜서 달인 후 조금씩 찍어서 바르면 좋다.
궁합이 맞는 재료	•팥(赤小豆)

* 문헌은 기본적으로 동의보감 (본초)에서 인용된 것임

소나무 가지 태운 물 송저(松瀦)

소나무 가지를 태운 물을 거른 맑은 물

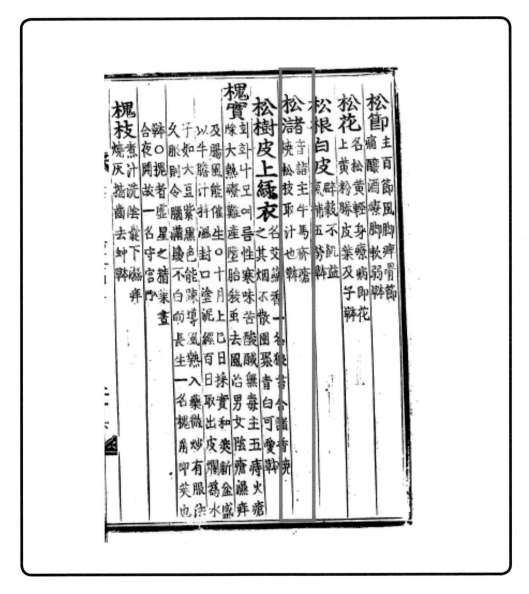

주요성분 : Camphene, Rutin, β-carotene, Vitamin C

한의학적 효능   •(살충) 소나 말의 진드기 감염에 의한 피부병(개선, 疥癬)에 주로 쓴다.

한의학적 성질   •성질이 따뜻하고 맛은 매우며 독이 없다.

가공 방법   •소나무 가지를 태워 즙을 말한다.

＊문헌은 기본적으로 동의보감 (본초)에서 인용된 것임

쉽게 풀어쓴 동의보감 하권

1판 1쇄 인쇄   2022년 11월 05일
1판 1쇄 발행   2022년 11월 10일
저   자 국립농업과학원
발 행 인 이범만
발 행 처 **21세기사** (제406-2004-00015호)
          경기도 파주시 산남로 72-16 (10882)
          Tel. 031-942-7861   Fax. 031-942-7864
          E-mail : 21cbook@naver.com
          Home-page : www.21cbook.co.kr
          ISBN 979-11-6833-064-1

정가 40,000원